U0037405

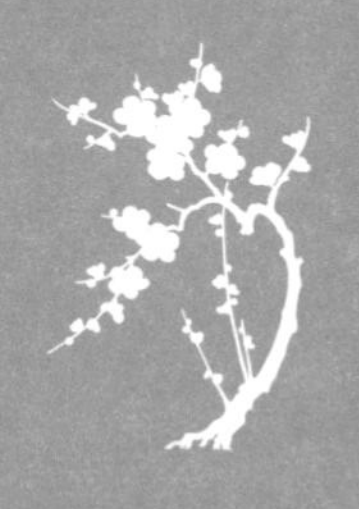

醫道同源

當老莊遇見黃帝內經

On the Common Origin of Daoist Thought and The Inner Cannon of the Yellow Emperor

蔡璧名
Biming Tsai

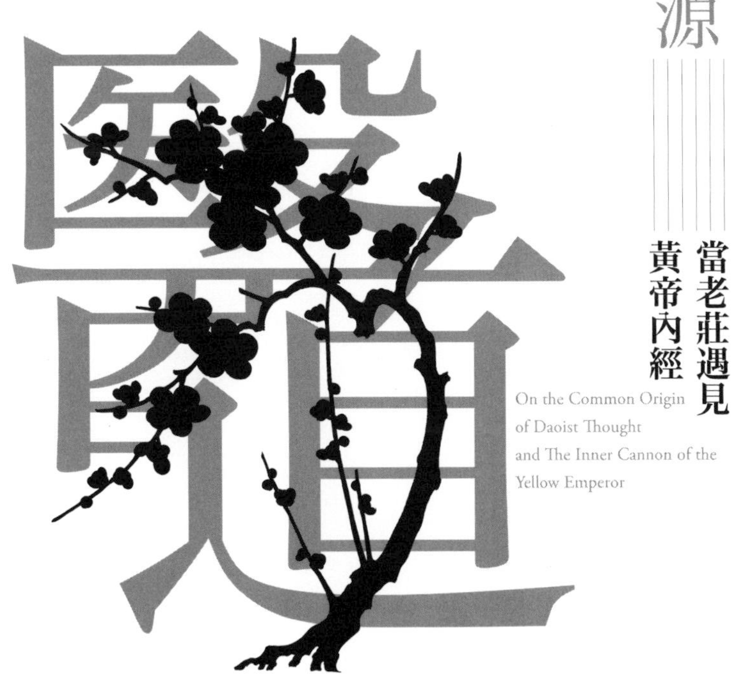

On the Common Origin
of Daoist Thought
and The Inner Cannon of the
Yellow Emperor

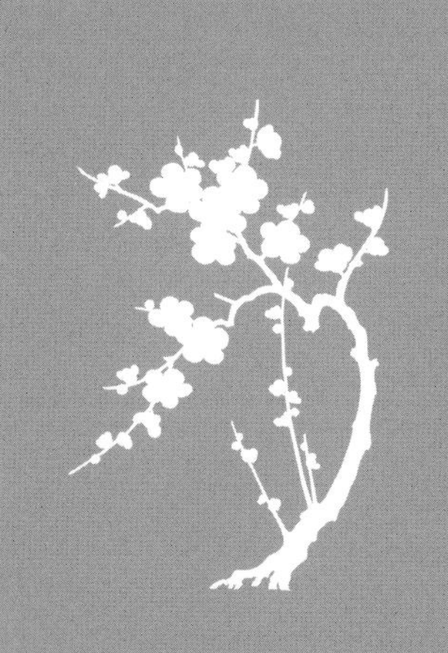

推薦序

生命可以更美好

中國醫藥大學中西醫結合研究所所長／張恒鴻

認識蔡璧名教授，是一個很偶然的機緣。公元二〇〇〇年起，我任教於長庚大學傳統中國醫學研究所，曾辦了一個讀書會，每週一個晚上，大家一起研讀傳統中醫相關的文史哲等學問，偶爾假日也安排參訪。參加的學生大約二十來位，其中有一位是臺大獸醫系的同學，曾經修過蔡教授的課，也參與她所領導的中醫典籍研究社，對中醫發生了濃厚的興趣。他帶來蔡教授的大作《身體與自然》裏面的若干篇章，我們都驚訝於一位中文系的教授，竟然能聚焦於中醫經典，做了這麼深入的探討，真是難能可貴。

當時很想找機會邀請蔡教授參與中醫經典古籍的教學研究，後來聽到她身體不適的消息，而且竟然還是癌症！由於治療過程中蔡教授告假休養，不便打擾，此事就暫時擱置。

一晃十年過去，忽然接到她新書即將出版的訊息，驚喜拜讀，得知她從傷痛中站起來，走出來了，而且自在無懼，逍遙而遊，至為欽幸。

古詩云：「讀書破萬卷，下筆如有神。」以蔡教授的學養功深，文章豈在話下；但開卷即知，此作品不是讀得來的，也不是雕琢之作；她是在生死關頭，行過萬里路，這裏頭句句是跋山涉水的辛苦，與其轉識成智的有德之言。研習中醫藥與傳統文化的人，可以從此腳踏實地（蔡教授講的「入土三分」），學習凝神葆光，找到向上一路。

本書講老莊、談歧黃，俱非空談，都有明白做法，連診脈的技巧、練功的心得，都將其多年心血，和盤托出。蔡教授說此書是照顧生命、強化身心的學問，洵非虛言。她身在杏壇，用心如此，旨在讓人體悟：生命可以更自然，生活可以更美好。呂新吾先生《呻吟語》云：「替別人想，是第一等學問。」我於蔡教授此書亦作如是觀。

二〇一九年二月十一日敬序

推薦序

歡迎搭乘
開往幸福的列車

屏東大學人文社會學院院長／簡光明

經典的生命，藉由詮釋者的解讀，展現多元的風貌；詮釋者則藉由經典的詮釋，展現自己的生命風貌。

一般大學校院裏，開有「老莊選讀」課程，授課者往往經由各自個性的解讀，於是老子與莊子的形象有溫文儒雅的生活導師、拱默山林的江湖隱士、超然物外的思想大家、順隨萬物的博學智者……，不一而足。大學時，修讀「中國思想史」課程，王淮老師談莊子，高層次大境界的〈逍遙遊〉，智慧通達寬容的〈齊物論〉，是超凡孤寂的莊子形象。後來知道王淮老師曾經開過「老莊」課程，跑去問老師何以後來不開了，才了解主要原因有二：一是現在的年輕人經過科學教育的訓練，不容易讀懂老莊的思維方式，遑論認同老莊的人生價值，二是了解並認同老莊高層次與大境界的思想，在這個俗世中注定要孤獨。因興趣所在，嘗試深入了解老莊思想，博碩士論文都研究莊學，在屏東大學中文系開「老莊選讀」課程，思考的重點便是如何讓學生了解《老子》與《莊子》而不感到孤獨，努力多年，尚未能達到此一境界。

「老莊選讀」課程，學生之所以不太了解，首先是「道」的思想，即使費盡心力做了很多概念的解析，學生仍然一知半解，有時還會提問：「老師，您體道了嗎？如果已經體道，道不可言，就不應該做那麼多的解析；如果還沒體道，又怎麼能把道講清楚呢？老師沒把道講清楚，學生如何清楚什麼是道呢？」其次是功夫論，我試著把內七篇的功夫論作綜合整理，〈齊物論〉中南郭子綦形如槁木心如死灰的「吾喪我」，〈養生主〉中庖丁的「官知止而神欲行」，〈人間世〉中仲尼的「若一志，無聽之以耳而聽之以心，無聽之以心而聽之以氣」，〈大宗師〉中顏回「墮枝體，黜聰明，離形去知，同於大通」，將主體分為形（官、耳、肢體）、智（心、知、聰明）與神（氣）三個層次，強調莊子的功夫主要在養神。學生對於概念完全可以理解，問題是：學生無法操作莊子的功夫，當然就難以體會其境界。

用心觀賞蔡璧名教授在臺灣大學講授《莊子》的線上課程，閱讀及其相關著作，可以看到其從文本出發，正視當代人的生活處境，將《莊子》的理想身體感體現在日常生活中的經驗分享給學習者，故能引起廣大的共鳴。——讓學生了解《莊子》而不感到孤獨，有具體的功夫操作過程，能落實於生活之中，讓心神自由而有幸福之感，這就是理想的「莊子」課程。

《正是時候讀莊子》系列以《莊子》文本為核心，進行導讀、翻譯與提問；《莊子，從心開始》系列以《莊子》解讀為主，讓年輕的生命情境進行闡發；《形如莊子、心如莊子、大情學莊子：從生手到專家之路》為莊學研究的重量級論著，可以了解其貼切的詮釋《莊子》是立基於深厚的研究與生命的感受。這些書主要是順著《莊子》的篇章講，或者依據議題深入探究，相對而言，本書以「醫道同源」為書名，副標題「當《老》《莊》遇見《黃帝內經》」更能看出蔡璧名教授融合三書精華，從身體感到心神功夫建立新的架構，指點當代人幸福之路的用心。

以《莊子・逍遙遊》之鯤化鵬徙寓言為例，歷代文人雅士多認為鵬為逍遙自由的象徵而賦詩歌頌，本書第一講談「大鵬的飛行目的地？」從先天優勢、努力與意志力、天時地利等項目不斷去探討大鵬是怎麼成功的，並與中、小型鳥的飛行目標、圖什麼、極樂世界做比較，似與文人雅士相呼應，當讀者逐漸認同大鵬鳥的層次時，突然轉出「我說大鵬是儒家，你信嗎？」的觀點，接著說明莊子質疑大鵬的眼光，因為正色不正，大鵬鳥也許達到儒家的成功境界，惟在莊子看來萬里鵬程只是一場夢。第二講談「沒有翅膀，也能飛？事與願違，也能快樂！」的「以無翼飛」，第三講談「超越大鵬的大樹」，才是老莊的幸福境界。鳥的體積有小大，飛行的距離有高低遠近，都屬有翼之飛，有待先天形體稟賦與外在機緣，只有將探照燈由外在的目標轉向內在的身心，操之在己才能「以無翼飛」，達到真正的無待。架構嚴謹，層層推進，精采紛呈，令閱讀者從驚奇到佩服，經歷一場思想的洗禮。

「醫道同源：當《老》《莊》遇見《黃帝內經》」既是一門「照顧生命的哲學課」，也是一列開往幸福的列車，修讀這門課，閱讀三本書的菁華，就是搭乘通往幸福的列車，若能通過工夫的修練，可以在錯綜複雜的人際關係裏，維持心的自由，成為幸福的人。

自序

照顧生命的哲學課，當老莊遇見黃帝內經

生活的背後是一種哲學，哲學的觀照是一種生活。

此刻讓我在地球上，一個被喚作臺北的城市，陪你一起讀經典。

經典果真是天經地義的、是經常可用的、是具有永恆價值的，那它肯定禁得起你、我，在千秋萬世之後、在地球的**各個角落**，不斷地向它**提問**；無論天氣是**風雨陰晴**、無論遭遇是**順境逆境**，經典理當都能夠給出：足以供我們**安頓生活**、讓**心身**都能**安適**的解答！

人的一生，有太多追求。

感情路上，我們想成為理想的情人、朋友、兒女；時候到了，成為理想的爹娘。我們

都想讓人覺得：有你真好！

求學路上，我們希望成績優異，不受干擾，步調從容。回首來時，已在群峯之巔。

出入職場，多希望擁有一份能讓自己與家人的生活更加舒適的工作。可是在保住物質生活之餘，三百六十行中，我們能否同時感受到工作與生命的意義？能否在日復一日的工作中，看到一個不斷精進的自己：不斷進步的專業能力、越來越好的心情、越來越容光煥發的氣色與身體？而不是只為那份工資，讓壓力和疲累度爆表。

攬鏡自照，我們都想擁有柔嫩的肌膚、黑白分明的雙眼、不知道什麼叫煩惱的心——其實這就是多數人剛來到這世界的樣子。那麼，有沒有一套簡單的方法，可以把這樣的自己找回來？

老子說：可。

《黃帝內經》說：可以。

莊子說：你真的可以！

我將在本書中與大家分享《老子》、《莊子》和《黃帝內經》的智慧。

我曾寫了二十幾萬字的博士論文研究《黃帝內經》，進臺大任教後又研究漢代到民國的一百多部本草書，也長年關注道家經典，發現《莊子》與《黃帝內經》的密切關聯，並發現出土的帛書《老子》與《莊子》的身體原則之間，有著驚人的連繫。但人生有些風景，分明就在眼前，你卻只倉皇走過。就像一件絕美華服，始終擱在黯黑衣櫃裏，其實不真是你的。直到你終於想起、穿上它。那刻起，它才真為你所有。

○七年冬天，我被診斷罹患第三期癌症，惡性腫瘤長達九公分，已擴散到胃腸、淋巴，五年內死亡率高達百分之七十五。身體衰敗至此，我清楚發現，負面情緒只要加重一分，那因化療、放療所傷的黏膜便會出血難止，同步惡化！那時才真切地體認到《莊子》教人重視的「真宰」與自我生命的迫切關聯，唯有讓心成為主宰這具身體的君王，終結負面情緒和多餘念慮，才能從療程的戰場中全身而退。

這場大病，結束了我不舍晝夜教學、研究的生活，幫助我徹底知道血液裏不能只流著儒家那份修身齊家治國平天下、燃燒自己照亮別人的熱情，更讓我親身體證《老子》、《莊子》、《黃帝內經》驚人的心身療效，促使我保住差點燒成灰燼的生命。

而這套輔佐「癌三」病人瀕死歸來的技術，無病的人若能循行而上，理所當然能遠離病苦，日益升進，甚至登峯造極。十年來，我以近三十萬字的研究，試圖構築一座實踐莊子之學的紮實階梯，尋求將《莊子》之學推廣、普及到人人都能在日常生活中體現、落實的可能。

你或許會問：為什麼要《老》《莊》跟《黃帝內經》三本書一起談？《老》《莊》不斷提醒我們該如何使用自己的心，但所謂「用心」，絕不只是為了依循一種道德的標竿。

醫道同源，當我們以自己的血肉之軀來印證這套理論的時候，會發現心神和健康狀況休戚相關。醫家經典跟道家經典對話的意義就在這裏。《黃帝內經》明白地告訴我們怎麼做對人體會產生什麼樣的影響，我們便能據此做出讓自己心身更加安適的選擇。比方說，如果有人不斷抱怨、碎碎唸，讀過儒家經典的你可能會建議他：「你要『格物、致知、誠意、正心』！」要對方改變想法和作為。可你一旦學了中醫，遇見一個一直抱怨、碎碎唸的人，你會知道：「哎呀，宿便未清，碎碎唸是應該的。」對於人我關係，對於心情體況，我們都將因此而有更深刻的了解，並能做出更好的照顧。

因此我們將透過《老子》、《莊子》、《黃帝內經》這三部經典，深入探討志向、情感、人際、用心、治身等生命中必然會面對的課題，在經典中尋求解答。而依循這些深具智慧的解答，你我將可以活出經典中所樹立的那般更精采而無憾的人生。

在本書這堂課裏，我們將一起思考：人的一生究竟為何而活？究竟什麼是活著的意義與價值？活到今天，求知的路上、尋愛的途中，你的心身更加富足了嗎？還是變得疲累不堪？在追求種種外在目標的過程中，很容易忽略更重要的事，像身體的健康、心靈的平和，可能正一點一滴地在流失。身體會受傷，心當然也會。輕鬆心身的重要性，是不分古今中外、東西南北，多數人都認同的。卻鮮少有人把它看作生命中最迫切、最重要的事。直到你痛過、傷過，在生命中淬鍊過，而正是因為太痛、太傷了、真的不能再傷了，這時，你才有了這樣的需求，需要一套可以療癒且強化心身的學問。因為如果再不妥善使用、好好愛護，心，真的有可能壞掉。不要以為管理情緒、鍛鍊身體這些事沒人考核、沒人給你升遷加薪，對人生好像沒有用。其實心身對一個人生命的影響，才是最為核心的。

學了道家跟醫家以後，你的價值觀，以及對情感對象的選擇，會跟以前完全不一樣。

你問：「哪裏不一樣？」

面對外在際遇，你會知道外在世界能折損你，同樣也能養成你。在五光十色的感官世界中如何安身？在複雜的人際關係裏如何溝通、應對？如何設身處地地與他人互動？把人生用功的重點，回歸到自我的生命，而非在意別人的眼光或口水。你會培養自己具備任何情況下，都能不動心、不亂心的能力。你的心會更加清明，負面情緒和念慮會更少，當你用這樣的原則與心態來面對人世間的順逆無常、聚散離合，會發現沒有負面情緒不是因為萬事如意，而是你開始能看透、能包容，因此你的心能維持靜定。如果還是動了氣、傷了心，那麼透過情緒，你也能閱讀出可能是哪個虛弱的臟腑正傳達出求救的訊息。

在感情方面，你會看重一個人的心靈、氣度、乃至愛的能力，更甚於外貌、學歷或物質上的財富。你會因此讓自己錯過錯的人。

你會驚訝地發現原來想要會成災、思念會成疾，你將學會在愛裏不受傷的原則。情感的付出能夠拿捏得恰到好處，學會在極盛的時期看到衰敗，在得到的時候望見失去，那麼人生就不再容易有意外，比較不會有難以面對的狀況出現，也就不容易傷心。

你會去培養在愛裏最值得培養的才能，會知道怎樣做才能讓感情天長地久，成為一個深情而不滯於情的人。

當你在心身的工夫上扎根日深，你心身的強度挺得住外來風雨，你的求學路、情場、職場才可能不病不傷、遊刃有餘。不管在哪個職業的分位裏、不管在哪個處境中，你都能重視自己的心靈與身體，都會致力保全心身。於是，在錯綜複雜的人際關係裏，你的心仍能自由。在一輩子兩萬多天的人生裏，享受身為一個人可以擁有的情、欲與愛，能夠因為有情有欲，而更加幸福，而不是因為有情有欲，反而害了自己，落得遍體鱗傷的下場。終於，你發現，心靜了，氣就順。隨著內心器量與心神靜定的提升，人際的溝通與和諧、職業的專精與升進、情愛的能量與格局、身體的療癒與強化，都將同步成就。也許一本書的閱讀，不足以帶你重返嬰兒時期，但你確實會在理解與實踐中，不斷地與更年少的自己相遇。

如果你願意，就讓這堂「照顧生命的哲學課：當《老》《莊》遇見《黃帝內經》」走進你的生活，和我一起體會醫、道哲學這樣一種積極的、精勤的、時時刻刻可以操持成自然的心身放鬆術。讓《老》《莊》思想，和中醫的第一部專書《黃帝內經》，流淌在你的血液裏，成為舉手投足的一部分。

何其有幸，你我已是讀得懂漢字的人，何不讓這般文化、胸懷、這般精神氣血注入我們的生命，讓情無憾、人常好、心更寬。

二〇一八年十一月十一日十一時十一分於孺慕堂

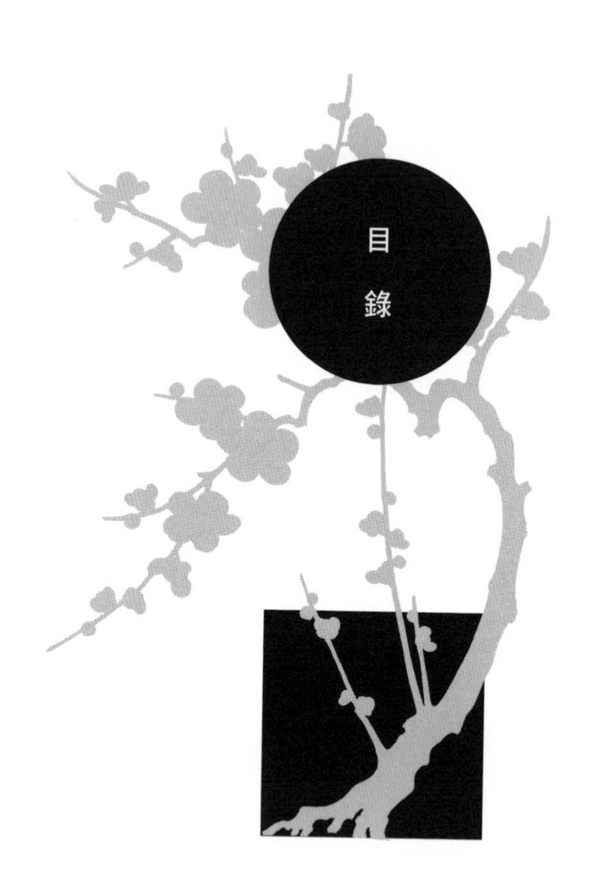
目錄

022 志：一生何求？飛行經典高度，重繪人生藍圖
026 【第一講】「夢為鳥而厲乎天」：你是否曾經這樣擬定你的飛行目標？
084 【第二講】「行盡如馳」：為何飛得再遠，仍到不了想望中的成功？
164 【第三講】「彼其所保與眾異」：超越大鵬的大樹
234 【第四講】「无用之用」：職場、情場、家庭，什麼本事最好用？

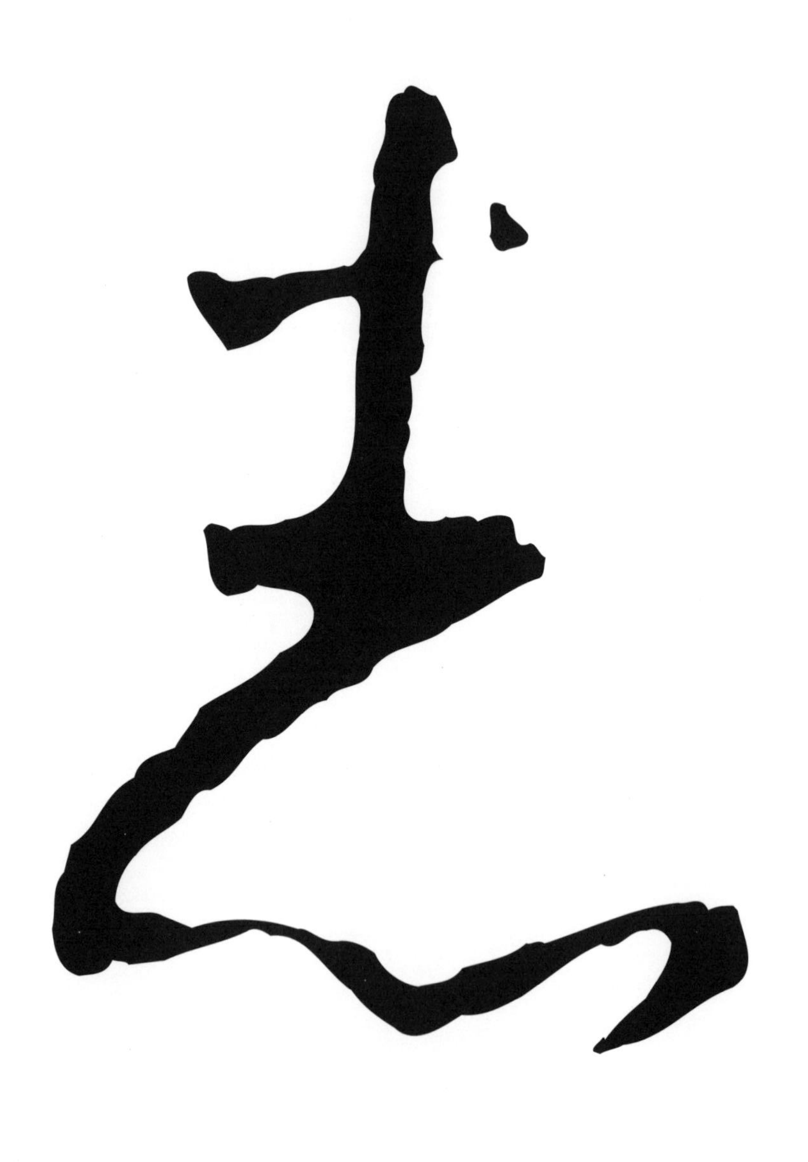

一生何求？
飛行經典高度，
重繪人生藍圖

什麼是你今生最重要的追求？這個問題在每個人生命中都很重要。它的意義絕不只是交出小學國文課裏的一道作文題：「我的志願」而已。如果人生是一趟航程，一旦買了去東京的機票，就表示這一趟飛不到西雅圖，你想成為芭蕾或國標舞者，恐怕就成不了太極拳的一代宗師，樹立人生目標就是這麼重要的事。

那麼今天，就在此時此地，請你先告訴我：**現在你最想做什麼？待會兒你要去哪裏？今天、這禮拜、這一季、這一年，你最想達成的目標是什麼？**

假使你心裏已經有了答案，那我再問你：**十年前，你最想達成的短中長程目標，是否跟今天一樣？那十年後呢？**

直接說吧！今天、這一季、十年前、十年後，連點、成線、成路，究竟什麼是你一生追求？

這時，或許你遲疑了。如果十年前跟今天，你要的、你追求的目標已經完全不同，那又怎麼有把握十年後你所追求的，還跟今天一樣呢？

同一個你，十年前跟十年後要的已經不同；更何況一個「家庭」裏、一個「社區」當中，尤其不同「城市」、不同「國族」，這千差萬別的環境所育成的人，可能就有著成千上萬不同的追求。

有的人在追求中成功，有的人在追求中挫敗，有的人並不覺得自己有啥大不了的追求，就只要飽足三餐，卻也在簇擁前進的人潮中被推擠、夾擊，甚至在一不留神中失了足，就趴在地上被人當墊腳凳般，踩踏而過。

所以，**今天在這裏，我們不只是要自問一己的短中長程目標；更要問自己：是否有一條路是你終其一生要走的？**

今天我們就從《老子》、《莊子》、《黃帝內經》這三部經典的高度，去看中國古代醫家與道家所擬定的理想追求。所謂「醫道同源」、所謂「道家者流，蓋出於史官」，當我們把歷史的縱軸拉開，好像就能從歷朝、歷代看到相似的生命遭逢、相同的人心嘴臉。那麼，是不是就可以從經典的高度，去俯瞰我們的一生？

然後再從這樣一個足以俯瞰一生行跡、行徑的高度與視角，重新繪製我們的人生，繪製一幅讓我們的人生更無憾、無傷，心身更逍遙、安適的人生藍圖。

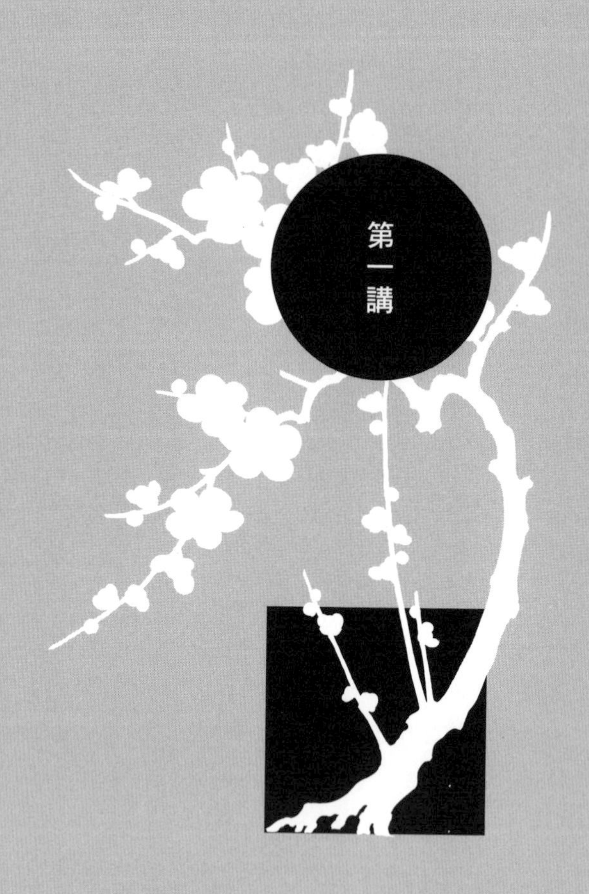

第一講

「夢為鳥而厲乎天」：你是否曾經這樣擬定你的飛行目標？

《莊子．大宗師》說：「夢為鳥而厲乎天」，當你在夢中以為自己是一隻鳥，就會想高飛入天。讓我為各位說明在《莊子》中出現的大鵬鳥以及中、小型鳥的飛行目標。人的一生，其實就像飛鳥的翱翔，充滿了對理想的憧憬、對世界的嚮往、還有五光十色的誘惑……你是否也曾擬定你的飛行目標呢？

鳥往高處飛，魚向深處游

且汝夢為鳥而厲乎天，夢為魚而沒於淵（《莊子・大宗師》）

如果你是一隻鳥兒，你就會想要高飛入天。可如果你是一條魚，就想潛到最深的水底。那麼人的一生呢？你會說：「人往高處走，水往低處流」，可什麼是高處？還有當我們竭盡全力往高處走的時候，真的是往高處走了嗎？

大鵬的飛行目的地？

北冥有魚，其名為鯤，鯤之大，不知其幾千里也。化而為鳥，其名為鵬。鵬之背，不知其幾千里也。怒而飛，其翼若垂天之雲。是鳥也，海運則將徙於南冥。南冥者，天池也。（《莊子・逍遙遊》）

《莊子》裏有一隻很大的鳥，要飛往最遠的天。大鵬的起點是北冥，牠飛行的目的地是南冥。什麼叫做「冥」？如果從甲骨文、金文來認識它，這個字就像一個人的兩隻手拿著一個東西，上面有一塊布把手中的東西蓋了起來，這就叫做冥。教人不清楚裏面是什麼，於是「冥」這個字，就引申出看不清楚的意思。所以我們可以說，大鵬鳥就是要從遙遠遙遠、遠到你看不清楚的北方，飛到在九萬里、數十萬里之外最遠最遠、遠到看不清楚的南方。大鵬鳥飛行的目的地非常遠、非常不容易到達，牠的目標、志向是這麼地遠大。

大鵬是怎麼成功的：先天優勢

既然大鵬鳥飛行的目的地這麼地遙遠，牠的志向這麼地遠大。大鵬是怎麼樣完成這飛行壯舉的？我們來看看〈逍遙遊〉是怎麼說的。

鯤之大，不知其幾千里也。
鵬之背，不知其幾千里也。
背若泰山，翼若垂天之雲。

各位發現了嗎？莊子點出一個還蠻殘酷的事實：先天優勢。鵬，牠的身形非常長，可能有好幾千里。身形巨大到沒有一個人有機會看到牠的全貌，這可以說是描述大的極致了。接著再特寫牠的背部，莊子說牠的背也有好幾千里那麼長甚至更長。再換一個譬喻，莊子說鵬的背像泰山一樣雄偉。而牠開展的羽翼就像從天而降的雲幕一樣。那是多大的一隻鳥啊！莊子在講大鵬是怎麼完成牠的壯遊時，首先談的是牠的先天優勢。

各位，想像一下在人間世的所有成功。你看籃球明星姚明，要是沒有那個塊頭他能站上NBA嗎？如果他長得跟我差不多個兒，只有一百六十幾公分的話，我很難相信他可以。再說導演李安吧，他一定天生具備一種特別會說故事、特別會關照生活、閱讀生命的能力。不只是一隻萬里鵬程的鳥需要先天優勢，一個成功的人，確實也是得具備一些先天的優勢。

大鵬是怎麼成功的：努力與意志力

除了有那樣的先天優勢，大鵬成功的條件還有什麼？那就是在成長過程中，許多人都會告訴我們的：想成功就需要努力和意志力。先來看看大鵬的努力：「怒而飛」，大鵬鳥奮力一飛、奮力一搏。這憤怒的「怒」字，意思是努力的「努」。中國文字的演化從簡單變複雜，在莊子的時代，憤怒的「怒」字可以念作「怒」代表憤怒、也可以念作「努」，就是努力的意思。「怒而飛」，不用我解釋，相信各位在人生路上需要全力以赴的每個時刻，都能體會到什麼叫「怒而飛」。

而意志力是持久努力的動力。莊子用「莫之夭閼」來形容大鵬鳥的飛行，這個「夭」是夭壽，「閼」是終止。大鵬鳥南行的壯舉是絕對不會終止的，足見牠的意志十分堅強。

大鵬鳥成功了，我們現在知道牠除了有先天優勢，還十分努力，而且具有堅強的意志。講到意志堅強，有人可能會懷疑：剛剛講的真的是《莊子》嗎？好像跟平日大家對《老》《莊》的印象不太一樣？

努力不懈、不斷前行的道家

各位從小對老、莊思想是不是有種印象？好像大部分的人只要聽到老子、莊子，都覺得很閒散，讀書、工作都不太積極，其實我不知道這個錯誤的印象是怎麼來的，因為你一旦去閱讀道家經典，會發現那些誤解根本是一派胡言。你看！莊子不是說嗎？大鵬鳥非常努力地飛翔，而且有驚人的、堅強的意志力。你可能懷疑：「真的嗎？這會不會是單文孤證啊？」為了證明我所言不假，現在就給各位介紹努力不懈、不斷前行的道家。

以德為循者，言其與有足者至於丘也，而人真以為勤行者也。（《莊子．大宗師》）

各位對《老子》、《莊子》認識久了會知道，道家講的「德」跟儒家講的「德」是不一樣的，這以後再談。現在只說「以德為循者」，一個道家之徒，或說莊子之徒依據道家所定義的德行一階一階往上走、循級而上的，那是座什麼樣的德行階梯呢？

在《老》學跟《莊》學，這個「德」就是你的心力、你的感知能力、你的表現能力，還有讓你的心靈能夠從混亂、從悲傷、從憤怒回復到正常的速度，一種心靈的能力。或者你覺得全身僵硬，但你很快就能放鬆，這也是一種能力。《老》《莊》就是在鍛鍊這些心身的能力，這就是我們這堂課終極要學的。

「以德為循者，言其與有足者至於丘也」，莊子說這件事其實不難！你只要跟著一個人，跟著怎麼樣一個人呢？你只要跟著一個有腳的人一起走，走到哪裏？你以為莊子要講「黃山」、「泰山」、「珠穆朗瑪峰」……沒有，就跟那個有腳的人走到小山丘去，莊子說，你想要實踐老莊這些德行，其實就這麼簡單。可是當你做到的時候，別人怎麼看待你呢？「而人真以為勤行者也」，大家會覺得：「你好勤勞啊！你怎麼能辦到？」親愛的朋友，你現在聽得很納悶，這麼簡單的事怎麼有人會以為需要很勤勞才做得到呢？

我得癌症時，因為很想要復原，就常常在病房裏鍛鍊自己。活著回來以後，旁人覺得癌症第Ⅲ期、腫瘤直徑九公分、沒有開刀、腫瘤消失、血清指數就回到正常，真的太稀罕了，就問我：「妳到底怎麼活著回來的？妳到底做了什麼？」我剛開始會一一回答，後來乾脆把方法寫下來，出了一本書叫《穴道導引》。我的朋友也有人開始跟著鍛鍊。有一次我聽到他們的交談：「欸，你昨天練幾次啊？」「兩次。」「好厲害喔！為什麼能練兩次呢！」因為完整地作一套要四十五分鐘，就覺得這個人簡直超人嘛，怎麼能耐著性子練兩次、九十分鐘？可是請問各位，各位一天看手機、用電腦的時間，加起來真的不到九十分鐘嗎？但為什麼說到持恆一天鍛鍊九十分鐘，就覺得好勤勞、好稀罕呢？

上士聞道，勤而行之；中士聞道，若存若亡；下士聞道，大笑之，不笑不足以為道。故建言有之：明道若昧，進道若退，夷道若纇，上德若谷，大白若辱，廣德若不足，建德若偷，質真若渝，大方無隅，大器晚成，大音希聲，大象無形。道隱無名，夫唯道善貸且

成。（《老子・四十一章》）

我們講努力不懈、不斷前行的道家。莊子實踐這樣的心身規範，就是這麼地自然，可別人看起來卻是非常勤勉。再看《老子》怎麼說：

上士聞道，勤而行之；中士聞道，若存若亡；下士聞道，大笑之，不笑不足以為道。

什麼叫「士」？士農工商的說法自古有之。「士」是四民之一，讀書人，知識分子。也是中國古代對男子的美稱，指稱有品德、智慧，或者擁有某一種特殊技藝的人。我們直接把「上士」解釋成上等的讀書人、知識分子。《老子》說：最高階、最上等、一流的知識分子，聽聞或說有機會接觸到「道」，「勤而行之」，他會非常奮勉、積極地，把握所有清醒時刻不斷地往前走，不斷實行。這種人是少數。而第二等的、次一等的知識分子聽聞到很珍貴的道理，「若存若亡」，好像聽到、好像沒聽到，左耳進、右耳出，不會認真實踐。我必須承認，包括年少的我，在某些項目或者某些科目也不過就是老子所稱的中士而已。

但還有更低階的，就是「下士聞道，大笑之」。最低階的知識分子聽你講道，他忍不住大笑。「不笑不足以為道。」其實生命中有很多事情，如果你把它實踐好，對生命是很有意義的。如果有人覺得可笑，那是因為那個時候的他，還不覺得這樣的學問對他而言有意義或者很重要。

就像我年輕的時候是個夜貓子，別人叫我早睡，我頂多就是靦腆一笑。心裏想著：這些人不知道夜晚的美好、夜晚的安靜，只有安靜美好的夜晚可以任人充分地利用。可是現在我想起自己當年的笑，覺得好悲涼，因為它讓我走進一個與死神拔河的可怕世界。可當我還沒有興致去了解某件事情，比方早睡早起、順隨太陽週期的意義時，我可能是輕視的，甚至是覺得可笑的。

在此我們再次介紹了努力不懈、不斷前行的道家。怎麼樣？第一講就讓你改變對老莊的看法吧？以後在人生的路上看到走得最積極的那些人，很可能就是老莊之徒。可是這種努力不懈跟不斷前行，並不是讓你更忙碌、勞累地向外追求，而是持恆努力地培養讓心神更寧定、身體更放鬆的能力。心神的靜定與筋絡的放鬆，在還沒有習慣成自然之前，仍是需要清醒時的時刻留意，才能逐日養成的好習慣。

道家的意志力！

接下來這個單元，我們要強調的是道家的意志力。為什麼一個人可以這麼勤勞？這麼努力？是什麼支撐著他的勤勞與努力？是什麼支撐著他自強不息地走下去？那就是意志力。《老子．三十三章》說：

知人者智，自知者明。勝人者有力，自勝者強。知足者富。**強行者有志**。不失其所者久。死而不亡者壽。

三十三章的開頭，老子講的是「知人」與「自知」。能看清別人，那是一種智慧，但只有看清自己，才是具備識人之明的升級版！接著講「勝人」與「自勝」，我們都喜歡贏，贏了別人，贏了再多人，卻都比不上戰勝自己，贏了昨天的自己。接下來我們比較「知足者」與「強行者」，就功夫境界而言，一個人能知足當然不是因為物質上的滿足，而是心靈上的不貪。這當然可以說是富了，因為他不貪，覺得自己富有。但是好像還不夠積極，如果能夠在求道的路上，在提升心靈、強健體魄的路上，再寂寞都能堅持下去，不斷往前走，那就是「強行者」了，這是更難得可貴的。最後一部分，老子為我們比較了「不失其所」，一直在這樣的分位上努力的人，我們可以稱他為「久」。但是能夠做到「死而不亡」，身沒而道猶存，精神不朽，著作長存的，那我們就可以說他是真正的長壽了。

下面這句是這個單元要強調的重點：「強行者有志」。「強行」的「強」字，歷代注解有人說是「勤能行之」，就是很勤勞地實踐；有人說是「強力行善」，很用力地去做一件他覺得好的事情。不管是勤勞還是用力，都有一種「雖千萬人吾往矣」的氣勢。這句話，帛書甲本、乙本的《老子》寫的是：「強行者，有志也。」這版本有意思，說那些能夠非常勤奮地往前走的人，如果你理解他、認識他，就會知道他的堅持源自他內心深處有著非常強大的意志力。再次強調了道家之徒的意志力，在他們能夠成功達標的事件中，扮演著何等重要的角色。

努力不懈、不斷前行的醫家

那麼醫家呢？醫家也努力不懈、不斷前行嗎？我們來看這段文字：

上古之人，其知道者，法於陰陽，和於術數，食飲有節，起居有常，不妄作勞，故能形與神俱，而盡終其天年，度百歲乃去。（《黃帝內經素問．上古天真論》）

我們常說：「你知道嗎？」「我知道了。」我們好像太輕易地用「知道」這兩個字了，這個辭彙其實是非常有哲學深度的。每一件事物都有它的道理，當真明白它的道理才叫「知道」。中國哲學、尤其先秦子學的每一家都有不同的道。《黃帝內經》是中國第一部醫學專著，它講的道，當然就是醫家之道了。《黃帝內經》說：「上古之人，其知道者」，上古時代能夠體現醫家之道的人，他會怎麼樣作為呢？「法於陰陽」，生命中有很多事我們得要配合外在世界環境，遵循陰陽的規律。傳統醫學認為「陰」、「陽」二氣，就現象而言，呈顯為寒暑溫涼等「溫度」的變化；但又不可說「溫度」即是「氣」，原因是「寒暑溫涼」乃是氣的「盛衰之用」。也就是說，陰陽二氣之「動」，才是形成寒暑溫涼諸現象變化的原因。自然之氣隨四時的流轉而有寒暑溫涼等盛衰變化，進而影響、制約人身體內之氣的運行。《黃帝內經》所理解「有驗於人」的自然之氣，在陰陽二氣下，也還有「六氣」的區別。由於風、寒、暑、濕、燥、火等自然之氣的流行、盛衰，通常有其規則性、時間性，如此一來，便成就傳統文化中頗具特色的「時間醫學」。什麼是陰陽的規律呢？講個簡單的，就是太陽週期。比方如果你習練傳統武術，可能會有師長前輩跟你說，什麼是練功最好的時辰。像練少林或外家拳，很多人會說，如果動作不正確，千萬不要在中午練，不然反應會很激烈的；但如果你的拳架、套路都非常標準，那麼正午練可以讓效果更加顯著。這是一天的太陽週期。或者我們挑一年最熱的時候鍊拳，鍊一個鐘頭可以抵冬天鍊好幾個鐘頭，這可是我最珍惜的大好時光。什麼時間鍊呢？早上十一點到下午一點這段黃金時段一定要被包含在裏面。這是因為人體內精氣的補給與增生，主要從進食水穀而來，水分和穀物會在體內轉化為正氣，《黃帝內經》將補給體內之氣的「水穀之氣」，依氣性、走向更精細地分為「水穀之精氣」及「水穀之悍氣」。「悍氣」是相對於水穀之「精氣」而言，王冰的注解寫道：「悍氣，謂浮盛之氣也。以其浮盛之氣，故慓疾滑利，不能入於脈中也。」意思是水穀之氣本身就有浮盛慓悍與否的不同，水穀之悍氣因此無法進入經脈之中。至於為什麼氣性不同，便連帶決定走向的差異？《周易．乾卦．文言傳》說：「同聲相應，同氣相求」，「同氣相求」可說是古代人對「氣」的共同認知，於是「水穀之精氣」與「水穀之悍氣」也就依各自氣性的不同而有不同的走勢：水穀的精氣能諧調地運行於五臟，輸布至六腑，進入經脈之中，也就是能依循經脈的道路周行，產生貫通五臟、聯絡六腑的功能，成為能深入體內榮養五臟的「榮氣」，或稱為「營氣」；

水穀的悍氣則由於氣性慓悍、快速、浮盛，因此循行於人體皮膚腠理之表，布散於五臟肉理間的筋膜及空隙之所。主要作用是保護、守衛體表，不讓外來的邪氣侵入體內。衛氣在白天保護著每個人的體表，而且在中午陽光最強的時候最強盛。反過來說，入夜以後，衛氣已經往內收藏了，那就應該休息，不要再出來鬼混了。所以熬夜活動、晚上鬼混得太厲害是很傷津液的，一旦津液耗損，身體各部位都會缺乏水分滋潤，眼睛、口舌、腸道等都可能因此導致津液不足。

所以如果你眼睛已經很乾了，你身體所有需要水分的部位都偏乾了，請記住《黃帝內經》講的「法於陰陽，和於術數，食飲有節」。

所謂「食飲有節」，指的是吃東西要有節制，不能過量。因為每一樣東西都有它的寒熱溫涼，合適熱寒涼溫等不同體質，也有適合在不同季節吃的東西。傳統醫家認為「身體」是一個完整的空間整體，五臟深藏於內，俞穴布現於外，皮表的氣穴以內藏之臟為名，顯然說明在傳統的身體觀中，內臟與皮表之間，存有著可以交流溝通的網路。換言之，深藏於內的臟腑，由裏至表，與體外世界交換流通，主要便是透過散布於體表的氣穴與體外世界的風、暑、濕、燥、寒等自然之氣交換流通。而入口的飲食，會結合我們先天就有的「真氣」，轉化為衛氣和營氣，充滿全身。衛氣保護、固衛體表，營氣深入滋養臟腑。傳統醫家對食物或者藥材的認識，從來不是將這些要認識的穀物、果菜、禽獸或者藥材抽離它們存在的時空脈絡，排除溫度、濕度、氣壓、風速等條件的影響，做純粹的定性分析。相反的，傳統醫學始終採取「在一起」、「不分割」的認識原則，堅持不把這些食物或藥材抽離天地宇宙的大化流行之中，而是從它們存在的時空脈絡，從生長環境、到炮製過程，甚至是服用進入人體後的升降、浮沉等諸般作用，來理解食物、藥材的性質和療效。舉有助於消化穀物的常用藥材「神麴」當例子好了，因為神麴行氣、化痰、幫助消化等功效是來自於它「發散為陽」的藥性，所以釀造神麴最好選擇在農曆五月五日和六月六日。農曆五月五日端午節，是夏天陽氣最盛的時候；六月六日天貺節，江浙一帶梅雨季剛過，有曝曬書本的習俗，也是陽氣鼎盛的日子。選擇這兩個陽日製造神麴，正是為了加強神麴「發散為陽」的藥性，增強消食化痰的效果。可見傳統醫家多麼重視季節、節氣對藥物的影響。同樣的，一個人身體的表裏、寒熱、虛實、陰陽等體質徵候，與大自然裏的一草一木一樣，除了先天的體質，也深受我們身處的時空環境、後天的飲食習慣影響。傳統醫家為了體質、症狀千差萬別的人們選擇藥材、食材的原則就是：把本草的陰陽屬性和人體的陰陽屬性相參互補，讓服藥後的人體能趨向中和。比方醫家認為人體的氣屬陽、血屬陰，並用「陽生陰長」來說明氣能生血的現象。所以當人體損耗血液過多的時候，就會選擇陽氣充沛的藥材來治療，藉著補氣來促成血的增生，就能治癒不足的症狀。因此醫家在順應自然的工夫裏，除了作息配合太陽週期以外，也會用適當的食物、藥材來調節身體。我們今天閱讀的傳統醫學或者西方的營養學，都是行之久遠的學問。最近卻流行什麼生酮飲食，只吃高脂肪、適量蛋白質和極少量的碳水化合物，那當然瘦得快啊，因為飲食失衡嘛。可是為何要用一種讓自己脾胃運化變得不健全的方式來減重呢？應該是脾胃健運、消化良好，吃得很營養再加上運動，來讓自己健康地瘦才對啊。我之所以要讓醫家儘快進場，就是因為坊間妖言太多，很是駭人。我有一位已經得癌症的朋友，好可憐，他的丈母娘叫他天天要喝生薑水。可生薑是用來發散風寒的，要是沒受風寒還天天喝過量，發散過度到後來免疫力自然越來越差。難怪他很快就癌症復發了。

還要注意「起居有常」。活在現代，光是不要被這個有手機、有電玩的世界搞得亂七八糟，就要相當努力。克制也是一種努力，關掉、放下也是一種努力。以後我們會提到，在《黃帝內經》裏會教導我們秋天要早睡早起、冬天要早睡晚起、春夏要晚睡早起。總是熬夜的朋友別會錯意了，這裏說的「晚」是日入而息的「晚」，十點睡就已經算很晚了。我要講的是，如果一切的起居飲食，都能配合這樣的陰陽的法則跟天道，你才不會讓自己太累。

故陰陽四時者，萬物之終始也，死生之本也，逆之則災害生，從之則苛疾不起，是謂得道。道者，聖人行之，愚者佩之。從陰陽則生，逆之則死，從之則治，逆之則亂。反順為逆，是謂內格。**是故聖人不治已病，治未病，不治已亂，治未亂，此之謂也。**夫病已成而後藥之，亂已成而後治之，譬猶渴而穿井，鬭而鑄錐，不亦晚乎。（《黃帝內經素問．四氣調神大論》）

我們發現傳統醫學所謂的「得道」，聖人所行之「道」，簡單地講就是順從陰陽四時，尤其傳統醫學最強調的「不治已病，治未病」，要怎麼樣「治未病」呢？也是順從陰陽四時。我們的身體既然透過皮表的氣穴與外在的自然之氣交換流通，人體內的氣也就受到自然之氣的影響，所以我們與大自然之間、與天地之間，絕非對立的，而是扮演著配合與順從的角色。各位都不想生病吧？那得遵循陰陽四時才行。所謂「夏鍊三伏，冬鍊九九」，天氣最熱的時候就是最好的運動時機。我一直到生病以後才開始實踐。從此每當春天來了就很高興，因為這表示夏天快來了。你說：「夏天運動不是很熱嗎？」不會，你真的在夏天最熱的時候，找個湖畔，又有樹蔭又有風，哪會熱呢？然後你常練功，身體不一樣了，冬天不怕冷，夏天不過汗，自然遠離全身濕熱黏膩的那種教人不舒服的狀態。因為太極拳，我喜歡晴天；因為太極拳，我更喜歡夏天裏涼爽無雨的陰天。雨天則是我反省叨念自己的時刻：今天怎麼沒有早半小時出門打拳，而在臉書上流連？順其自然，明天起得更加努力：順其自然，是順從太陽公公的自然。順從雲朵仙女的自然。而不是順從不良慣習的自然。

以上講的就是要提醒我們的生活要配合天時、四季、晝夜，還有要怎麼樣注意飲食。春夏秋冬、白晝黑夜、時時刻刻，各位是否也看見了醫家不斷前行、努力不懈的身影呢？

活動筋骨，得順隨太陽週期

既然人體與大自然之間，不是對立的，而是扮演著配合與順從的角色，那麼我們的作息、我們活動筋骨的時間，也得要順隨太陽週期才好。

《黃帝內經素問・八正神明論》講：「法天則地，合以天光。」〈五常政大論〉說：「養之和之，靜以待時」，你都要配合天時的。複習一下，傳統醫學中，將人身體表面、能護衛體表的氣，稱為衛氣，是保衛我們的正氣；至於在五臟六腑，讓我們的臟腑得以順暢地運作的，叫做營氣，或者稱為榮氣。在《黃帝內經・生氣通天論》裏說：「陽氣者，一日而主外，平旦人氣生，日中而陽氣隆，日西而陽氣已虛，氣門乃閉。是故暮而收拒，無擾筋骨，無見霧露，反此三時，形乃困薄。」意思是白天太陽出來、太陽高照的時候，我們的陽氣、衛氣也隨之旺盛，在體表護衛著我們，日落之後就會收斂到體內，人體體表氣穴的開闔，以及陽氣的生發盛衰，深受日出、日中、日落的影響。我們的身體既然與大自然的晝夜同步合拍，我們的作息自然也得順隨一天的太陽週期。

否則「反此三時」，不按照早中晚所謂平旦、日中、日西的太陽週期過活的話，「形乃困薄」，「困」講的是為邪氣所困。我們活在天地之間，受到外在風暑濕燥寒的影響。如果作息不正常、正氣不足，風暑濕燥寒很容易就入侵。一旦入侵，陽氣就更匱乏衰損，造成氣血不通、頭痛、頸僵、關節疼痛等諸多疾病。中醫的治療不外扶正跟祛邪，想要匡扶長養正氣，自然不能忽略生活作息、活動筋骨，都得順隨太陽週期。

觸摸脈象，見識與四季合拍的身體

生活在城市裏，你是否已經忘記自己是生存在春夏秋冬之間呢？我們的身體不只與一天的白晝黑夜相應，更與一年四季合拍。接下來這個單元我們會學習把脈，透過觸摸自己的脈象來認識這個與四季合拍的身體。首先要認識人體的氣在四季運行的狀況有什麼不同。《黃帝內經素問．四時刺逆從論》說：

春氣在經脈，夏氣在孫絡，長夏氣在肌肉，秋氣在皮膚，冬氣在骨髓中。（《黃帝內經素問．四時刺逆從論》）

黃帝問曰：春脈如弦，何如而弦？岐伯對曰：春脈者肝也，東方木也，萬物之所以始生也。故其氣來耎弱，輕虛而滑，端直以長，故曰弦，反此者病。

帝曰：善。夏脈如鉤，何如而鉤？岐伯曰：夏脈者心也，南方火也，萬物之所以盛長也。故其氣來盛去衰，故曰鉤，反此者病。

帝曰：善。秋脈如浮，何如而浮？岐伯曰：秋脈者肺也，西方金也，萬物之所以收成也。故其氣來，輕虛以浮，來急去散，故曰浮，反此者病。

帝曰：善。冬脈如營，何如而營？岐伯曰：冬脈者腎也，北方水也，萬物所以合藏也。故其氣來，沉以搏，故曰營，反此者病。（《黃帝內經素問．玉機真藏論》）

春天到來的時候，天氣剛剛升發，地氣剛剛泄露，大自然裏冰凍的土壤融解，冰也融化，水開始流動，在冬天冰封凝滯的河道也因此逐漸暢通，相應於此，人體經脈也如河道般暢通，所以春天的時候體內之氣就像水行於河道，在經脈中流動。

夏天陽氣大盛，經脈之氣充盛、流溢在更貼近腠理的經絡分支，也就是孫絡之中。孫絡得到氣血的滋養，皮膚也就飽滿充實。到了最溫暖炎熱的長夏，經脈、絡脈、孫絡氣血皆已充盛，故能充盈滿溢於肌肉。

秋季，天氣開始收斂，人體肌肉腠理隨之閉塞，皮表的氣穴也開始收斂緊縮。

冬季天氣愈寒冷，萬物閉藏，人體之氣也隨之向內斂藏，這時候氣附著於骨髓運行，貫通五臟。

今天我們不妨透過把脈，來感受一下體內的氣的狀況。現在用你的食指，輕輕摸著你的臉，就這樣輕輕地只摸著皮膚，這樣摸的時候臉型是絲毫不會改變的，這就叫「皮部脈」。如果在皮部就能感受到的脈，叫做「浮」脈。接著食指用一點力，你發現臉往內凹了個洞，因為你觸壓到肌肉了，這叫「肌部脈」。在肌部能感觸到的脈，屬於「中」。當你的手指再用力一點，能摸到骨頭了，就叫「骨部脈」，摸到骨部感受到的脈，我們稱它為「沉」脈。所謂的浮中沉，就是當你的手指在不同的脈位——皮部、肌肉或者骨頭取到的脈象，我們就稱為「浮脈」或「中脈」或者「沉脈」。

體會到把脈的位置以及力度之後，現在要講如何「定關」。請把你的右手伸出來，手掌上仰，然後讓你左手托著右手，這時左手中指從右手手背的拇指側繞過你的右手，去碰觸你右手大拇指下方凸出來的骨頭，我們稱它為橈骨莖突，左手中指摸到橈骨莖突以後，平行腕橫紋（各位看在你的右手掌跟右手小臂之間，腕關節是不是有一條腕橫紋，）滑上來擺好，我們用中指腹觸摸的這個位置就叫「右關」。至於什麼叫擺好？當左手中指擺好的時候，中指距離腕橫紋要剛好剩下可以擺放左手食指的位置。食指擺放的這個位置叫「右寸」；而中指下方那個可以並排擺上無名指的位置就叫「右尺」。三根手指都擺好之後，請先暫時忘掉或者移開食指跟無名指，只感受你的中指。請用左手中指輕輕地觸摸你的右關，就像剛剛觸摸臉頰皮部的輕柔程度去觸摸，記得你的感覺。接下來稍微用力一點，像剛剛要觸碰臉部肌肉一樣去觸摸你的右關。最後再用力一點，像要觸摸骨頭一樣地觸摸你右關的骨部。

如果當你輕輕觸摸右關的皮部脈，就感覺到跳動，有可能因為剛剛吃得很飽，或是胃腸有中醫所講的火氣、或者你的胃腸正鬧疼、不舒服。如果肌部感覺到脈搏，表示這個人胃氣正常或肚子裏有餘糧，還不算太餓。如果按到最底的骨部脈還感覺得到脈搏，有這脈象的人平常應該都有乖乖吃三餐、生活作息比較正常或是有規律運動，這樣的人右關的脈氣才會有根。

各位學會把脈以後，便可以在更迭的四季中慢慢體會脈象所呈現的春夏秋冬。你會發現天氣寒冷的時候把不太到脈，你的脈就像溪流一樣，跑到石頭下面了。我們的身體就是這樣在天地之間被影響著的。

當你感受得到皮部、肌部、骨部脈，你可以進一步試著去感受你的脈在春夏秋冬的不同。如果你覺得難以理解，我們就舉四季為例。你家附近有溪流或小河嗎？你有注意過它水位四季的變化嗎？你去觀察溪流，一定會發現河水在夏天比較充沛，到了冬天因為水量少，所以石頭很明顯對不對？水非常地少，水位低到石頭都露出來了。如果了解天地四時對江河的影響，很自然你就能理解天地四時對我們經絡血脈的巨大影響。

所謂「春脈如弦」，什麼叫「弦脈」啊？只要你有摸過琵琶的弦或小提琴的弦、或者玩具的琴弦都可以，然後找一個你朋友裏最容易緊張的，常覺壓力特大的，他的肝臟絕對不太好，你就摸他的脈，那脈就會很像一根弦。「夏脈如鉤」，什麼叫「鉤」？就是來盛去衰，彈上來時比較有力，下去的時候比較無力、比較輕，那就叫「來盛去衰」，就叫「洪脈」，所謂的「夏脈如鉤」。「秋脈如浮」，你會好像摸到一片葉子，但再往裏探就沒了，這是秋天容易看到的脈象。「冬脈如營」，這個寫作營隊的「營」字一般認為是晶瑩剔透的「瑩」字的假借字，指的是次等的玉，也就是石頭的一種。說脈象像石頭一樣，因為你已經摸到很下面、很靠近骨頭了，所以摸起來如石頭一般硬實。

透過觸摸脈象，你知道身體跟四季是這樣密切關連。那如果四季對我們的身體影響這麼巨大，我們當然要配合四季用不同的方式調養我們的身體，才能更加健康。

以上所說的正是要讓各位認識，不斷前行的、非常勤勉、努力不懈的道家與醫家。初見書名如果有朋友問你：「你在看什麼？」「我在看《醫道同源：當老莊遇見黃帝內經》。」你覺得好像得用一種中老年人的音調跟姿態才足以表達。可是你讀到這裏、你真知道這本書的內容了，如果別人再問你：「你看什麼書啊？」「照顧生命的哲學課！《醫道同源：當老莊遇見黃帝內經》！」你會用有精神的音量與有力量的速度來讓對方感受到醫、道經典的積極與熱力。

大鵬是怎麼成功的：天時地利

之前討論了大鵬如何完成牠的壯舉。我們講到牠先天的優勢、講到牠的努力、牠的意志力，我們順道交代了許多人常識中可能存在的對道家的誤解，重新釐清了道家跟醫家是如何地努力不懈、有如何堅強的意志力不斷往前走。接下來談的是大鵬是怎麼成功的第三點：天時地利。我想這是大鵬之所以能成功的重要條件，也是許多人在閱讀《莊子》文本的時候容易忽略的。

「鵬之徙於南冥也，水擊三千里，摶扶搖而上者九萬里，去以六月一息者也。」野馬也，塵埃也，生物之以息相吹也。天之蒼蒼，其正色邪？其遠而無所至極邪？其視下也，亦若是則已矣。（《莊子．逍遙遊》）

各位放過風箏或是紙船嗎？都知道下雨了溪水才夠大，才能放紙船；風大了才能放風箏。一樣的道理，「鵬之徙於南冥也」，鵬從北冥要到南冥，想要遷徙到這麼遙遠的南方，「水擊三千里」，需要深達三千里的大洋供牠起飛。「摶扶搖而上者九萬里」，這個「扶搖」就是上行風、飆風，需要高達九萬里的飆風載牠上行。沒有這樣的三千里水、九萬里風，體型那麼巨大的鵬根本連起飛都沒辦法，莊子為我們強調這個「水」跟「風」的深度與強度，但這還只是往上飛而已。還有還有，「去以六月一息者也」。大鵬不只起飛，還要往前推進啊，所以莊子說「去以六月一息者也」，牠要往前移動必須憑藉著「六月一息」，相隔六個月才會碰上一次的大風海動，才有辦法往遙遠遙遠的南冥飛去。

各位現在感受到沒有？「水擊三千里，搏扶搖而上者九萬里」，假設你跟李安有些交情，那關係、那交情讓你告訴別人的時候覺得好光榮，但你可知道培養這樣一個人才要付出多少代價？天底下哪一個女人可以像李安的夫人一樣讓自己的丈夫十年不工作，就在家裏幫點小忙，妳還要出去賺錢養他。妳能接受得了這樣的事，妳的枕邊才會出現一個叫李安的枕邊人。所以這個「水擊三千里，搏扶搖而上者九萬里，去以六月一息者也。」我們看所有成功人士的背後，都不知有多少人在持續地幫助他、跟他一起努力。

接著，當大鵬飛上高空，牠看到雲氣像野馬般奔騰、像塵埃般飄浮。牠望見了一個什麼樣的真實？「生物之以息相吹。」各位，什麼叫「生物之以息相吹」？如果現在是流感旺季，你在我旁邊咳個嗽，我在你面前打個噴嚏，都可能影響彼此今天的人生。這就是「生物之以息相吹」。當然，如果有一個人願意幫你，或跟你說說話，也許你的整個人生就這樣翻轉了，這就叫「生物之以息相吹」。

你說：「這也發揮太過了吧！不就說一個『水擊三千里，搏扶搖而上者九萬里，去以六月一息者也。』有必要講成大鵬的成功好像很需要靠別人幫助的樣子嗎？」是的。莊子就是要這樣明白告訴你，他怕你看不出來所以又講了一段。

「且夫水之積也不厚」，水的蓄積如果不夠深厚，那就沒有辦法承載起大船。假設這裏有個小水窪，我們倒些水在小水窪裏，再摘根草放在水上，它就漂起來了，像艘小船。我看到可以放艘草船覺得很有意思，就把我的保溫杯也放下去，結果杵在那兒動不了了。為什麼？「水淺而舟大」，愈大的船需要愈多、愈深的水。「風之積也不厚」，風如果不夠深厚強勁，「則其負大翼也无力」，就沒有辦法承載起大鵬。「故九萬里則風斯在下矣」，就是因為有九萬里的翼下之風，才能支持大鵬鳥旅途中的每一次振翅，牠才能飛上高空。各位感受到了嗎？是多少人事的機緣、有多少人在你身後努力，才能讓你到達今天的位置。我覺得一個讀道家經典的人，只要記得這段文本的三千里水、九萬里風跟六月一息，那麼你不管是幸運地或僥倖地有了別人眼中的一點點成就，便絕對不敢居功，因為你知道那是非常多的因緣際會才能造就的。所以大鵬是怎麼成功的？天時地利，這是我們特別要強調的一點。

中、小型鳥的飛行目標？

說完了大鵬，換中型、小型鳥出場了。牠們的飛行目標又是什麼呢？

首先登場的是蜩與鷽鳩，蜩是小蟬，鷽鳩是小山雀。「蜩與鷽鳩笑之曰」，他們就笑了，噗哧一笑。這裏的噗哧一笑，我一定要提醒你們牠們的笑。還記得嗎？前面才讀過「下士聞道，大笑之」，下士是最不入流、最低階的讀書人，很喜歡嘲笑別人。怎麼那麼巧，這裏也是最小隻的鳥愛嘲笑別的鳥兒。你就發現其實《老》、《莊》經典中的一字一句都有它的深意。如果我們今天要出個考試題目，說在《老》、《莊》經典中，下士、蜩與鷽鳩常有的一種行為是什麼？答案就是「笑」，譏笑、嘲笑。我們都知道嘲笑別人是不好的，可是當一個人見識太少，反而會去嘲笑別人，因為他不知天下之大、人之多元，對異於己者無法設身處地地體諒、包容。

蜩與鷽鳩笑之曰：「我決起而飛，槍榆枋而止，時則不至，而控於地而已矣。奚以之九萬里而南為！」適莽蒼者，三湌而反，腹猶果然；適百里者，宿舂糧；適千里者，三月聚糧。之二蟲又何知！（《莊子．逍遙遊》）

所以這最小隻的蜩與鷽鳩，一出場就笑了，牠們看到大鵬鳥那樣飛覺得很可笑。「我決起而飛」，這個「決」就是快速的、疾速的「疾」，意思是我輕快地飛起來。「槍榆枋而止」，這個「槍」就是集合的「集」，「榆枋」，榆樹跟枋樹都很矮，我們就這樣聚集在榆樹跟枋樹的枝頭，在那裏停下來。「時則不至」，有時候到不了，「而控於地而已矣」，這個「控」就是「投」，到不了，掉到地上不就好了嗎？家裏有養貓的，應該都知道貓很喜歡跳對不對？偶爾從桌子一滑就掉到地板上，但牠也好好的不會受傷，所以掉下來也沒有什麼關係。

你看見了嗎？牠們的飛行目標是什麼？就是「沒目標」。只想到很近的矮枝頭隨便棲息。「奚以之九萬里而南為」，而這樣的蜩與鷽鳩——小蟬、小山雀，看到有一隻大鵬鳥居然想飛到那麼遠的地方，就譏笑他：你把一件事情做得那麼好的意義何在呢？

接著我們來看中型鳥的飛行目標。有一種鳥牠要飛行到「莽蒼」，「莽蒼」是近郊草野之色。有些人的人生目的，他一輩子的旅行，只是要到城外近郊。可是有的人是「適百里者」，他要到百里之外。有的人「適千里者」，他要到千里之外，更遠大了。不用說大鵬鳥不是蜩與鷽鳩這兩隻小動物能理解的，就連「適莽蒼者」、「適百里者」、「適千里者」，也不是這樣的小動物能理解的。

出社會後慢慢地發現，各行各業中每個人都用不同的態度在工作。我總是會很開心遇到一種人，就是比我還要吹毛求疵、還要追求完美的人。我開始出書以後需要律師，我以前教過的一個學生當了律師，就來幫我。我大概找他工作一、兩次就知道，所有他做過的事，我完全不需要檢查，因為他不會出任何錯。哪怕是今天有一件事他需要我的助理協助完成，他會說：「老師，妳把助理的電話給我，我會聯絡好。」他會叮囑到所有人都不會出錯，是這樣地完美。還有一些我以前的助理，曾經我們錄影片，我已經覺得影片OK了，忽然間有個助理說：「老師，這影片裏面有嚴重的缺失。」我問：「什麼缺失？」「我們錄音的時候，把妳冰箱的聲音也錄進去了。」我說：「真的嗎？我的冰箱有聲音嗎？我在這住那麼久都不覺得。」我的冰箱挺好的，像我這種喜歡做菜的人，怎麼可能買一個二流的冰箱呢？助理說：「老師，真的，我放給妳聽。」我一聽，「在哪兒呀？」「妳再聽。」「在哪兒呀？那聲音到底在哪兒呀？」終於我勉強聽到了，可是我要這麼專注才聽得到的噪音，有必要消掉嗎？我就說：「我是覺得這樣就可以了啦。」他說：「老師，我覺得很刺耳，需要重錄。」這影片裏面的演員是我的助理們，他們一個人演小山雀、一個人演大鵬鳥，熬了好幾天夜才拍完的。我猜想，要再次召集大家來重新拍，怎麼可能所有人都願意呢？我就告訴他：「好吧，你去問問看其他同學，如果每一個人都願意重拍，你們就重拍吧。」第二天黃昏他們來找我，我說：「你們來幹嘛？」「老師，我們今天要重拍。」我說：「好吧！」竟然有一整群比我還龜毛的人！那個年代的助理不是按時數計算酬勞的，每個助理一個月學校就給固定的薪水，可是他們就想要做到非常完美，讓人感動，就像要飛到百里、千里外的大鳥。每一個人要求的水平、想要到達的目標遠近都不一樣。中小型鳥的飛行目標，當然是不及大鵬鳥的。但你會發現你跟這種想要飛到很遠、要求很高的人合作，你會變得輕鬆，因為他們一切都弄得很好。可是遇到相反的人你會抓狂，因為他們容易一直、一直出錯，可你要了解這是因為每個人對自己的要求水平、每個人自覺的盡力都是不一樣的。

讀完這單元，你是否意識到了，自己是或者不是，這樣一隻或者沒有既定目標、或者只想飛到近郊，或者打算飛到百、千里外的，中、小型鳥？

中、小型鳥圖什麼？

我們剛剛講中、小型鳥們的飛行目標、牠們的目的地。現在來談談這些中、小型鳥「為什麼」要飛到那裏？牠們圖的究竟是什麼？其實這是一個我們不太敢詢問的問題。

臺大醫學系曾經做過一個問卷調查，題目是：你為什麼選讀臺大醫科？當然這問題現在已經不那麼適用了。以前念臺大醫科，未來是有機會一年賺一棟樓的。但自從有了全民健保，所有的醫生都進入一種填表單的苦力勞動，錢也沒那麼好賺了。那如果你真的去問一個人為什麼念醫學系，你們覺得他是因為希望能用仁心仁術救治天下蒼生？還是覺得這個行業賺的錢多？你們覺得哪一種人比較多呢？我們不要臆度別人，就問自己吧！當你在選擇你要就讀的學門的時候，是覺得這是一件很有意義的事，還是覺得你能賺很多的錢？你們的爸爸媽媽，他們希望你念什麼學科？有多少父母希望小孩去念一個很有意義、可是將來可能吃不飽的學科呢？我爸媽從小就說，妳愛什麼就念什麼。我喜歡中文也喜歡美術，他們覺得那很好，就去念自己很感興趣的，父母有這樣的態度是很稀有的。我以前教過的學生，他念生物科技系，現在很多科系都改名生技等等的，聽起來就是將來會很賺錢的科系，家長看到小孩念這個科系，認為未來一定很有前途。沒想到那小孩上了我的大學國文以後，就進了中醫典籍研究社開始學中醫，然後有一天對他媽媽說：「媽媽，我未來想當中醫師。」他媽媽聽了勃然大怒，說：「你本來念生物科技系，將來有機會成為一個生物科技公司的老闆，然後你的公司股票可能會上市，變成一個身家好幾百億的人。你現在忽然間認識一個什麼蔡璧名老師，決定去當中醫師，我的天啊！你一個月月薪頂多十來萬。」唉呀！一位母親就從一個有錢的生物科技公司老闆的媽，變成一個月薪有限的中醫師的媽。那一剎那我才感受到，原來家長對兒女的期望不是他念什麼健康、念什麼快樂，而是他念什麼賺的錢多。

那莊子筆下這些中小型鳥，牠們圖什麼呢？牠們又為什麼而飛呢？我覺得莊子寫得挺疏淡卻又滿明顯的。他說呀：「適莽蒼者，三湌而反」，你要到近郊的話，可能帶上三餐食糧就夠了吧，肚子還飽飽的。可是如果你要飛到百里外呢？那得要「宿舂糧」，這個「宿」是過夜，你就要舂搗足夠過夜的糧食。你也可以解釋成：能夠飛到百里之外，肯定可以得到更多的糧食，因為百里途中經過那麼多的樹叢，可以啄食的果子就更多了。而如果你要飛到千里之外，「適千里者，三月聚糧」，那可能要花三個月的時間囤積糧食，當然如果你能飛到千里之外的森林，那裏可能會有著吃不完的糧食。

我讀小學的時候，有一位老師，每次班上有同學考壞了，他就說：「你們現在不好好用功，難道將來要去賣水果嗎？」好像我們只要用功一點就可以有更高尚的行業、更優渥的收入。可是賣水果又怎麼樣呢？書讀得好到底能不能有更高的收入我不知道，但我的好朋友告訴我，在臺北市從幼稚園開始，要讓你的兒女學一個基本的才藝、吃基本的三餐，一個月共需臺幣兩萬元。那如果讓你的兒女讀完十二年義務教育，要花多少教育基金？如果你要供他讀到大學、碩士班、博士班呢？你們可以回去問問爹娘：「爸媽，您們以前為了養我，一個月要花多少錢啊？」

從小到大我到底花了家裏多少錢？我不知道，我想應該很多吧，是一個我不敢計算的數目。你今天要栽培一個孩子或你的爸媽栽培你們也是一樣的。可是他們這樣用心栽培你，你當然很有可能因此得到薪資比較高的工作機會。我們一般會這樣揣想，雖然也是有例外。所以這些中小型鳥，我們說牠們圖什麼呀？牠們為什麼而飛啊？如果說牠們是為了糧食而飛、是為了能讓肚子吃得飽飽的而飛，好像也不為過。可這到底，就只是莊子筆下的「中、小型鳥」而已！

中、小型鳥的極樂世界?!

接下來這段我覺得很有意思。什麼是中小型鳥的極樂世界？什麼是你心目中的極樂世界？我在臺大問過我的學生，你最想要什麼樣的生活？一個我覺得好清朗俊秀的學生的回答，我聽了好失望。他說：「我最想過的生活就是閒閒沒事幹，下午走進咖啡廳坐下來，點一杯咖啡、叫一個好吃的甜點，用一頓下午茶虛度下午的時光。」各位，你們的極樂世界是什麼呢？

我們先來看這一段，「斥鴳笑之曰」，斥鴳也是小小鳥，跟蜩與鸒鳩是同一個層次的鳥，你們來看牠的極樂世界是什麼？

斥鴳笑之曰：「彼且奚適也？我騰躍而上，不過數仞而下，翱翔蓬蒿之間，此亦飛之至也，而彼且奚適也？」此小大之辯也。（《莊子．逍遙遊》）

這個「斥」是澤，水澤之澤，「鴳」就是鴳雀、小雀鳥。有一隻住在小小水澤邊的小雀鳥，牠笑了。笑什麼呢？「彼且奚適也？」你要去哪啊？傻大鵬！「我騰躍而上」，我往上一跳，「不過數仞而下」，飛個十來尺就下來啦，「翱翔蓬蒿之間」，在矮矮的蓬蒿叢中飛來飛去，「此亦飛之至也」，人生如此不也就夠了嗎？我們說中小型鳥的極樂，就像剛剛講的那位同學，他覺得能夠在沒事幹的一天去喝個下午茶，就是他生命的極致了。「而彼且奚適也？」大鵬鳥你到底要飛去哪兒啊？當然，李白在〈南陵別兒童入京〉這首詩裏面提到：「仰天大笑出門去，我輩豈是蓬蒿人。」李白知道他能夠去京師，平生的文謀武略將為世所用，能夠貢獻一己於天下，他非常高興地說：「我哪是那生活在蓬蒿叢中的斥鴳啊！」而我們也有另一句話說「燕雀安知鴻鵠之志」。

這幾年臺灣的年輕人，所追求的好像多半是一種所謂的「小確幸」。我認識的人不夠多不敢隨便下定論，但有一個臺大化工系的學生跟我挺熟的，他告訴我，他化工系的學長博班畢業一、兩年了但沒有去工作，我就說：「那他在哪？你怎麼知道？」「因為他就住在研究室。」我問：「為什麼住在研究室？」他說：「因為夏天很熱，研究室有免費的冷氣可以吹。」我說：「那他每天在研究室做啥呢？」他說：「本來在玩暗黑破壞神，後來在玩魔獸世界，現在玩LOL。」我問：「他整天就打電動？」他說：「嗯。」我問：「他三餐吃什麼？」他說：「他生活很簡單，就隨便去7-11買可以餬口的東西。又因為進出研究室的都是他的學弟妹，有時候大家看他一個人在那挺可憐也給他吃一點。」天啊！這聽起來怎麼很像是街友的生活，可是他這個學長覺得無所謂，也不覺得丟人，甚至覺得自己這樣過日子挺好的，有吃有住，連冷氣費都省下來了。可是我聽到這個故事就想：臺灣大學是臺灣的最高學府，如果整個臺灣大學、每個學生的未來就是這樣，大一的時候打暗黑破壞神，大二的時候打魔獸世界，大三的時候打LOL，大四的時候是玩Candy Crush？還是抓寶可夢？然後畢業後沒有幹嘛，反正每個研究室都有冷氣吹。有一天走進臺大圖書館，哇！一批在那睡覺的街友，那臺灣的未來在哪裏呢？

這幾年在臺大我遇到很多的陸生，臺灣學生會說：「啊呀，陸生都很積極……」用有點不屑的態度，好像覺得那麼積極蠢斃了。好像臺灣的學生已經「進化」成不積極了。但今天當我們去讀一、兩部過去覺得挺不積極的醫道經典，發現他們是很積極的，只是他們的積極並不是那一種追求功名利祿的積極。那到底是什麼樣的積極？我對這門學問充滿好奇，說不定這種積極最適合那種一個下午只想喝杯下午茶就覺得人生足夠的人，到後來一邊喝下午茶、一邊作「其神凝」，還一邊練穴道導引，讓心身不斷地進步，變成另一種積極也不錯。

雖然我們總說這些經典是傳統文化、是華人文化、是中國文化，但是過去在這片土地上問津這些文化經典的人卻很少。當代華人社會似乎是非常不重視哲學的社會。你們去問英國倫敦大學醫學系的學生，他們每個大一學生的必修課程絕對有哲學、有藝術，甚至有藝術一、藝術二、藝術三。我以前有一個語言交換的朋友，他念倫敦大學醫學系，可是他的藝術課一是學小提琴、藝術課二也是小提琴、藝術課三也是小提琴。然後還有哲學一、哲學二、哲學三……你會覺得：天啊！那真是個非常重視人格教育、哲學教育的環境。這些教育會影響你一生對於本末輕重的判斷與選擇，有一天你富了，你想要過的生活就會因為你生命中核心的價值觀而完全不同：你是自私自利地只想肥了自己，然後任中下游產業不斷地跳樓？還是你會像杜甫一樣想著「安得廣廈千萬間，大庇天下寒士俱歡顏」？這是被你的哲學思想決定的，所以我覺得思想教育非常重要。

滾滾紅塵，百年人生，起手無回。現在，讀完這單元，你是否真願意選擇扮演一隻一生就為糧食而飛，這樣的，中、小型鳥？

大鵬到底圖什麼？

理解了中小型鳥的極樂世界，我們忽然想要回頭來問：那麼大鵬鳥你到底圖啥呀？你飛得這麼遠、飛得這麼累，你圖啥呢？〈逍遙遊〉裏說到：「北冥有魚」，又說「是鳥也，海運則將徙於南冥。」什麼叫「冥」？冥的甲骨文像之前說的，就是雙手拿著物件但物件被一塊布還是什麼東西覆蓋住、遮蔽了，表徵教人看不清楚的存在。可是《呂氏春秋．不二》篇說：「老耼貴柔」，貴「柔」，多好聽的一個字啊。王叔岷老師的《莊子校詮》說：「莊子貴冥」。莊子是重視「冥」，可是並不囿於「冥」、並不為「冥」所範限——因為他不是講形上的東西，莊子的哲學是非常生活的。那什麼叫「冥」呢？我們可以想像「冥」不是學歷——因為你念幼兒園、小學、中學、大學、碩士班、博士班，你是留在國內讀書還是出國留學，你的學歷是很清楚的，這是別人看得到你不斷往上爬的、很清楚的階梯。也不是你的資歷或者經歷，哪一年到哪一年你的工作資歷是什麼，哪一年到哪一年你在哪兒工作，這也是大家都看得到的，尤其在這個很容易上網查詢的時代。「冥」也不是指你的薪資、財富。財富這東西一旦夠多就有所謂的排名，也是很多人會知道的，就連你繳多少稅也是可能查得到的。或者說你的名譽、你的地位，那當然也都是別人看在眼裏的。或是你家住哪？是多少坪的房子？你開什麼車？車子那小小的Logo好像象徵了身分地位，這些都是別人看得到的。

世人一生大部分的追求，不都是別人看得到的嗎？記得我年輕的時候，男朋友第一次要帶我跟他的朋友見面，我那時候因為在華視打工，配合工作場合的氛圍會化點淡妝，他看到我塗了口紅，馬上對我說：「妳可以把口紅擦掉嗎？」他說：「我好怕我的朋友覺得我喜歡一個人是因為她的外貌。」所以他希望我別給外貌加分、打扮得越不起眼越好，這也是一種價值──那可能就是他，一個學術中人的朋友圈吧！也許換另一個人的朋友圈，可能就叫你打扮得漂亮一點、時尚一點，不然讓他沒面子。所以這世界上很多的行動、很多的追求都是為了給人看的。可是「莊子貴冥」，追求那些教人看不見、看不清楚的。

而這個難以得見的「冥」到底是什麼？莊子講的是德性，書中有位長得很醜的人名叫支離疏，他長得那麼醜，卻是莊子推崇的典範人物，如果沒有為文去記載這樣的故事，支離疏對內在德性的追求是別人不那麼容易看到的。

所以，莊子重視的「冥」，大鵬追求的「冥」，就是在滾滾紅塵中，似乎最不起眼的「德性」嗎？

我說大鵬是儒家，你信嗎？

可是「貴冥」的又哪裏只是莊子、只是道家呢？當孔子說「富貴於我如浮雲」，你能說儒家是很現實的嗎？是一心只追求功利的嗎？當然也不是。所以說大鵬鳥圖什麼？貴「冥」並不能代表牠就一定是莊子講的最高典範。

我說大鵬是儒家，你信嗎？

你覺得我信口胡謅，那我給大家讀幾條儒家描述的理想人格典範（君子）和小人（非君子）的差別：

君子懷德，小人懷土。（《論語．里仁》）

古之學者為己，今之學者為人。（《論語．憲問》）

君子之學也，以美其身；小人之學也，以為禽犢。（《荀子．勸學》）

小人（所「圖」）	土	為禽犢	為人
君子（所「圖」）	德	美其身	為己

《論語》的〈里仁〉篇說：「君子懷德，小人懷土。」君子在意的是他的德性，他的學習能讓自己更好，讓自己成為一個更完整的、更有包容力的、能愛更多人的人。當然我剛剛講的是儒家的德，那如果講道家的德，就是負面情緒更少了，多餘的念慮也淡了許多，更能設身處地地為別人著想，這部分我們以後在「學習用心」的專題將細談。可是小人在乎的是他的土地，古人有良田數頃、華屋幾間，在現代就是有豪宅幾戶、有土地幾筆。這是小人覺得他可以自豪的地方。《論語．憲問》篇說：「古之學者為己，今之學者為人。」什麼叫「為己」？是提升自己。就是想讓自己更好，這是君子所圖。那什麼叫「今之學者為人」？就是一種「我這麼厲害，一定要讓別人知道，不管是我的文憑，我的名位、或者所有我贏過別人的東西，都得讓別人知道才行。」也就是你是為了別人的眼睛、別人的耳朵、別人的口水而活著。別人怎麼講你、怎麼看你，別人是不是覺得你很厲

害？你做的一切全都是為了得到別人的肯定。也就是說，小人進修、學習，是為了土地房產、吃鴨吃牛，是為了富貴歸故鄉給人看，等人讚美、教別人尊敬或羨慕的。《荀子．勸學》篇說：「君子之學也，以美其身；小人之學也，以為禽犢。」「君子之學也，以美其身」，君子學習的所有東西，都是希望自身能更臻完善。百年人生，每一個人都會老，可是你能不能對今天的自己比對昨天的自己更滿意一點？然而「小人之學」不是這樣的，「為禽犢」，你知道古代能夠吃點雁鴨、吃點小牛、吃點烤乳豬，是多麼美好的飲食經驗！在古代那都是一種物資、一種財貨。而小人的學習只是在想我學這個能賺得多少。

在儒家經典裏面是這樣分判君子跟小人的，我們現在回頭去看所謂的大鵬鳥，當所有的鳥都為了糧食而飛的時候，大鵬鳥居然是要飛到一個不毛之地——所謂的北冥跟南冥，那裏什麼東西都沒有，沒有樹、沒有糧食。怎麼知道沒有樹？莊子在第二次描述北冥的時候說：「窮髮之北」，也就是不毛之地。你們如果看過二次大戰以後被投擲原子彈的日本城市的拍攝畫面，便能理解那是很難長出綠色植物來的。對人而言，沒有綠色植物，水土保持就會有問題，空氣的清新度就會有問題。對飛鳥而言，那可就是沒有糧食了。你說大鵬鳥怎麼那麼傻啊？牠竟飛向一個長不出果子、沒有糧食的地方。可這就是君子的價值。「君子喻於義，小人喻於利」，身為一名儒者，他不會為了錢去做一件事，而是覺得這件事非常有意義、所以必須要有人去做。我們知道儒家的理想是所謂的「修身齊家治國平天下」，莊子不就特別描述了大鵬鳥牠「背負青天」嗎？所以在我的研究裏，莊子筆下的大鵬鳥影射的就是儒家。我並不是第一個這麼說的人，雖然在《莊子》的注家裏面確實很少人這樣講，但歷代文人卻不乏這麼詮釋的，比方李白。去讀李白的詩文，無論是〈上李邕〉的「大鵬一日同風起，搏搖直上九萬里」，李白以大鵬鳥自比，向世人宣告切莫輕瞧他的壯志雄心，或是〈古風　其三十三〉裏的「北溟有巨魚，身長數千里」李白將欲成就一番作為的豪情寄託在鯤鵬寓言中，都明顯可以看出他是把大鵬鳥視為儒者抱負的理想實踐典範。

我想讀者朋友忍不住要追問的是：如果莊子筆下最帥的大鵬不是在講莊子，那麼象徵莊子學說的究竟是哪一隻鳥呢？

正色不正？莊子為何質疑大鵬的眼光？

在揭曉象徵莊子學說的究竟是哪一隻鳥之前，先談談莊子為什麼質疑大鵬的眼光？

當大鵬飛到最高的地方，牠看到了「野馬也，塵埃也，生物之以息相吹也。」莊子緊接著提出一個問題，他說：「天之蒼蒼，其正色邪？」他提問了、他質疑了，他問：大鵬鳥，你看到的蒼蒼天色，就是天空真正的顏色嗎？這問題非常有意思。儒家最喜歡定義什麼叫「正」，什麼是「正名」？什麼是「正色」？什麼是「正樂」？連答個話都要「正對」。「席不正」，椅子沒擺正，「不坐」；「肉不正」，切肉沒切正，「不食」。儒家那麼講究、那麼堅持「正」，所以莊子就提出此問：「天之蒼蒼，其正色邪？」大鵬鳥，你告訴我們天空真正的顏色是蒼蒼，這是真的嗎？這真的是天空真正的顏色嗎？莊子又問「其遠而無所至極邪？」好像告訴大鵬鳥，除非你飛到的地方是遠得不能再遠，已經到了世界的盡頭不能再盡頭，「其視下也，亦若是則已矣」，那時你往下看見的天色，如果還是蒼蒼、還是青色，我才能相信。這段話表示了什麼？不管是堯舜，還是《論語》、《孟子》的孔孟，莊子以為，如果尚未肯定、確認已經達到人所能達到的最高境界，那我不敢就這麼相信你告訴我們的「正」就是「正」了，還得探究、還得斟酌，「吾愛吾師，吾更愛真理」。莊子很大膽地去挑戰了這一點，可是他寫得太含蓄了，含蓄到我研究莊子十多年後才看出來。很少人覺得莊子在批判儒家，這真是罵人的最高境界。

你的萬里鵬程，為何只是一場夢？

你聽了可能不服氣，大鵬鳥那麼帥，應該是莊子的、或說道家的極致境界，怎麼會是儒家呢？但還有兩個地方也可以佐證，一則在《莊子》的〈大宗師〉，一則在〈齊物論〉。莊子在這兩篇都提醒著：我們的萬里鵬程，很可能只是一場夢。

《莊子》有所謂的內篇、外篇跟雜篇，只有內篇是莊子親筆，這在歷代沒有任何的異議。文字有它特別的文氣、風格、特性，換一個人是不可能一樣的。如果你對文字有一定的敏感度，你一讀外、雜篇就會知道那些與內七篇絕不是同一個人寫的。我當然也算是一個文字工作者，對文字也有這樣的敏感度，可以清楚地感受到《莊子》內七篇跟外、雜篇絕對不是同一個作者。所以我把內七篇讀得特別熟，畢竟這是莊子的親筆，是最能代表莊子思想的著作。我們現在就來看看莊子親筆的〈大宗師〉裏，這條足以說明大鵬鳥不是莊子理想典範的另一個證據。我常常覺得讀《莊子》要讀到把一篇一篇、一章一章的圍牆、籬笆都拆掉，你才會發現《莊子》的論述渾然一體。〈大宗師〉說到：

吾特與汝其夢未始覺者邪！……且也相與吾之耳矣，庸詎知吾所謂吾之乎？且汝夢為鳥而厲乎天，夢為魚而沒於淵，不識今之言者，其覺者乎？其夢者乎？

這段話很有意思，其實這段文字前面還有一小段，講的就是，我們常常非常震驚於自己身在一個劇變裏，比方面對死亡。《左傳》說「大化」、「大變」，沒錯，生命中最大的變化確實可說就是死亡，所以你會因此覺得你的世界起了天崩地裂的變化，可是莊子提醒我們，其實這個天崩地裂的變化根本沒有變化，你或你愛的人可能只是回到靈魂本來的樣子。可又有些時候你覺得你根本沒什麼變化啊，今天能臨門一腳攀上這個龍門，你之前付出過多少努力，這都是該得的，你覺得順理成章，算不上什麼變化。可是你可能在有了名利、有了權力以後，不再像以前待人都那麼地真誠，對事業也不像過去那樣充滿想造福更多人的理想性，你不自覺、以為自己沒有發生變化，其實卻正經歷你人生中一個不太美好的重大變化。

莊子接著說：「吾特與汝其夢未始覺者邪！」他說啊：只是我跟你都還在夢中沒有醒來吧，所以我們才會不知道我們現在覺得正面臨的生命劇變，是否真是一個劇變。其實莊子或是道家的教育不斷地告訴我們：所有的變化都是正常的。現在回頭去看自己近年的人生，發現先前遇到一件什麼意外，會覺得自己真是太背了，為什麼一直被刁難、被詆毀？

試著要把事情處理好，卻一直都沒辦法如願，曾經因此覺得義憤、苦惱。因為這樣的曾經，有些應該往前走的事情就這麼被耽誤了。可是幾年後回頭看，卻覺得這樣的意外導致的耽誤，真是太美好了。因為這一耽誤使所有的事情才能在最合適的時機一起出現。從此以後，我更加相信人要「安排」，什麼叫「安排」？安於推排。如果這是外在世界給你的考驗、給你的挫折、給你的變化，那你就安然接受吧。你安然接受，它才有成為更美好的可能。

莊子在這裏說：「吾特與汝其夢未始覺者邪」，只是我們還沒醒來，所以我們不知道什麼樣是睡著、什麼樣是清醒。「且也相與吾之耳矣」——我平常很少照鏡子，可忘了那一天怎麼有這閒情逸致，不知道是不是因為讀《莊子》的關係，我居然就對著鏡子裏的那個人說：「蔡璧名，這就是妳今生的樣子。」你知道這句話是什麼意思嗎？我常會在睡覺前告訴自己：哪一天我就要跟這個身體告別了，那時候可能是將要火化或怎樣的一個過程，也就是說我知道身體不會是我的久留地。但當我們活著的時候，常會說：「我胖了」，你覺得這個胖了的身體就是你；或說「我老了」，或是學生告訴我：「老師，妳寒假備課太操勞、白髮多了幾根。」你覺得那個白髮的、黑髮的、胖了的、瘦了的——「那就是我」。可是有一天你死了，你跟這個身體告別了，說不定你那時候就不再覺得那真是我。

這時候你就會去想，我們現在的一切，我們所渴望的鵬程萬里，會不會就只是一場夢？莊子說「夢為鳥而厲乎天」，當你夢到自己是一隻鳥，你會高飛入天。讀到這句，你不覺得會馬上想到「北冥有魚，其名為鯤，鯤之大，不知其幾千里也。化而為鳥，其名為鵬。鵬之背，不知其幾千里也。怒而飛，其翼若垂天之雲。」這一段嗎？你若是鳥就想要飛到更高的天，「夢為魚而沒於淵」，若你夢見你是一條魚，夢裏你肯定就不斷地潛到沉沉水底。就想游到更深的淵，原來這都可能只是一場夢而已。莊子這麼說，這教夢中的我們如何接受？當你快要考大學的時候，你的叔叔阿姨何等真誠地送你一枝鋼筆，因為以前當他兒子考大學的時候，你爸媽送過他兒子，所以叔叔阿姨也回送你一枝，鋼筆上就刻著：「祝福你鵬程萬里！」然後放榜那天，你看到你的名字真的一字不差地出現在榜單上，你笑中泛淚地看到你考取了你的理想校系，你如何相信它只是一場夢呢？

可是為什麼莊子會這麼說，你的鵬程萬里只是一場夢？莊子特別喜歡說夢，我們就再舉一個他為我們描述的夢境。

予惡乎知說生之非惑邪？予惡乎知惡死之非弱喪而不知歸者邪？麗之姬，艾封人之子也。

晉國之始得之也，涕泣沾襟；及其至於王所，與王同筐牀，食芻豢，而後悔其泣也。予惡乎知夫死者不悔其始之蘄生乎！夢飲酒者旦而哭泣；夢哭泣者旦而田獵。方其夢也，不知其夢也。夢之中又占其夢，覺而後知其夢也。且有大覺，而後知此其大夢也。而愚者自以為覺，竊竊然知之。君乎，牧乎，固哉！丘也與女，皆夢也；予謂女夢，亦夢也。（《莊子．齊物論》）

這是莊子講夢挺有名的一段，出自〈齊物論〉。「予惡乎知說生之非惑邪？」我怎麼知道一個人很想要活著這件事、很執著於活著這件事，不是一種茫昧的迷惑呢？「予惡乎知惡死……」，我哪裏知道很討厭死、排斥死亡，「……之非弱喪而不知歸者邪？」會不會像一個人在他年少的時候由於戰亂流落他鄉，可到了晚年戰火停了還不知道回家？——這指的是什麼？各位，其實很多人對死亡都是抗拒的，不只是病人、老人自身，對身邊家人的、所愛之人的死亡也會抗拒。愈是親愛，愈是抗拒。

我有個朋友，他有天寫信給單位的同仁，因為他媽媽的病況沒有好轉，他覺得好悲傷，想要休假在家裏好好照顧他的母親。他知道我對傳統醫學有些興趣，就跟我聊了一下他母親的情況。我跟他說，如果想很簡單地讓令堂精神好，可以給老太太吃什麼。後來他就好感謝我：「感謝蔡璧名，我照妳講的做了以後，我媽媽眼睛眨了一下！」我看到他的擔憂以及他的喜悅，忍不住就問他說：「你母親今年貴庚？」他回答：「我媽今年一百零一。」天啊！我那時候忽然想到古書裏寫彭祖的那一段：彭祖在七百八十歲的時候，別人跟他說：「這東西很好吃，你要不要嚐嚐？」彭祖說：「唉呀！那個吃了會傷壽，我不要，我怕沒法活得夠老。」你讀來會覺得彭祖還真是貪，已經七百八了還要怎樣？我們對於死亡真是有太多的抗拒、對於活著有太深的戀著。於是莊子在〈齊物論〉就是要講人們最害怕的事，如果你連最害怕的事都不再害怕，那世界上就沒有能讓你害怕的事了。

莊子接著舉了個小故事為例，這小故事挺寫實的，像很多人的人生。「麗之姬」，從前在驪戎之國有個美女，「姬」就是美麗的女子。這個麗之姬她誰呀？「艾封人之子也」，她是艾這個地方領導人的女兒。「晉國之始得之也」，晉獻公打敗驪戎之國的時候得到了這名女子。這名女子被俘虜的過程「涕泣沾襟」，一把鼻涕一把眼淚，整個衣襟都濕透了。可是，「及其至於王所」，等她來到王宮，「與王同筐牀」，跟晉獻公同睡一張舒適的大床，她想：「哇！這床真好啊！好寬敞、好舒適呀！」「食芻豢」，每天吃什麼呢？「芻」是牛跟羊，「豢」是豬跟狗。

麗姬跟晉獻公一起生活後，住那麼好、吃那麼好，「而後悔其泣也」，覺得好傻呀！

那時候為什麼哭呢？這樣的良人、這樣的老公，打燈籠都找不到，居然被俘虜了反而碰到這麼理想的對象，她很開心。「予惡乎知夫死者不悔其始之蘄生乎！」莊子說會不會那些怕死的人，死了以後就像麗姬一樣，覺得賺翻了！原來死了以後走路還不用腳，也不會撞傷，再也不用早起上學上班、不必被催繳論文、一堆作業！不必煩心永遠做不完的工作。這事真的很難講，會不會今天我們很害怕的事，有天覺得其實挺好玩的？

「夢飲酒者旦而哭泣」，有沒有可能你在夢裏喝酒喝得好開心，可是醒來後，你真實的人生是在哭泣的？「夢哭泣者旦而田獵」，有沒有可能你在夢中好哀傷，但你天亮醒來好高興今天要去打獵了。古人打獵，或許就像是我們現在的遠足吧。「方其夢也，不知其夢也」，可是在那個好開心或好悲傷的夢裏，你不知道自己其實是在作夢。「夢之中又占其夢」，分明只是在一場夢裏又作了一個夢，你還慎重其事地跑去占夢，看這個夢中夢到底是什麼意思，真是傻，那根本就只是一場夢中的又一場夢，你還占什麼占呀？「覺而後知其夢也」，直到你醒來，你才恍然大悟、明白自己是在作夢。可你真的知道自己在作夢嗎？莊子說：「且有大覺，而後知此其大夢也」，唯有真正覺醒的人才能夠知道：世間種種不過就是一場過眼大夢。

「而愚者自以為覺」，有些傻子自以為自己很聰明，這個「竊竊然」是輕聲細語，就很小聲地嚷嚷著，好像你很聰明知道一件事要告訴別人，而別人都不知道一樣。那是什麼事呢？小時候某年的聖誕節，家裏有好多糖果，每一包糖果都附贈一個塑膠的聖誕老人，我忽然想：我既然蒐集了這麼多的聖誕老人，何不用黏土把他們製作合成一個小擺飾呢？於是我就找黏土來開始製作，讓每個聖誕老人都拿一個雪橇，花了好多時間在安頓那排聖誕老人。記得那天我在忙著做的時候，父親從旁邊走過問：「璧名妳在做什麼？」「我在做手工藝！」父親說：「有一天妳會覺得今天做的事很無聊！」我心裏想：不會的！我會永遠珍惜這一排聖誕老人的！他們紀念了我幾歲的聖誕節的喜悅，我會珍藏他們一輩子的！可是忘了哪一天，長大成人後我在整理房間，看到一排很醜的東西，我就把他們揀起來丟了，覺得好無聊啊！我才忽然間想起那一天。會不會此刻才是一種覺醒，而那時候的我沉溺在一場夢中？或者現在你以為的覺醒，其實依然是在另一場夢中？莊子這樣寫很聰明，對所有覺得自己很清醒的人，他都可以給你編派個「竊竊然知之」，搞不好你根本就不知道，你只有小聰明卻誤以為自己有大智慧。

莊子接著講：世人很可能「自以為覺」，就自己覺得很清醒、很聰明。我就是知道啊！知道什麼呢？「君乎」，比方一個人自得於自己是尊貴的君王！你知道有些人身上就散發某一種教人眩目的光芒。有一次我跟學生去臺北市一家很好吃的火鍋店，我們在火鍋店裏遇到一位政壇非常有名的富二代，那個人體格高壯，在選舉那一陣子是個十分被注意的角色。剛巧跟我同桌吃飯的兩個學生不那麼喜歡他，他們倆就打起賭來。「你敢去跟他打招呼嗎？」「如果你敢去跟他打招呼而且喚他社群網站鄉民慣稱的綽號，我就怎麼樣……。」兩個學生開始交易。接著他們就猜拳，輸的那個學生真的起身走到那位超級富二代的面前，然後又折了回來。大夥問他說：「你叫了嗎？」「沒有，我不敢。」後來我們就看那位富二代從包廂裏走了出來，看著真覺得他的皮膚發亮，到底是因為也擦保養品還是怎麼樣？就是感覺有一種威儀、一種豪情。那時我們看到他，其實只是因為在想剛剛的事情，所以忍不住都笑了，他可能以為我們在對他微笑、歡呼，就很高興地跟我們揮手，以一種富二代專屬的光芒！那一刻我心裏就馬上浮起「君乎」！因為身高體格，因為顯赫家世，因為這些取決於外、有待於外，而非操之在己的「條件」，他於是驕矜自負。

又或者，他頹喪自卑。我因為教《莊子》，便對殺牛的人有種特別的感情，庖丁解牛嘛。有一年小年夜，我媽媽要準備第二天年夜飯的東西。半夜三點多，母親說：「璧名，明天就要吃年夜飯了，菜場現在就開始賣東西了，妳聽到聲音了嗎？」因為我的老家住得離市場沒多遠，我說：「好像有耶！」母親說：「那妳去幫我買一些肉。」我就拿了錢到市場去了。我本來是要去買豬肉的，結果看到一個人正持刀解牛，我居然就蹲坐下來看他如何肢解牛體。他看我，我看他。其實我想著的是庖丁解牛的故事。但我不好意思白看，就說：「老闆，我買點牛肉。」平常我是很少吃牛肉的，也不曾到這市場的牛肉攤買牛，可是那天為了看他殺牛，我決定買一點。他問：「買哪個部位？」因為我不懂嘛，我就說：「買最好吃的部位。」「買多少？」「能夠買的最少的份量就買這樣的份量。」他就準備切給我，我就坐在那邊看著，我猜我那時候的表情應該就像胡歌的粉絲在看胡歌一樣，因為我在看的是偶像庖丁。那個人可能覺得我有點奇怪，半夜三點多來買肉，還坐在前面看我切牛、對我微笑。所以他牛切到一半，忍不住又看了我一眼，說：「妳在看什麼？」我說：「先生是這樣的，我讀《莊子》啊。《莊子》裏面有個頂了不起的人就是庖丁喔，你知道庖丁的職業是什麼？」「什麼？」我說：「跟你一樣。」他聽了以後就「吼！」，然後抖一抖他的圍兜，拿出他的身分證，就這樣「啪！」地一聲摔到牛肉攤上。身分證上面職業欄寫著「屠夫」二字，他說：「我寶貝女兒因為這兩個字，不喜歡我參加她的家長會，從來沒有人那麼尊敬我的職業，這位小姐妳好奇怪！」

我那時還年輕，覺得很有意思，心裏想：今天一個人讀了《莊子》，再來從事殺牛這個行業；跟他沒有讀《莊子》，就來從事殺牛的行業，他的歡喜度、滿足感一定不一樣。我眼前的這位庖丁覺得自己很卑賤，覺得在女兒面前抬不起頭來，連參加家長會都惹人嫌。「固哉」，哎呀，這太固陋了！這都是固陋之見啊！你想想，如果剛剛講的這兩個人物交換一下家庭出身，換他去當政要的兒子，換他生在屠夫之家，那他有什麼好跩的啊？你爹誰啊？你根本躺著就可以成功，躺著就可以發達、就可以勝任一堆要職了。那這位今晚在這殺牛的人又何必自卑呢？如果你看穿這生命的實相，你會覺得有什麼好驕傲、又有什麼好自卑的啊？所以我才會跟你們講，一旦讀了《莊子》，真的很難變成一個驕傲的人。你說你今天長得高是嗎？我的助理每個都好高，我走在他們之間像個小個兒。長得高有什麼好驕傲的啊？你是你自己生的嗎？不是嘛。考上臺大第一志願，這有什麼好驕傲的，如果從小你需要日夜兼差賺錢養家，上有臥床長上要照顧，下有弱小的弟妹要提攜，你還考得上臺大第一志願，我就佩服你。所以我們可以說每一個人的人生真是有這麼多人的幫助，「生物之以息相吹也」，倘若我們卻因為這樣而驕傲、因為這樣而自卑，莊子說：這不是很固陋嗎？

「丘也與女，皆夢也」，當然他們這段談話的主要對話人是個虛擬的孔丘，一個扮演孔丘角色的演員。《莊子》裏的孔子都是莊子幫他形塑的。這個「女」是「汝」，也就是「你」的意思，指的是瞿鵲子，他說孔丘跟瞿鵲子你呀，在對話的你們兩個其實都身在夢中。「予謂女夢」，而今天我說瞿鵲子你跟孔丘，你們都在夢中，說這話的我其實也身在夢中。也就是說為你們講述他們在夢中的我，也在一場夢中；聽我講述那些人都在夢中的你們，也同樣身在一場夢中。結束，這段談夢的話結束。

你忽然覺得你的一生好像只是一場戲，你被編派了一個角色，你投身在一個人的肚子裏，就此開展你的一生。你住在一個叫做臺北的城市，覺得自己是臺北人或者臺灣人，你開始有一種成見，覺得你跟誰應該是敵對的，你覺得你跟誰應該是不同位階的。可是如果你忘掉這些，假想你如果出生在非洲呢？可能你就會有完全不同的想法、開展完全不同的一生，所以說它是戲、說它是夢好像也有道理。

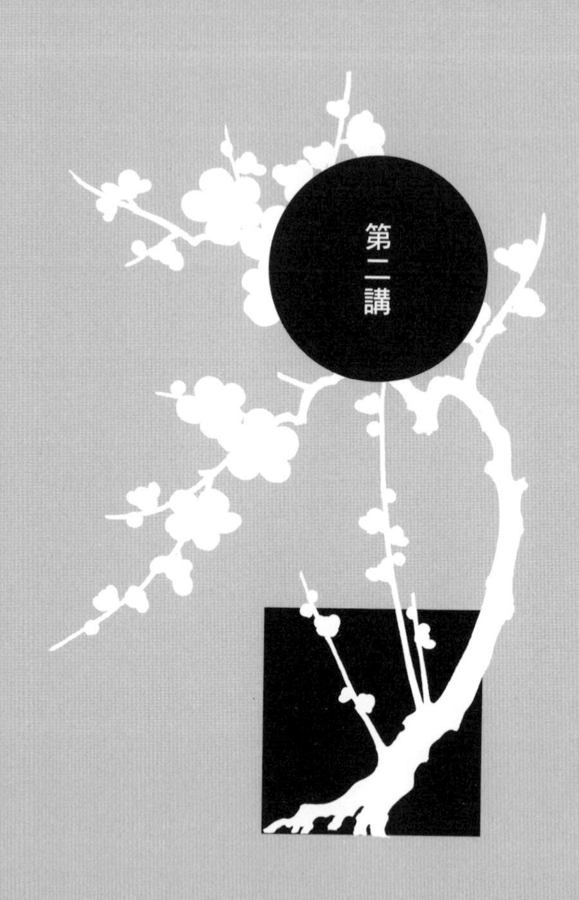

第二講

「行盡如馳」：為何飛得再遠，仍到不了想望中的成功？

在第一講，大鵬鳥帶著各位細細回憶了，這輩子為自己的生命旅程設定過的短、中、長程人生目標。既然設定了目標，就是想要到達，因此第二講要帶大家一起思考的是：人的一生就這麼「行盡如馳」，前進的步伐頭也不回地向著生命消亡的終點不斷地、不斷地奔跑，可是為什麼飛得再高、跑得再遠，仍然難以抵達我們想望中的成功？

老子說「不」的飛行姿勢

你是人生勝利組嗎？一路走來，所有想到達的目標都按照規劃完成了嗎？如果不是，今天談的這個話題對各位就是有意義的。為什麼到不了設定的目標？是不是我們的飛行姿勢有問題？《老子・二十四章》對此提出了建言，告訴我們怎麼樣的飛行姿勢是老子不要的。

企者不立，跨者不行；自見者不明，自是者不彰；自伐者無功，自矜者不長。其在道也，曰：餘食贅行。物或惡之，故有道者不處。（《老子・二十四章》）

「企」是「舉踵」，就是踮起腳跟，很像穿著三吋高跟鞋的姿勢。為什麼「企者不立」呢？如果一個人踮著腳站，是沒辦法站久的。但人為什麼要踮起腳尖？這個姿勢代表什麼樣的含義？古代注解古籍的人告訴我們，踮起腳尖是因為你太躁進了。人為什麼躁進呢？是為了跑得更快，因為更珍惜生命的光陰嗎？其實常常不是的。你踮起腳尖是因為想讓別人看到那個在前頭的你；想要讓別人看到你更早拿到該拿到的位置、更早賺到該賺到的錢；比別人早開始一段讓人豔羨的感情。出於這樣的急躁炫耀之心，才會踮起腳尖站立，然而這樣是難以久立的。

「跨者不行」，這個「跨」有兩個解釋。一個是「越」，什麼叫「越」？每一步多超過一點，闊步而行。你為了讓自己走更快，所以把步子跨得很長。「跨」的另一個解釋是「越過」，你想要超越別人、不斷地超越別人，你活在跟別人的競爭裏。可是像這樣不斷地超前跨越的姿勢其實並不自然，讓我們遭遇更多阻力而不是助力，所以沒辦法走得長久。

在什麼樣的生命處境中我們會用這樣的姿勢行進呢？《老子》說，是「自見者不明」。什麼叫「自見」？就是你只看得到自己的優點，只能欣賞自己的好處。「自見」另一個解釋是「自成己見」，你有自己的成見，用你的標準來看世界。可是如果這樣，你怎麼有辦法看清楚這個世界，怎麼看得清楚你以外的人或者萬物呢？

「自是者不彰」，什麼叫「自是」？就是自以為是。永遠覺得自己是對的、自己是標準的，這樣自以為是的人很容易批判別人。我讀大學時，有一次在宿舍裏練書法。我記得那天剛好有個同學敲門走進我房間：「璧名，妳在做什麼？」「我在寫字。」「這什麼字啊？鬼畫符一樣。」我說：「正在練草書。」「草書！我不相信有這種字。怎麼可能有字長成這樣？這些字我從小沒見過，肯定是妳亂畫的。」我就拿出一本五體字典翻給她看，「妳看！每個字都有它的草書。」她終於相信那是草書了。可是馬上她又問我：「那妳為什麼要練草書？」我被她問傻了，為什麼？不就是想把字寫好一點，想對自己的文化更深刻地了解一點，這不是很有意思嗎？我正在想要怎麼回答她，她就說了：「我知道了！如果寫春聯，草書比楷書值錢是吧？」我又傻了，忽然發現如果這就是個用金錢衡量的世界，我很難讓她瞭解，我不是為了有更多的收入而去做某件事。

我想說的是，「自是者不彰」。這個「彰」就是彰明，一旦自以為是，就永遠看不清事情的真相。就像一個金錢至上的人，無法相信有誰是為了公理正義、為了謀求更多人的福利而做官。他會想：「當官誰不想往上爬、誰不想撈錢，只是看有沒有機會而已。」很容易像這樣把非常可怕的念頭代入每個人身上，因此永遠看不見事情的真相。其實人有千百萬種，不管是男人女人、不管是小孩老人，一旦你自以為是，就無法看清這個世界。

「自伐者無功」，「自伐」就是自誇，一個人越是自誇，就越不可能真的建立什麼功業，因為要建立功業，做就對了，花太多時間在誇耀、炫耀，就沒時間做事了。《莊子》說「生物之以息相吹」，一件事情要做好，真的有賴諸多成全。但自誇的人成功時，他會覺得自己的功勞特別地大、特別地多，別人的功勞他都巴不得攬到自己身上。我想各位在學校、在工作崗位，都有跟別人合作的經驗，你會發現兩種人。一種是他成功了，卻覺得自己沒什麼功勞，是因緣際會，是因為有好多人幫他，因為有怎樣的家庭環境、怎樣的合作夥伴，他才僥倖地獲得這樣的成功。可另一種人就覺得：「這不就我的功勞嗎？這不就我的作品嗎？」自誇的人會覺得這都是他一個人的功勞。可誰喜歡跟一個覺得功勞就他一人獨攬的人合作呢？我們都是不斷受外在世界影響的，所以當你成功的時候要記得，是由於萬般成全，你才能成功。

「自矜者不長」，「自矜」就是自負，覺得自己很厲害，「長」這個字可以念ㄔㄤˊ，就是你那麼自負，做什麼事都不能長久。可是在這裏我念ㄓㄤˇ，表示一種成長的空間。人為什麼能成長？是因為覺得自己不足。每個人心目中都有自己更理想的樣子，可如果一個人心目中自己最理想的樣子是只管自己、不管別人，非常地自私，非常不顧別人的感受，還自覺得好跩、好帥，一旦覺得自己已經這麼圓滿了，不覺得自己有什麼缺憾，也不覺得需要讓自己更好，就會失去成長的空間。

我有個學生，她在人生的路上，很年輕就遇到各式各樣的小挫折，也許她特別敏感、纖細，所以感受得更深刻。也因為這樣，她告訴我，她要成為一個像小孩的大人。我問她：「什麼叫像小孩的大人？」她說：「我希望自己不管活到幾歲，都是一個有反省能力的人，都覺得自己有很大的空間可以進步，還可以向很多的人學習，我不要覺得我夠了。」然後她講一句還蠻瞧得起我的話，她說：「老師，我難得遇見像妳這樣的大人。」她可能發現我有時候跟她談話，會說：「嘿，有空嗎？我想請教妳一個問題。」她說：「老師，別說請教。」我說：「妳每次的意見我都覺得特別珍貴！」學習老莊，便會敦促自己走在歸根返本、追求心身富足的路上。而自負，正是迫使心身停止成長的最大絆腳石。

其實這一段話反過來說，不就是「不自見者明」。你今天如果能夠不只看到自己的優點、還能看到別人的不得已處，就能明照跟你互動的一切人事物，以及你所處的世界。「不自是者彰」，你能不自以為是，不覺得別人都是錯的，才能看清整個事情的真相。「不自伐者功」，跟別人合作，如果你不覺得都是自己的功勞，能感念所有在合作的過程當中付出的人，有感有應，點滴心頭，這樣的人才容易成功，畢竟每一個成功都需要非常多人投注其中。「不自矜者長」，你不自負，才能有很大的成長空間。我覺得道家的學問其實就是返本全真之學，讓我們不管幾歲都能維持那個好像剛上小學，面對每樣東西都覺得非常地好奇、非常地想學習的心靈狀態。

「其在道也，曰：餘食贅行。」如果你是一個很珍惜道的人，很希望能體現這生命中最重要的道理，那麼「自見」、「自是」、「自伐」、「自矜」，在你眼中是什麼呢？是「餘食贅行」，「餘食」是多餘的食物。而「贅行」的「行」有兩種版本，一是形狀的「形」、一是行為的「行」。如果是形狀的「形」，「贅形」就是贅瘤，是生命中多餘的腫瘤，不管是良性還是惡性，最好都不要有。如果是行為的「行」，「贅行」就是多此一舉。「餘食贅行」這四個字的深意等你進入《老》《莊》，不只是閱讀它，是開始實踐它，你會更了解。

我最近跟一個朋友照面，她最近的生活有些「天將降大任於斯人也」，家庭、職場、情場都遇到特多困難。我跟她說：「不管遇到什麼遭遇，如果妳為了那個遭遇浪費時間──浪費時間於產生負面情緒，不管是悲傷或者害怕或者憤怒，那是最可惜的事。因為妳本來可以拿這個時間來做非常有意義的事，可是妳虛耗、空轉了，妳不只浪費掉這些時間，還摧殘了妳的心身。」那些浪費時間的負面情緒，就像是「餘食贅行」：多餘的食物或者多此一舉。人生很短，僅僅兩萬多天，只有很少數的人一生有三萬天，所以我們真的更應該珍惜每一天才是。

「物或惡之」，這個「物」，在《老子》書裏有不同的意思，有時候是指「道生一，一生二，二生三，三生萬物」的「物」，是萬物的意思。可是「物或惡之」的「物」是「物議」之「物」，是眾人、大家的意思。「物或惡之」，說的是大家都會討厭這樣的人。各位想想，你會喜歡跟一個總覺得全世界最美、最帥的就是自己，然後自己做的所有事情都是有道理的，看不到自己任何缺點的人，也就是莊子筆下「不見己過」的人相處嗎？跟他在一起，他永遠都說你錯。誰會喜歡跟一個自以為是、永遠覺得自己是對的、別人是錯的人相處呢？但我想各位也遇到過另一種類型的朋友，就是「見賢思齊」四個字的化身，這樣的人的存在不斷鼓舞著你，很能讓你淬礪奮發，你會覺得：「舜何人也？予何人也？有為者亦若是。」他可以，你也可以，能結交這樣的朋友真是開心。

《老子》說：「故有道者不處」，這裏的「有道者」未必是指一個了不起的得道者，而是一個嚮往道，想要懷抱著道而行、實踐這樣的道理的人。「有道者不處」的「處」有兩種解釋，一種是像《左傳》說：「君處北海，寡人處南海」的「處」，就是你居住、止息在哪個地方。因此歷代注家有人將「有道者不處」的「不處」解釋成「不居其國」。如果你的君王是個「企者」、是個「跨者」，那你還真不想活在這個國度。「處」的另一個解釋是，你不跟這樣的人相處，因為「處」有存在、置身於、交往的意思，你不跟「企者」「跨者」交往。

各位可能覺得疑惑：「老莊不是順其自然嗎？」可是順其自然不表示不能移動、不必選擇啊。人一生只有兩萬多天，你可以選擇跟誰做朋友，可以選擇嫁娶誰。除了不可能選擇自己的家人，但其他像是念的科系、做什麼事、跟什麼人接觸往來，都是可以選擇的。

「故有道者不處」的「處」還有第三個意思，就是安頓、安身。一個想要體現道的人，他不會讓自己處在這樣的處境裏。人難免比較容易看到自己的優點、難免會有自以為是的時候、難免會有放大自己的功勞的時候、難免會有一點小小的自滿得意的時候，可是如果你是一個想要體現道的人，一旦有這樣的想法，就會告訴自己：「不可以。」你會更設身處地站在每一個人的立場，更看清楚別人的好、更能念及每一個成功背後別人的功勞，以及看得更清楚自己還有多少可以進步或更好的空間。所以「不處」的意思是，不會讓自己陷於這樣的處境。總括來說，「有道者不處」的三個解釋是，不居於這樣的國度，或不跟這樣的人結交，當然就道家這麼能內省觀照的一門學問，我個人最喜歡的解釋是最後一個：你不會讓自己進入這樣的情況，你馬上就會反省、覺得這樣不對，然後就收手。

其實人，誰不想表現得好一些呢？誰不想成為讓自己更喜歡的人呢？如果不只自己喜歡，別人也喜歡，那當然更好。可是你可以用不同的方法達到這個目的。如果只想做個假象給人看，就像《老子》說的「企者不立」，踮起腳尖來，讓別人以為你很高，可那既吃力，而且無法長久。所以《荀子・勸學》就教我們：「吾嘗跂而望矣，不如登高之博見也。」你不如就爬上高山，就真看得遠了。《荀子・勸學》的「登高」，當然就是「學」了。問題是要學什麼呢？一個讀中國書、不斷地想要修養自己的人，這個「登高」應該就是尚友古人、見賢思齊。我們把古人的智慧學習、應用在日常生活，其實就是一種「登高博見」，讓自己能夠看這個世界看得更寬廣。我們在數千年的文化中，找一、兩位最睿智、對人生看得最透徹的哲學家、思想家，比如我今天讀《莊子》、讀《老子》，透過他們的眼睛、他們的高度一起看這個世界。

在印度瑜伽的修行中，上師常會提到一段話：一滴水，如果你堅持自己就是那一滴水，最後會被陽光蒸發。可是一旦你願意投入海洋，其實你就是海洋。我覺得「投入海洋」這個概念，跟中國傳統思想講到天人合一，講到混沌、講到泯除物我的分別，跟蘇軾說：「是身如虛空，萬物皆我儲」（〈贈袁陟〉），其實是非常相近的概念。「投入海洋」的關鍵是，你要把自私、我見拿掉，如此一來人人本就都有的本心就能朗現。在整個儒家或者道家傳統中，是這樣認識每一個人的心靈的，認為人人內心深處都懷抱著一面像鏡子一樣明亮的本心，這在後面心靈單元時再細講。

老子為何不想移民？

回到一開始的提問，為什麼我們飛得再遠，仍到不了想望中的成功？是不是因為你踮腳或者跨步太久了，所以累了、所以反而到不了。如果你覺得那樣說太抽象，那我用另外一段文本來說。

各位想過什麼樣的生活呢？你會不會為了追求更好的生活環境、更好的風土民情而移民？接下來我們要從《老子・八十章》談談：老子為何不想移民？《老子》重視的是什麼？

小國寡民。使有什伯之器而不用，使民重死而不遠徙。雖有舟輿，無所乘之；雖有甲兵，無所陳之。使人（民）復結繩而用之。甘其食，美其服，安其居，樂其俗。鄰國相望，雞犬之聲相聞，民至老死，不相往來。

這是《老子》非常有名的一章，但我小時候讀，覺得很難理解。為什麼國家大不行，一定要國家小？為什麼人數多不行，一定要人數少？又怎麼會叫人不要往來呢？這樣身為人不是很孤單、人與人之間不是很冷漠嗎？

經典如果真的是經典，就應該不分古今、不分東西、不分國之小大都適用，所以歷代注家就想為「小國」做個解釋。比方說王弼先生告訴我們：「國既小，民又寡」，這國家這麼小、人又這麼少，《老子》的思想「尚可使反古」，還能使人民恢復古樸。「況國大民眾乎！」王弼認為大國比較容易辦到，小國不容易啊。如果連小國都能辦到，那大國還得了。王弼用這樣的解釋讓這一章變成貫穿小大之國都能適用的通例。再看另一個解釋，河上公認為這裏的「小國寡民」不是國家真的小、不是人民真的少，而是這個君王的用心很簡約、不奢泰，不覺得自己是大國之王，稅賦很多，可以大把大把地花；而是一直保持著自己只是小國之君的用心，必須非常地簡約。「民雖眾，猶若寡少」，好像治下的人民很少，不太敢勞動人民。像這樣歷代注家都在「小國寡民」這個「小」跟「寡」字做文章。但如果滑頭一點，也許可以這樣說：不管你居住的地方、那「國家」不管是再大的天下、邦國或者行政區，不管邊境有多大，都可以再劃分成小區域，比如一鄰、一里、一個社區，也就是我們可以把自己生活的區域、社區視為一個個小國。站在活用《老子》的角度，我們都能以一個小小的行政單位來思考這個問題。

在這個人數不算多的小小社群，「使有什伯之器而不用」，什麼叫「什伯之器」呢？在古代的軍法，五個人叫一伍，二五得「什」。那什麼叫「伯」呢？古代的軍法，百人稱「伯」。「什伯之器」就是每十人、百人就有百、十人共同使用的器物，可以想像戰爭的時候二國交戰會有大砲什麼的，體積龐大，多人共用。那麼，什麼叫「使有什伯之器而不用」？「而不用」是用不上的意思。因為治安實在太好了，不只是一個社區的治安、一個國度的治安，乃至整個國際社會，都太安泰了，所以這些兵革之器都用不上。當然，還有另一個層面的解釋，就是雖然你不好武、不好鬥，但居安思危，該有的兵器還是都得備好，人家才不敢來犯。——無論是用不著爭戰所需的兵器，或強調兵器只是備而不用，那都是最好的時代。

「使民重死而不遠徙」，什麼叫「重死」？就是看重死、怕死、不輕生。為什麼一個人會特珍惜生命，而不是想死了算了？一個人會輕易地想去死，多半是因為你對自己的生活不滿意，換句話說，如果這塊土地上人人都非常珍惜自己的生命，就表示在這個政府的治理下，人民是安居樂業的。不然你看那些常有人跳樓自殺的公司，怎麼可能會是老闆很為員工設想、待遇很優渥、福利很好的公司！我出書之後有回為了拍一支宣傳影片，去一家做多媒體的公司。我好佩服那公司的老闆，真的一走進去，哇！整個公司的設計讓人隨時可以走到休閒區好好放鬆因為工作而繃緊的精神、肌肉。我可以想像那公司員工稍事休息的時候，在吧檯喝杯現打果汁、在為數不少的運動器材上運動，感覺公司高層就很希望大家在非常放鬆的良好心身情況下工作。後來我跟該公司的員工聊天，他們說公司離職率目前是零，我當下覺得：「真是值得所有老闆效法！」

「使民重死而不遠徙」，人民都很喜歡這個地方，當然就不會想要遷徙到別的國度去。身在國際化的社會，很容易在自己居住的城市看到外國人，如果各位跟老外接觸過，如果你認識世界各國的人、跟他們聊天，很容易就發現有一個國家的人很不喜歡離開自己的國家，那就是日本人。即使是遭遇福島輻射事件，我問我的日本好友：「你要來臺灣嗎？我可以幫你。」他怎麼回答我？他說：「不會吧，不會有日本人想要離開日本吧。不會有其他地方比日本更適合居住吧。」因此一個國家要讓百姓能夠「重死而不遠徙」，不想遠走，這也考驗著為政者的賢能度還有執政能力。

「雖有舟輿，無所乘之」，雖然你有船、有車，但不會想要搭乘。有一些學者的詮釋說這句話其實是注文，在解釋「不遠徙」，後來誤入經文，當然這是一種說法。也有人直接把它當《老子》的經文。「雖有舟輿，無所乘之」的意思，不是說不去旅行，而是不會離棄這個地方。不知道各位對於自己成長的地方有什麼樣的情感？我在臺灣新北市的永和出生長大，不知道為什麼，好像年紀越大，對童年成長的那條街有著越深刻的情感。雖然街上的小店早就換人做了，可我每次回家，都覺得兒時所有的商店、所有的童年記憶好像都還留在這條街上。當你到世界各地旅行，剛開始可能因為感受到異國風情，覺得很好玩，可是久了，就想家了。家這個空間，可以映現你的童年、少年、青年、壯年。小時候你不覺得自己的房間特別美，可即便後來換了更寬敞舒適的房子，再回去老家的時候，還是覺得小時候住過的房子最有滋味。雖然爺爺奶奶都不在了，可空間裏還有著爺爺奶奶呼喚自己的記憶。

街道也是、樹也是。我第一次到臺灣南部的成功大學時，覺得臺大被比下去了，因為臺南的太陽這麼地燦爛，照著成大的樹個個都像青壯年，非常地茂盛，相較之下臺大的樹木顯得好遜喫，像個萎縮的老頭兒。可是對我這樣常常在臺大校園走動、練功的人來說，臺大那些樹白日裏就像每天庇蔭著我的天然陽傘，夜裏我透過這些樹梢望見天上的月亮。因此就算是成大最有名的那棵老榕樹，在我心裏仍然沒有辦法跟臺大醉月湖邊的白千層比，那就好像你有著幾位深恩厚情的朋友，使得你不管出遊到哪裏，都還是想回到有他們同在的這裏，會想久住在這裏。你深知並不是這裏的樹特別高大、房子特別華麗，也不是因為這裏的街道特別寬敞，而是對於自己的老家、自己的故鄉，對這樣充滿生命記憶的空間，就是有種難以割捨的恩義，所以「雖有舟輿，無所乘之」。

「雖有甲兵，無所陳之」，一樣有人說這句話是「使有什伯之器而不用」的注文，後來誤入經文，不過也可以想成老子把同樣的意思再說一遍。「雖有甲兵，無所陳之」，雖然有兵革、兵器，但是完全沒有需要用上、甚至沒有擺列出來的必要。

這樣的生活究竟是什麼樣的生活呢？接下來這句就有意思了，「使人（民）復結繩而用之」，什麼叫「結繩而用之」？「結繩記事」是比用文字書寫更古樸的方式。有一次我去臺東旅行走岔了路，遇到一戶養鹿的人家，看到一群小孩圍在那兒在玩耍，我當時就想到東坡講的「人生識字憂患始」。如果我不是臺灣人，而是活在青藏高原，過著從小牧羊的生活，那又是怎樣一番情味呢？各位想過人的獨立自主性嗎？其實我們可以不斷地思考這個問題。我們因為投身之處過著什麼樣的生活、施行著什麼樣的學制，我們常常就這樣跟著走了，或說被牽著走了。比如說倘若活在幾百年前，女子恐怕只能在閨閣裏繡花；可是活在這個男女平權的時代，女子就可以上學了。活在不同時代，或者風土民情不同的地域，真的就會過完全不同的生活。人多樂於繁榮，苦於落後，又在繁榮之後追求古樸。人類文明研製農藥、發明手機，卻又回頭倡議有機栽培、自然農法，或者殷殷勸說切勿執迷手機。

那麼如果可以選擇，各位想過什麼樣的生活呢？道家要的生活是「甘其食」，這句有人說是「你吃什麼都要覺得甘美」，有人說是「你就是要吃甘美的食物」。我斟酌很多注解，我想把這個「甘」字當動詞，是行動的能力，就是「你吃的食物你覺得甘美」。「你吃的食物你覺得甘美」有兩種可能，一種是去尋找甘美的食材、做出甘美的食物，這是一個方法，我就過這樣的生活。另一種是我父親的境界，最普羅大眾的、最平價的粗茶淡飯，也能感覺甘美。我父親喝茶就喝天仁茗茶裏價格最便宜的，外食也不講究，總說：「臺灣人吃什麼，我就吃什麼，跟大家一樣就好。」

「美其服」的「美」，一樣有兩重境界可以解釋。忘了是上幼兒園小班、中班或者大班，有一次母親去布店買布帶我去，隨口要我幫忙選，我在偌大的布莊一直走一直看，然後停下腳步來對母親說：「媽媽，最漂亮的就這兩塊。」各位要知道，那時候我大字還識得不多，更不知道哪些布是哪國貨，結果布店老闆驚訝地跟母親說：「妳女兒將來不得了，我這整間店裏就這兩塊瑞士進口布，她居然能夠挑出來。」我的眼光好像很受肯定。

可是更高的境界就不是這樣了。我們家男人有這樣的傳統，都不愛買衣服，每件衣服都穿到好舊好舊甚至是縫了又補。有一次我哥生日，我給他買一件我覺得夠帥的T恤，他說：「妳幹嘛送我這麼特異的衣服啊？要讓我變浮華少年是吧？」父親寫詩也寫「一襲布衣天地老」，終年就一襲白色太極長衫，只隨季節更換厚薄，這是另一種境界。所以「美其服」的兩重境界，一種「美」是你重視自己的衣著，重視衣著不是什麼可恥的事，因為它就貼著你的身體、包裹著你。可是更高階的境界是，你粗茶淡飯、隨便穿，都能感覺美好，是一種由心而發的因知足而常樂的境界。

「安其居」的一個解釋是你追求居家的安適。有一次學生來我家，我說：「那張椅子不舒服，那張比較舒服，你們把那張舒服的搬來坐。」當然有時候人多沒辦法，一定要有人坐比較舒服的，有人坐比較不舒服的。你可能要問我：「為什麼買不舒服的？」因為以為買了舒服的，後來才知道還有更舒服的。可是「安其居」的「安」還有更高的境界，就算那地方待起來一般人實在覺得不舒服，可是你一樣能夠自在安適，你在不太安適的地方內心還能自在安適。

「樂其俗」，各位喜歡你所居住的地方的風俗嗎？我從小很少意識到這問題。可是如果你上社群網站、或觀看網友評論，你會發現臺灣人特別有能力罵人。當然我不敢說臺灣以外的地方不是這樣，但這塊土地上的很多人好像對別人的情況特別了解，他只要知道一些蛛絲馬跡就隨口開始批判，不太需要知道真相，更不需要了解法律，便像同時具備法律專業暨上帝之眼一般，大肆批判。所以在網路上只要有心人士一帶風向，就輕率地指黑為白、就充滿自信地指鹿為馬，挺教人害怕的。

或許有時候我們看歷史劇會覺得古代的家法好可怕，可能一個媳婦沒犯什麼罪，就被全家族眾口一辭地極力譴責、判決非把這惡媳沉塘不可。雖然現代沒有陸劇《那年花開月正圓》劇中的沉塘風俗了，可是輿論壓力有時其實跟把人沉到水塘裏淹死沒兩樣。一大群人子虛烏有、亂罵一通，等有一天積非成是之後，才發現事實不是這樣，甚至還要檢討那個被害者：「誰教你那時不站出來澄清、不交代清楚！」

但如果你所在之處是當你落魄時、低潮時，會有很多人幫你、鼓勵你；當你成功時，會有很多人以你為榮、為你高興，覺得成功不必在己，甚至感謝你造福了更多人。「樂其俗」，這樣的風俗人情，當然是讓人歡喜、教人珍惜的。可是到底有多少國度、多少時代的人能置身這樣的風土人情呢？

我有一個好朋友，是思想史領域非常頂尖、優秀的學者。有一次我向他賀喜：「恭喜你得傑出獎！」身為研究人員、學者的傑出獎，是非常難拿的。沒想到他說：「不要再跟我講『傑出獎』那三個字了！我自從得了這個傑出獎，系上同仁對我從笑臉變成沒有好臉色，好像我犯了什麼罪一樣。」我想了想，這真就是人性嗎？——看不得別人好？還是地小人稠的地方，果真「小池塘容不了大魚鱉」？

可是如果你知道歷史就是這樣、人就是這樣，這只是一個歷史上常見的現象而已。那麼你在任何處境、任何風俗、風土民情的地方，就都能開心、都能歡樂，這就是一種工夫、一種境界了。

說到這裏，各位應該發現，「甘其食，美其服，安其居，樂其俗」四句，我的解釋其中之一都是「找到很不錯的環境、很不錯的食物、很不錯的衣服、很不錯的風土民情」，另一種解釋則是「不管怎麼樣的環境、怎麼樣的食物、怎麼樣的衣服、怎樣的風土民情，你都能覺得甘美安樂。」

「鄰國相望，雞犬之聲相聞」，我想在任何時代都是這樣吧。你爬到住家頂樓眺望，只要視線沒有被擋住，應該也看得見遠方的大樓或附近的社區吧？「雞犬之聲相聞」，春天到了，外面有貓在發春；隔壁新養的狗吵到你了；鄰家的小孩剛開始練鋼琴，非常地不悅耳，你想你可能得忍受幾年⋯⋯。這些聲音只要你不是聾子或家中沒有裝設特別好的隔音設備，你一定聽得到，這就是「雞犬之聲相聞」。李白不也寫：「誰家玉笛暗飛聲，散入春風滿洛城」？這是生活中一定會有的現象。

但是重點在最後兩句：「民至老死，不相往來」，這太詭異了。在中國古典詩歌中，可以讀到很多鄰里互相往來很暖心的例子。陶淵明的〈歸去來辭〉說：「農人告余以春及，將有事於西疇。」你的鄰居農夫告訴你春天來了，他們就要開始播種、就要開始忙農事了。或是白居易的〈問劉十九〉：「綠螘新醅酒，紅泥小火爐。晚來天欲雪，能飲一杯無？」我每次讀到這，都覺得真是非常美好的畫面。我們今天活在都市裏，誰跟你說現在什麼季節、要種什麼菜呢？又或者上哪兒找到熱情的鄰居釀好一罈酒，溫了壺酒問你要不要過來喝呢？

可是為什麼《老子》寫「民至老死，不相往來」？我看歷代注家在這裏都會強調「無所欲求」、沒有情欲。拜託，跟鄰居打個招呼跟欲求、情欲有什麼關係？那為什麼「民至老死，不相往來」呢？這裏我想到的是《莊子．刻意》篇的：「感而後應，迫而後動」。等未來各位更熟悉《老》、《莊》跟《黃帝內經》的心學跟工夫修鍊，就知道，一旦你生命中有著打算持恆實踐的工夫，你想要在這條路上努力，也許是心路，也許是修身之路，也許同時是鍛鍊體魄和提升心境之路，你對外在的人事物交接就會採取這個原則：「感而後應，迫而後動」。也就是電話響了你接，但你不一定會常常主動去打電話；有人問你問題你回答，但你不一定會頻繁地主動去關切。就像後代道家之徒講的：「動中（處）鍊性，靜中（處）鍊命」，如果難得有可以獨處的時間，你會想好好修養自己，工作之餘，你可能會把大部分的時間拿來讀書求道或者修心鍊功，畢竟一生只有兩萬多天，你好珍惜這樣的時間，慢慢地你會將所有的應酬往來減到最低。我覺得「民至老死，不相往來」應該有這樣的義涵吧！

朱熹評介魏晉南北朝很有名的宰相王導時說：「王導為相，只周旋人過一生。」講得更簡單一點，「王導一生，周旋而已」。當官難免周旋，在眾人的耳目當中過活。但若你有了《老子》、《莊子》或《黃帝內經》這樣的心身追求，除非你已達到能在周旋應酬中鍾鍊心神、靜定心身的至高境界，你會捨不得花太多時間在周旋應酬。

我想「民至老死，不相往來」，不是一種冷漠、不是一種枯竭，在「感而後應，迫而後動」的狀態下，與人的互相往來仍是非常誠摯熱切的。我們在《老子》書中會讀到「修之於身」、「修之於家」、「修之於鄉」、「修之於國」、「修之於天下」（《老子・五十四章》），可以知道《老子》的德性是在整個人文社群當中長養的，但與拓展人脈、到處拜碼頭那種逢迎周旋又非常不同，這之後我們會提到。

從《老子・八十章》所謂的「不遠徙。雖有舟輿，無所乘之」、「安其居」、「不相往來」，我們閱讀出這樣的訊息：一旦你把心身的陶養、提升當成生命中非常重要的事，你好像就比較沒那麼多時間與人、與事、與物周旋了。

我有個學生說：「老師，一方面我讀妳的《正是時候讀莊子》，一方面我家裏有一個跟莊子思想很像的爸。我整個寒假，本來排滿了跟朋友見面、出去玩的行程。我爸說：『妳怎麼有這麼多時間跟朋友見面、出去玩啊？』所以我現在就把應酬往來減到最少了。」我說：「那妳來找老師練穴道導引或一起打拳，妳爸都不反對？」她說：「對啊，我爸說我打拳、練穴道導引之後，氣色變好了，他挺贊成的。」一個二十幾歲的學生若不節制篩選就可以有這麼多的應酬往來，更何況成人社會？每個人的朋友不都是從小學、中學、大學這樣不斷累積而來的嗎？人一輩子從生到死的時間是一定的，當你擁有的人際關係越多，你花的時間就越多。但你是否察覺，在擁有的同時，不斷流失的可能是自己的時間、自己心情的安定、自己體況的康健！

飛得更遠，不好嗎？

上個單元我們知道《老子》把心、身的陶養、提升當成生命中非常重要的事，接著就要問了：「飛得更遠，不好嗎？」各位，當我把〈逍遙遊〉的大鵬鳥解釋成儒家的典範，或者堯舜、或者孔子，而沒有把牠當作《莊》學的最高境界，顯然莊子一定覺得大鵬鳥有不足的地方。此時我們不免疑惑，想飛得更遠，不好嗎？為什麼老子要說：

不出戶，知天下；不闚牖，見天道。其出彌遠，其知彌少。是以聖人不行而知，不見而名，不為而成。（《老子．四十七章》）

「不出戶，知天下」，這聽起來很不可思議。那我們上學幹嘛呢？我們從幼稚園、小學、中學、大學，難道都白學了嗎？其實他這邊講的「知」是一種在《老》、《莊》的義界中最核心、最重要的生命知識，它是一種內返的知識。西方大學教育的宗旨，是為了追求心身富足，那麼每多念一學期，所有學習者的心身都必須更富足才行。可是我們所面對的數據卻顯示，在這個時代，文明指數越高的國度，或者排行越前面的大學，罹患憂鬱症的比例愈高，愈多人呈現精神上的耗弱與困頓。顯然精神疾病和國家的文明度、或者大學聯考與高考的分數，是成正比的。如果是這樣，當代西方義界下的教育，真的能讓人心身更富足嗎？前臺大醫院精神科主治醫師、心理諮商師、名作家鄧惠文告訴我，很多歐美的心理學家，到了臺灣就想學《老》、《莊》。他們覺得老莊思想好像可以解決當代的文明病。那究竟是一種什麼樣的知識？

「不出戶，知天下」，如果有一種學問，是要讓自己的心更加清明、讓自己的負面情緒更少、讓自己的念慮更少，這樣的學問顯然不是外求的。

就好像你練瑜伽，我們知道在臺灣流行的瑜伽是Hatha Yoga，或八分支體位法，就是強調體位法的瑜伽。可是瑜伽的真正精神是冥想，是Meditation，是人與宇宙萬物的融合為一。我生病以後有兩、三年的時間，參加了一位印度瑜伽大師在美國傳授的瑜伽函授課程，練功的第一步，就是要在家裏安排一個所謂的「神聖角落」：準備一張潔淨的椅子，再用一塊潔淨的絲或毛毯覆蓋住你的椅子，你每天就端坐在這個角落，或者冥想，或者作以冥想為主的瑜伽。這樣的修練，完全沒有叫你跑到外面，甚至就讓你固定在房子內的一角。可是很奇怪，練著、練著，你看世界的眼光會不一樣。以前覺得很在意的，或覺得對方非常差勁，對你的生活造成嚴重干擾、有很大影響的人事物，經過這樣的修練後你再回想起他們，只覺得有一種「門外入刺，巷側過車」的感覺，就好像有車子從你門外遠遠地跑過，與你何干哪？其實你可以不受干擾的。而且你對於本來覺得非常不以為然，覺得不合情、不合理的事件，也會覺得這樣的你、這樣的眾人，在歷史的洪流當中，哪朝哪代沒出現過？如此一想，便覺得遇到這樣的事也算合情合理了。對於世事，你有了另一番的豁達。

「不闚牖，見天道」，你可能覺得奇怪：沒有向窗外探看，怎麼可能知道整體自然的原理呢？我們在每一講，可能會讀一點《黃帝內經》、讀一點醫家經典，你讀了會發現人是要配應天時的，而天時其實是一些很簡單的原則，不是需要去學多少大氣的知識、宇宙的知識才能實踐的。

可是相對的，老子更說：「其出彌遠，其知彌少」，我們活在這個深受西方知識影響的時代，所謂的學習，就是不斷地向外追求經驗、知識，可是我們很少內返地觀照自己。而千年前的中國哲人老子說：當你越是向外奔逐、向外追求，掌握的道理反而越少。正在讀書、一心期盼大展鴻圖的學生族，聽到這句可能要嚇壞了，可是這樣的文字，有時候還真不是沒道理。

我前些時候到一位臺大老師家，夫妻都是大學教授，從學生時代我就認識他們了，從那時起就挺照顧我的，所以當他們有人生病了，找我過去問一些問題，我就會跑一趟。當年我念博士班的時候，他們的孩子才念高中。後來高中還沒念完，父母就把他送出國，去讀一所英國的貴族學校。那個帥帥的男生，會把穿著英國貴族學校帥帥的校服拍下的照片，寄回家給他的爸爸媽媽，然後下次我去他們家的時候，他的爸爸媽媽就會引以為傲地拿那張照片出來給我看。這孩子不只功課好，父母還讓他學各種才藝，像是油畫，什麼他都行。

「十年生死兩茫茫」，後來我生病了，少跟他們往來了，這孩子又在國外讀書，我們好久沒見了。前些時候他回來，他爸媽找我過去，我一見到他，天哪，他已經變成了一個中年人應該有的身材，不再是當年我認識的那個翩翩美少年了。他一看到我就喊：「蔡姊！」跟當年一樣熱情，接著說：「把脈，趕快救我！」他母親開始數落他，說他最近去醫院健康檢查，三酸甘油酯怎麼樣、身體怎麼樣……反正就一塌糊塗。他在旁邊說：「沒關係！蔡姊會救我。」一邊伸出手要把脈，一副耍賴的樣子。我說：「你三餐吃什麼？」他也是學醫的，只是不是人醫，是獸醫，在香港執業。他說：「亂吃啊，香港的東西那麼好吃，油膩膩的，而且誰叫我娶了這老婆呢？妳看她每天注意自己身材窈窕，吃到一半就不吃了，我那麼節省糧食的人，就把剩下的都吃了，妳看！吃成這樣。」我說：「你打算繼續這樣吃嗎？」「是啊，我這個人就是有節儉美德嘛。再說蔡姊妳不知道，我忙啊！我不只是當獸醫，香港那地方，很多醫生把自己當成靈媒，說自己有可以跟動物說話的溝通能力，我們這種受科學訓練的人怎麼能忍受他們這般胡作非為，快氣炸了。白天執業，晚上就去揭發這些靈媒的謊言，我幾乎每天都去他們那些網站開罵。他們也攻擊我，現在甚至成立戰線專門在打擊我，啊！我生活好困頓啊。白天也忙，晚上也睡不好，妳看我一身的病。」這孩子又告訴我，他不只吃不好，睡不好，現在睡覺還這裏痛、那裏痛，我說：「你怎麼小問題這麼多呀？你思慮變得紛雜，覺得世界有很多不公不義的事要揭發，你心神耗弱、身體疲憊衰病，而且你打算對付的那些『神棍』並沒有因為你的打擊而削弱勢力，他們只是團結更大的力量來打擊你。這樣你回去還繼續開罵嗎？」「當然啊，我是知識分子、是科學人欸……，妳看我還出書。」他還送我一本他的書。看在有養寵物的分上，我很高興地收下。可是就在那時候我說：「你如果打算繼續這樣吃、這樣開罵，神仙也救不了你，我才不要幫你看，浪費時間。」「蔡姊，不要這樣嘛，我們小時候就認識了。」我說：「你這個完全不照顧自己心身的病人，自己選擇要快步邁向死亡，我沒法幫你。」

雖然是我師長朋友的孩子，但我跟他也是有深厚感情的，我看著他前進的身影，真的有很多感觸。古人不是說：「讀萬卷書，行萬里路」嗎？你看他那麼好的家世，兩個大學教授的錢就這樣一袋一袋捧給唯一的寶貝兒子，高中就讀國外的貴族學校，看那制服就知道學費有多貴，結婚對象也是來歷不小的女子，可怎麼他的生活就這麼地廢、身體就這麼地糟？四十幾歲，比我高大許多，但如果比體能，我肯定比他好。我忽然發現，倘若有一種學問能幫助我們保住心身的根本，使我們具備洞察世事、應對世事的能力，這樣的學問是必要的，而且這樣的學問不是我們往外追求就能獲得的。於是明白「讀萬卷書，行萬里路」是不夠的，假使你缺乏一種內在的觀照與自省，忽略追求心靈靜定、身體鬆柔的功夫，而只是不斷地追求外在經驗知識，那真的是不夠的。所以，飛得更遠不好嗎？不是不好，可要記得——不要失去你的根本。

書讀得多，不好嗎？

這個問題，對於正在求學的學生族就更適切了。「書讀得多，不好嗎？」誰敢說書讀得多不好啊？但是《莊子》說：「吾生也有涯，而知也无涯，以有涯隨无涯，殆已。」我們的生命有限、我們的稟賦有限，承認有限是一個人能夠謙卑的開始，能夠謙卑，你不會抗拒別人說你不足、才能一輩子都樂於學習。可是如果我們的生命跟稟賦都這麼地有限，卻還有著無窮無盡的追求，那不是很糟嗎？

你說：「好奇怪，『飲食男女，人之大欲存焉』，為什麼莊子不講『欲也无涯』，而要特別強調對知的欲望、講『知也无涯』？」我跟你們說，飲食男女再貪也有限，你再會吃能吃幾碗？我有個學弟跟我說他多會吃，難得點菜讓他吃個飽也不過四碗多，不就是我的三倍而已嗎？

可是為什麼說「知也无涯」呢？我舉我在中研院的朋友作例子，他在學術圈是得過大獎的。有一回我聽說他患了三高、糖尿病，有些蠻嚴重的新陳代謝問題，就問他：「你現在做什麼運動？」他聽了似乎不大高興，我又追問：「你是不是得多做點運動啊？至少飯後走走……」他秒答：「我哪有時間呀？妳知道我自我要求很高，幾個月完成一篇論文都是一定的。」我忽然覺得自己好像提了個很蠢的建言，褻瀆了他人生最重要的志向與理想。在那一剎那我感受到，有一種追求是無窮盡的——可能是人的念頭、人的思慮、人的煩惱，而這樣無盡的追求有時候真的比飲食男女這樣的欲望還要傷心傷身、還要可怕，但這個社會的主流價值卻認定那樣的追求是正面的、是好的。

不知道你們有沒有聽過中研院研究員身體非常不好、痛苦到跳樓的例子？但我們卻很少聽過人吃到撐死的，對不對？所以說「知也无涯」。我們究竟是為了什麼追求這麼多的知識呢？如果這些知識不能回過頭來照護、長養我們自身，像傅柯（Michel Foucault）講的那樣，如果這個知識的存在無法照顧我們自身或照顧這個社群更多的人，那這樣的知識除了讓我們累得半死，到底還有何用？

身形憔悴衰倦，心如何不倦？

當我們不停地與許多人事物交接往來、甚至產生摩擦，使身形憔悴、衰弱、倦怠的時候，心要如何保持不疲倦？莊子在〈齊物論〉裏提到：

一受其存形，不化以待盡。與物相刃相靡，其行盡如馳，而莫之能止，不亦悲乎！終身役役而不見其成功，苶然疲役而不知其所歸，可不哀邪！人謂之不死，奚益！其形化，其心與之然，可不謂大哀乎？人之生也，固若是芒乎？其我獨芒，而人亦有不芒者乎？

這段是我覺得《莊子》非常感性、非常動人的一段，你可以看到他著書的初心。「一受其存形」，這個「受」，是受了什麼呢？是我們的形體接受了我們的靈魂。《黃帝內經》提到：「故能形與神俱，而盡終其天年。」（《黃帝內經素問・上古天真論》）漢代司馬談也說：「凡人所生者神也，所託者形也。……形神離則死。」（《史記・太史公自序》）形神合則生，形神離則死，這是傳統中國普遍存在的形神觀。所以「一受其存形」就是我們的心神被我們的形體接受了，從此寄居在這個形體裏。「不化以待盡」，這句話很狠、很殘酷，也很真實。「化」，最大的變化就是死亡，也就是說，從你打娘胎開始，從你出生呱呱落地開始，在你還沒有死亡的那一天，「以待盡」，你就是在等待著生命的盡頭，你就是在等死。

小時候我們家都會過生日，忘了是從幾歲開始，可能剛巧過了那個過年到了、生日到了只會開心的年齡吧，有一天父親告訴我：「其實生日就是母難日，所以從今年開始，家裏不再幫你們過生日了。」我乍聽有著淡淡的哀愁，因為過生日是那麼地歡樂。可是第二年起，我好像就習慣在自己生日那天送一分禮物給母親、或者向母親致謝，答謝她在那麼多、那麼多年之前，那麼辛苦地把我生下來。可是除此之外，你是否也意識到：每過一回生日，表示我們又向死亡靠近了一年。而這樣的日子，其實你沒法過太多，多數人還沒能過上一百回，就跟這個世界告別了。

而在這期間，你跟外物的關係是什麼呢？「與物相刃相靡」，你不斷地接觸外面的人事物，互相消磨傷害。從降生在你的家庭直到今天，有沒有人不曾跟家人發生衝突、也不曾在家裏受過傷？進入學校之後，進入工作場域之後，有沒有人從來不曾跟別人發生過摩擦、從來沒有受過傷？如果大家都有過受傷的經驗，那麼生而為人、在這個人間世會感到受傷，可能就是這個世界的真相。沒有一個世界只有天使沒有魔鬼，沒有一個所在只會給你溫暖、不會給你傷害。就算你用完全一樣的態度去對待不同的人，你也會看到不同的臉色、得到不同的反應與迴響。

「其行盡如馳」，而你行進的速度是怎麼樣呢？莊子說：像奔跑一樣。我們在學校的體育課，會知道是要跑四百公尺、八百公尺，乃至於五千公尺，不管跑得多累、不管跑道多長，總有個盡頭，讓我們知道何時能夠完成目標。可我們的人生卻不一樣，「而莫之能止」，我們停不下來。很像小時候我看到的養在輪型鼠籠裏的松鼠，一輩子就不斷在繞圈圈，我常在想，牠是不是不知道自己一直在原地跑呢？牠會不會以為自己已經跑了三萬六千里？

就好像許多人的人生。現在的家長，小孩一出生就怕他輸在起跑點，讓他學才藝、學英文，上小學最好上個雙語小學。然後到了中學，就開始幫他安排社團活動，希望他推甄的時候能加點分。終於考上了頂尖大學，那還有什麼遺憾呢？對不起，遺憾才要開始。前兩天臺大舉辦就業博覽會，我就和學生聊起就業的事，我問我的學生：「你能拿臺幣三百三十萬年薪很高呢！那我另外一個念理工的學生也跟你一樣嗎？」他回答：「老師，我念博士班，是博士生欸。」我說：「噢！」到底要考出怎樣的成績、躍過哪個龍門、進入哪個企業，人生才是真的成功了、真的可以放心歇息呢？你說：「別這樣嘛，我就是那個很快就年收入三百三十萬臺幣的人。」那別人還會問你：「為什麼別人都有女朋友，你沒有，你有問題嗎？」你開始因為別人的詢問而覺得尷尬。好了，你終於遇到一個願意跟你共度一生的人，才結婚沒兩天別人又問了：「你們倆怎麼還不生個孩子啊？」終於你們有了小孩，又有人問：「你家小孩念哪個幼稚園啊？是社區幼稚園呢？還是雙語幼稚園呢？」你好像進入一個沒有終點的迴圈。你說：「別講得那麼悲情嘛，我剛好就是讀我最想讀的科系、娶我最想娶的女人、嫁給我最想嫁的男人、做我最想做的工作、遇到我最好的老闆……」請問滾滾紅塵有幾個人能有這樣的機緣、有幾個人能這樣一輩子萬事如意？

大多數的人「終身役役而不見其成功」，一輩子都像在服勞役。你以為這是人生失敗組說的嗎？我在臺大遇到過幾個臺大醫科的學生，下課跑到講桌邊來，你覺得他好像就想站在一個有溫度的人的身邊說說話。我問他：「你怎麼了？你不好嗎？」「不好。」「你為什麼不好？」「老師，我不知道我為什麼要呼吸。」我說：「怎麼那麼嚴重呢？你不是很好嗎？你都考上臺灣大學醫學系了。」「老師，我根本不想念醫學系。」「那你為什麼填這個志願？」「因為我媽是這裏的老師。」我說：「噢，那你不想跟你媽媽從事一樣的行業嗎？」「我不想，但我覺得她很辛苦，她把我拉拔長大。所以我在她活著的時候不會自殺。」我聽了非常地驚訝，說：「你以後會有自己的家庭、自己的小孩，那你未來一樣會為了他們，就像為了你媽媽一樣好好地活下去對不對？」「我沒有想要這麼麻煩。」我問他：「為什麼？」「因為我不覺得這是我想念的，我覺得我在服勞役，等到有一天我媽媽不在了，我就可以卸任了。」我說：「卸任以後呢？」「就可以睡一個永遠不必醒來的大覺。」我實在難以理解一個二十歲的青年為何會說出這樣的話來。

「苶然疲役而不知其所歸」，「苶然」就是疲倦、困苦，他覺得很累、很累，他不知道他的生命要歸向何所。「可不哀邪！」這不是很讓人覺得悲哀嗎？可有的人就會安慰自己：「啊！聽說這是一個每三點五個人就有一個人得癌症的島嶼，我居然還沒得！」或是「得了還活著！」你或許因為這樣覺得開心。沒想到莊子即刻潑了我們一盆冷水：「人謂之不死，奚益！」你這樣活著有什麼用啊？「其形化，其心與之然」，當你的身體老了，你的心也跟你的身體一塊兒變老、一塊兒衰敗了，這樣不是很可悲嗎？

還有更可悲的。我生病以後重返臺大校園，我發現在我們那個年輩得癌症的人可能都是四十幾歲，可現在聽到學生十幾、二十幾歲就得卵巢癌、子宮頸癌、乳癌的好多，好像生病的年齡層慢慢往下移，但那是青春正好的時候啊。「其心與之然」，有些人則開始走向心身科看病了。「可不謂大哀乎？」這不是生命中最大的悲哀嗎？

「人之生也，固若是芒乎？」我覺得這段最有意思的是，通常在傾聽一個著名哲學家的語錄或者他的理論時，我們常會感覺是聽一個先知在引導我們，可莊子從來不是。他說：「人之生也，固若是芒乎？」人的生命都是這麼茫昧的嗎？「其我獨芒，而人亦有不芒者乎？」還是只有我一個人這麼茫昧，而滾滾紅塵中的人，其實也有不茫昧的呢？當他這麼問的時候，我們很深切地感受到莊子就是一個隱身在滾滾紅塵當中，為了解救自己、提升自己，而去尋找解藥、尋覓方向的一個人。雖然《莊子》書裏面也給我們樹立了一些典範，比方說我們已經提過的許由，或者內七篇中的姑射神人、姑射四子、南郭子綦、壺子、聞道者女偊這樣的人。可是莊子從來沒有以一個先知先覺自居，他就是一個在滾滾紅塵裏，嚐遍疲憊、倦怠、創痛，但仍然不斷尋找生命根本的一個凡人。

這樣的一段論述讀起來是很有生命感的，也是很能感同身受的。就好像前面講的「與物相刃相靡，其行盡如馳」，莊子在〈齊物論〉裏又提到了「與接為構，日以心鬬。」「與接」就是「為構」，指的是在跟外在世界交接互動當中，「日以心鬬」，我們的心一直在跟外在世界戰鬥。戰鬥就是一種對立，跟對方槓上了。為什麼槓上了？因為你只能同情理解自己的處境，卻不能同情理解對方的處境。那麼這樣一種槓上的感覺要怎麼消融？就是得試著轉換立場，你覺得你本來比較能體貼A，那麼就到B的立場去嘗試同情和了解，從他的角度去看，你忽然間好像也能體諒B了。

我記得有一年在課堂上講這一段的時候，臺北捷運發生鄭捷無差別殺人事件，就有同學問：「老師，那我們要怎麼體諒鄭捷這樣一個人？」別說鄭捷，即便是百十倍十惡不赦的人，當他要被推上絞刑臺的時候，基督教的聖者看到了，他的感觸不是：「活該，這十惡不赦的人就該上絞刑臺。」這位聖者的想法是：「感謝上蒼，給我這麼一條人生的路。如果換我跟他走一樣的路，說不定今天走上絞刑臺的就是我？」這可說是同情體諒的極致，雖然他知道對方跟他從想法到心靈可能有十萬八千里的差別，可是他卻能夠體諒，而非用對立的方式來對待對方。

活在天地之間，「與物相刃相靡」、「與接為構，日以心鬬」、「苶然疲役」、「其形化」，如果這些都是不能避免的，那我們有沒有可能讓自己的心不要跟著憔悴？我們有沒有可能還是維持一個非常理想的心靈呢？

百年過客，女人和男人，誰老得快？

我開這個課的時候，有朋友問我：「幹嘛那麼累啊？講《老》《莊》不就夠好了嗎？教《黃帝內經》幹嘛啊？《黃帝內經》改天要講《傷寒論》的時候再合併講不就好？」我說：「在講《老》、《莊》時，同時談醫書，是有其效用的。」怎麼說呢？身為一個中文系人，總講「格物、致知、誠意、正心」，因此如果遇到一直抱怨、碎碎唸的人，可能會建議他：「你要改變你的想法、你的念頭。」但學中醫後，想法就不再是這樣，遇見一個碎碎唸的人，會知道：「哎呀，宿便未清，碎碎唸是應該的。」或者遇見一個平常謙恭有禮的人，今天特別火爆，會想：中醫師給他開了大青龍湯的處方，今天會覺得特別煩是應該的。你開始會有一種同情的理解，覺得如果有一個人出現了什麼狀況，其實可能是因為身體不好，吃個藥，把該瀉的瀉了、該調理的調理了，就沒事了。但如果只一直規勸他：「你就誠意、正心吧。」這就好像一個人發著高燒，你卻要他：「冷靜冷靜，心靜自然涼。」似乎有點殘忍。醫道同源，在讀道家時搭配一點醫家，你會因為更了解所作所為、所思所想對心情體況所造成的影響，而更容易接受道家的處世原則和做人道理。

這個單元要帶大家閱讀《黃帝內經》，看看如果不學習如何使用心、不留心怎麼過日子、不及早安排鍛鍊、運動，不注意怎麼吃，這具不過是百年過客的身體，將怎麼變化、如何衰老？

《黃帝內經素問・上古天真論》：

帝曰：人年老而無子者，材力盡邪，將天數然也。岐伯曰：女子七歲，腎氣盛，齒更髮長；二七而天癸至，任脈通，太衝脈盛，月事以時下，故有子；三七，腎氣平均，故真牙生而長極；四七，筋骨堅，髮長極，身體盛壯。

丈夫八歲，腎氣實，髮長齒更；二八，腎氣盛，天癸至，精氣溢寫，陰陽和，故能有子；三八，腎氣平均，筋骨勁強，故真牙生而長極；四八，筋骨隆盛，肌肉滿壯。

這段引文我先故意只引到女生的二十八歲、男生的三十二歲，你知道為什麼嗎？因為我要先帶大家認識投身於世的前期，步步高升的體況，然後讓下坡路在下一段落才出現，再同大家一起面對生命衰病的真實。

整部《黃帝內經》就是藉由黃帝跟岐伯的問答來談論傳統醫學的各種觀念與實踐方法，所以我們才常用「岐黃之術」來指稱中國傳統醫學。「帝」就是黃帝，黃帝問：「人年老而無子者」，古注認定的「年老」，或說是五十、或說是七十。究竟為什麼人過了五十或七十歲就沒辦法生孩子了呢？岐伯答這是因為「材力盡邪」，這個「材」，注家說是「宗筋」出了問題。我們的前陰、生殖器的部位，是眾筋所聚，是因為宗筋部位的精氣、精力已經耗盡了，所以生不出孩子。「將天數然也」，這是天賦的限數，也就是一般人沒辦法超越這個數字。於是岐伯接著就回答了一般人從小到大的體況，一般人是怎樣呢？各位女性朋友，妳還記得妳七歲的時候嗎？如果忘了，就去看看舊照片，也許照片可以幫助妳回憶。在妳七歲的時候，是不是就換了乳齒，頭髮也開始茂盛了。我們同步來看一下男生。各位男性朋友應該是在八歲的時候腎氣就強盛了，所以才能長頭髮、換乳齒為恆齒。各位，你發現在傳統醫學裏，不論我們的外貌發生怎樣的改變，它背後都有著「氣」的緣故、都可以用「氣」來解釋，是你體內的氣造就了身體的不同樣貌、不同狀態。

至於為什麼女生七歲的體況相當於男生八歲？這沒有為什麼。就像我的柴犬今年十六足歲了，而柴犬的平均年齡是十四歲，所以我的學生看到牠常常就叫牠婆婆。這學生很皮，他給自己取了個外號叫紅茶哥哥，有時他會跟我的另一隻年幼的邊境牧羊犬說：「紅茶哥哥陪你玩，玩完了等一下去找你的grandma。」他口中的grandma就是我，他叫我婆婆，他叫我的柴犬也叫婆婆，那對我的柴犬實在太不公平了，牠才十六歲，而我都年過半百了。可是這沒有什麼公不公平，因為就柴犬的平均年齡十四歲而言，牠十六歲是比我老了。所以你說：「為什麼女生七歲腎氣就充足了、乳齒就要換了、並且頭髮茂盛了，但男生非等到八歲不可呢？」這只是一個對生理現象的敘述，照實寫而已，並無優劣之分。

女生二七十四歲的時候，「天癸至」，「天癸」這東西非常難解釋，它是有點像精液的存在。那我們怎麼知道這個人「天癸至」了呢？女生如果「天癸至」，一定有月事（月經）；男生如果「天癸至」，就具備洩精的能力。所以女子「二七而天癸至，任脈通」，是指有腎水了，具備男女媾精的能力了。「太衝脈盛」，太衝脈的位置從腳到頭，備受十二經的氣血，它跟生殖能力特別有關。「月事以時下」，這時候月經來了，具備生小孩的能力了。而男生呢，是在二八十六歲的時候，「腎氣盛，天癸至，精氣溢寫，陰陽和，故能有子」，女生十四、男生十六的時候，男女交媾，就能生出孩子。

接著，女生的二十一呢？「腎氣平均，筋骨勁強，故真牙生而長極」，「真牙」指的是智齒，二十一歲應該長智齒了。那什麼叫「長極」？就你很難再更高了。所以年輕人，好好珍惜最後的光陰，這時候不要整天坐在桌前，要多活動，早睡早起，好好養護身體，讓自己抓緊長高的大好時機。男生三八二十四，一樣「腎氣平均，筋骨勁強，故真牙生而長極」，你會發現女生的七個一數相應於男生的八個一數。接著女生四七二十八歲，筋骨堅強，頭髮長到可以長的極致，「身體盛壯」，是身體最壯的時候。男生呢，四八三十二歲「筋骨隆盛，肌肉滿壯」，也是身體最壯的時候。

從女生七歲到四七二十八歲，男生八歲到四八三十二歲，身體慢慢地長大。在這個身體慢慢長大的過程，你是否想起《莊子．逍遙遊》中那隻大鵬鳥，我們是不是和牠一樣，隨著逐漸長大的身體，志向也慢慢地往上騰飛？好像有愈來愈多的理想要實踐、夢想要實現，我們的心志是不是這樣跟著我們的身體，隨著年齡一起長大的呢？接下來要帶大家面對殘酷的事實了，這個單元名稱是：「百年過客，女人和男人，誰老得快？」男生看了哈哈一笑，發現女人老得快；女人看了也哈哈一笑，因為也沒差多少，就只是七跟八的差別而已。我們趕快來接著看：

五七，陽明脈衰，面始焦，髮始墮；六七，三陽脈衰於上，面皆焦，髮始白；七七，任脈虛，太衝脈衰少，天癸竭，地道不通，故形壞而無子也。

五八，腎氣衰，髮墮齒槁；六八，陽氣衰竭於上，面焦，髮鬢頒白；七八，肝氣衰，筋不能動，天癸竭，精少，腎藏衰，形體皆極；八八，則齒髮去，腎者主水，受五藏六府之精而藏之，故五藏盛，乃能寫。今五藏皆衰，筋骨解墮，天癸盡矣。故髮鬢白，身體重，行

步不正，而無子耳。（《黃帝內經素問・上古天真論》）

五七三十五，為什麼女子的臉會焦枯、髮會脫落？還記得你第一次發現你不會臉紅的時候是幾歲嗎？有些念男女分班學校的十五、六歲的女孩，哪天因為必要的、不得已的理由必須走過男生教室，那年紀的男生總喜歡逗弄小女生，女生被鼓噪聲、起哄聲逗弄得滿臉通紅。可是忘了幾歲開始，你再怎麼害臊都不會臉紅，那不是因為你已經失去了羞恥心，而是你的氣血、你的陽明脈已經衰退了，這時女生才三十五。男生呢，因為八個一數，所以這樣的狀況要到四十歲左右才會出現。剛才說女生陽明脈衰會怎樣？「面始焦，髮始墮」，開始臉變黃、頭髮掉得快。男生呢？「腎氣衰，髮墮齒槁」，頭髮也開始脫落，牙齒狀況變得不好。

我有一本書叫《穴道導引》，裏頭有個小單元叫「頭皮導引」。在學印度瑜伽的時候，很多的功夫在頭皮，會叫你按摩頭皮、旋轉頭皮、敲打頭皮。各位下次頭痛的時候可以試著觸摸你的頭皮，用你的十個指頭掐住頭皮，像點對點黏著了那樣，用手指帶動著頭皮去旋轉。在旋轉過程中如果覺得頭微微地痛，表示你有點感冒風寒，可是你不去按它你可能不會發現。你也不要覺得別人不痛、你痛這有什麼丟臉，每個部位你只要按住了、旋轉十圈，整個頭部幾乎按滿了算一回，按個六次頭應該就不痛了。當你頭不痛的時候，你馬上感受到你的頭皮變軟。我要告訴各位一個很重要的訊息，你會不會掉頭髮、頭髮會不會變白，跟你頭皮的軟硬度有密切關連。所以各位要好好保養頭皮、保養身體，盡力讓你自己維持在一個氣血通透的狀態。

你說：「沒辦法啊，到了六七四十二就難了。」女生四十二歲「三陽脈衰於上」，本來只是陽明脈衰，現在太陽、少陽、陽明這三陽脈「衰於上，面皆焦」，變成一個徹底的黃臉婆，四十二歲，不靠打腮紅臉都不容易紅了，頭髮也開始白了。而男生到了六八四十八歲，「陽氣衰竭於上，面焦，髮鬢頒白」，頭髮也白了、臉也紅不了了。我們這邊講的年齡是一個生物學年齡，什麼叫「生物學年齡」？就是生物平均在這個年齡就會這樣子。可是也有人可能年紀還很輕，就擁有了四十歲的生物學年齡，這之後再來談。接著我們看女生七七四十九歲吧，「太衝脈衰少」，我們剛剛提過的從腳到頭跟生殖系統密切關係的太衝脈氣衰減了。「天癸竭，地道不通」，沒有月經了，「故形壞而無子也」，身體開始壞了，就像一臺機器一樣慢慢衰退，生不了孩子了。男生呢，七八五十六歲「肝氣衰」，我們的肝影響我們的筋，所以你會覺得自己變得不靈活了——但你當然可以透過運動儘量讓它靈活，「天癸竭」，你很難再洩精，很難再有孩子了，「腎藏衰，形體皆極」，腎主骨，骨頭變不強健，也不愛動了。

然後到了八八六十四歲，這時候女子抗議了，「怎麼這樣啊？太不公平了。女生到七七四十九就結束了，男生居然還有八八？」對，還有八八，八八六十四，六十四發生什麼事呢？「齒髮去」，牙齒掉了、頭髮沒了，「腎者主水，受五藏六府之精而藏之，故五藏盛，乃能寫」，也就是說腎臟強不強受到五臟六腑的影響。「今五藏皆衰，筋骨解墮，天癸盡矣」，所以「髮鬢白，身體重，行步不正，而無子耳」，頭髮白了、身體很重。什麼叫身體很重？不知道你們有沒有這樣的經驗，明明體重都是一樣的，可是昨晚睡得少，所以今天起來覺得特別累，爬樓梯可能會覺得比較容易倦、甚至容易喘，讀書、工作一坐久就覺得沒那麼靈活、甚至背脊僵硬，這叫「重」，就是你覺得吃力了。相對的，有一種狀況是你覺得好輕鬆喔，可能睡得特別好或是筋骨充分活動的時候，你就不容易覺得身體重。從這段《黃帝內經》的文字，我們可以知道「身體重」是老、病的徵候。這是非常重要的一條資料，我們未來會講到「身輕」的單元，這裏先不多談。「行步不正」，因為無力掌控自己的身體，你連走路要走正都不容易。這就是所謂的「四體皆縱」，你很難挺直腰桿坐好，連四肢都沒辦法端端正正地擺好。各位是不是四體皆縱的人？現在從穴道來檢測一下。腋下往下六寸（兩個四指幅）的位置叫「大包穴」。如果你已經四體皆縱，那左右兩個大包穴一定很痛。要是你已經有一點痛，那就要小心了。如果不想讓自己變成病人，那就要每天按摩一下、按摩到不痛為止，或者作《穴道導引》的肋骨功（回春功）都是有幫助的。我跟我的女學生說：「妳不要覺得不公平，這段主要是寫到生殖能力的結束，女子大概在七七四十九歲以後就很難再生出孩子了，男子到八八六十四，所以這邊才會對男子的敘述多了些年。」

看完後面這一段跟我們看前面一段的感覺，很不一樣對不對？前一段看你的身體不斷走向圓熟，這一段看你的身體不斷走向衰殘，這就是真實的人生。你還在執著於你的功名、你的學業、你的事業嗎？還是你壯遊的旅程？你以為你得到越來越多、房子越來越大，擁有錢財、名譽、地位的你越來越富足，可是你不知道有些非常重要的東西正在流失。其實它可以不必這麼快流失的，只是你沒時間管理、照顧你的心神、精氣，你的注意力都在外面，你一味追求外面的東西。

在天地間競走的人很容易忘記自己是會衰老的，不太留心怎麼過日子、怎麼吃、怎麼安排鍛鍊運動、怎麼分配一天二十四小時的時間。今天我們透過《黃帝內經》看到人生百年裏女人和男人衰老的進程，你看到在汲汲營營的前進中實則後退的身影，於是你前行的腳步緩了下來，你開始想除了追求外在世界的東西以外，能不能對內再多觀照一點、多提升自己的心身一點。

習慣跑步？快走？或慢走？——行走姿勢透露的身體訊息

接著我們一樣透過《黃帝內經》，來了解習慣跑步、快走或慢走，所透露的身體訊息。每天上班、上學的時候，你是習慣用跑步或快走的嗎？如果是，那表示你還青春正好。如果你說：「我這個人不那麼著急，我習慣慢慢走。」那你大約是有著三十歲成熟度的先生或女士們。如果、如果你是可以坐著，真就不想站著，或是可以躺著真就不想坐著，那你的身體年齡就比較大了。我學生時代臺灣有個很有名的廣播節目主持人叫黎明柔，她在節目裏面非常自豪地說：「哎喲！我這個人如果能躺著絕不坐著；能坐著絕不站著。」我當時在計程車裏聽到廣播，就想：「原來是一位老太太擔綱節目主持人。可明明那女主持人漂亮、白淨。」你問：「她怎麼還能漂亮白淨？」就身體寒嘛！皮膚要白只有兩條路，一是真陽之氣充足，一就是寒。可是真陽之氣充足的人，冬天不怕冷；身體寒的人，很怕冷、四肢容易冰冷！

人生十歲，五藏始定，血氣已通，其氣在下，故好走；
二十歲，血氣始盛肌肉方長，故好趨；
三十歲，五藏大定，肌肉堅固，血脈盛滿，故好步；（《黃帝內經靈樞．天年》）

《黃帝內經靈樞．天年》裏說「人生十歲，五藏始定，血氣已通，其氣在下，故好走」，所謂的「走」就是跑。我們常看到一個人的姿勢，卻不知道它所蘊藏的意義。一個人為什麼會喜歡跑？因為他的五臟已經大抵發育完成了。「血氣已通，其氣在下」這句我看了不少注解，但很少注解是正確的。我們活著一天，我們血脈流動的一天就有氣，所謂「其氣在下」，指的可以是你的先天之氣、真陽之氣，也可以是護衛體表、四肢的衛氣。

練拳的人，尤其是練內家拳、練太極拳的人，享受的是什麼？我考上博士班，或是生病以後，尤其生病以後，我開始對練拳越來越感興趣，因為它保住了我的命。我有百分之一百的把握，我如果不會太極拳，我今天絕對沒辦法健康地回到工作崗位上。因為在近半年的治療過程中，我清楚地知道我是憑藉太極拳在跟死神拔河。在練拳的過程當中，母親總會說：「璧名的意志力很強，才能練這麼久。」我想：「是因為旁觀者不知道在打拳的我的身體感受，如果你是我，你也會練這麼久，一旦當你感覺到你的氣是日漸下沉的、是彌充腳底的、流轉於湧泉穴的，那樣的經驗、那樣的身體感，是很美好的。」每每在居處附近的樹蔭下、泥土地打完拳要回家的時候，就感覺湧泉穴甚至整個腳板都有氣流動縈繞。但更好的狀況是在睡覺時，你的下腹部、脊椎骨有氣在流動，那是非常美好的經驗。

多年前我跟學生不約而同看到幾集不大好看的韓劇，叫《藍色生死戀》。相愛的人剛巧是兄妹，然後女主角剛巧又得絕症的那種淒美故事！裏面就演了，男主角扛著女主角走上山坡的浪漫戲。一次我和我學生吃完飯在臺大校園散步、聊起這個橋段，其中一個同學因為沒看那齣戲，不知道是怎樣的動作。那時我的助理剛好是個塊頭特別大、身高一六七公分，體重九十幾公斤（一百九十斤左右）的女生，就率性地說：「我背老師示範給妳看。」就要我演那個將死的人。結果大塊頭助理一將我扛上她的背，就尖叫了一聲，說：「老師！妳的身體為什麼像個大鉛錘啊？」我那一剎那忽然很開心：「原來練功已經讓我越來越沉。」這是經由習鍊太極拳讓我知道的「其氣在下」。

人到了一個年齡，氣還能下沉，真氣還能夠通到地上的人少了。可是較接近嬰兒時期通體純陽的小孩可以啊！所以《黃帝內經》才寫「血氣已通，其氣在下」，真陽之氣還可以通到腳底。這樣的身體概念從穴道名稱就可以看到，比方說足少陰腎經的重要穴道，我們腳底的湧泉穴。你如果想練功，千萬別跟那種穿著愛迪達的鞋子在打太極拳的人學。因為如果有氣感，那種不是布做的鞋底會阻隔你的氣流通到地裏面。練功一段時間之後，你會漸漸感覺你的腳底彷彿是深到泥土下，在泥土下扎了根的，這就是我們講「入土三分」，只有布底的鞋才能滿足這個需求。所謂湧泉，就是氣如泉湧動入土三分，才會叫做湧泉穴。不覺得非常有意思嗎？

中國的穴道或說整個中國傳統醫學堪稱是非常早熟的文明，在遠古的時代到先秦到漢，就大致江山底定，三百六十個正經絡的穴道已經俱足出現，甚至於早在《傷寒論》中，傳統醫學的六經辨證和醫方的主要體系，就已經建構得十分完備了。我有一位西醫專業的學生，總喜歡跟我抬槓，他說：「老師啊，我們西醫兩千年來日新月異，中國傳統醫學直到現在居然還在研讀兩千年前的東西！」我說：「正因如此，你才知道傳統醫學有多早熟！」德國有位非常有名的中醫學者叫文樹德（Paul U. Unschuld），是名非常用功的學者，我曾經去文樹德先生任教的學校拜訪過他。他專論中醫的學術著作就寫到：他在中國傳統醫學看到驚人的早熟文明。也許你會問：「那兩千年來的中醫在幹嘛？」就是把醫聖張仲景所著的《傷寒論》作注解或再詮釋，或是由此延伸、再作創新。當然偶爾也作「錯看的創新」，當你因為不知道古人為什麼要這樣寫的部分你就亂改，那就叫「錯看的創新」、「看不懂的創新」，這樣的著作篇幅也不少。而本草學就進一步去解釋為什麼這個方子要這樣開？——你可以看到一個非常有意思的醫學體系，早在先秦兩漢的時代，它大體的規模就已經成形了。

如果人的智慧是要往內探求、不能只一味向外追逐，那你就會了解為什麼古人可以達到比後世之人更高的境界。自從我五十歲那年，一個學生送我一支智慧型手機以後，我感覺我的智慧就此慢慢地衰退，所以我最近下了個決心，再去買一支手機。你可能會感到困惑。但我再買一支手機，是為了關機，練功時間就把我原本的手機關了，只開著新手機，而我新手機的號碼全世界只讓家人知道，家人沒找我就安靜地像沒手機一般。我要讓我的生活沒有手機的時間變長，這是目前覺得效果不錯的辦法。

我們剛說十歲還這麼好、還「好走」，如果你看我最新的一本莊子書《勇於不敢　愛而無傷》，我在序裏說：「我很想從七歲起就跟莊子一起長大。」如果你從七歲就開始實踐《老》、《莊》、《黃帝內經》傳授的道理，你就可能一直保持在通體純陽的狀態。

「二十歲，血氣始盛」，血氣就旺盛了。「肌肉方長」，肌肉量增加了，「故好趨」，「趨」是快走。就像青春正好的高中、大學生，正是長肌肉最好的時期啊！千萬不要整天被《魔獸世界》或者ＬＯＬ等電玩給綁架了，要多多走出戶外、到陽光下去運動。

「三十歲，五藏大定，肌肉堅固，血脈盛滿，故好步」，這「步」就是較一般走路的速度，徐行之象。從走路的速度來看，人到三十，可以說心身是逐漸成熟了，可是離那個通體純陽、慣於跑、慣於快步的階段也逐漸遠了。你發現了嗎？不論你喜歡跑、喜歡走、喜歡慢步走，都透露了你的生理年齡。

記得有一次，有人借我一部武俠片叫《燕子李三》，很好看，我們家人都看了。我姊有一個好朋友是山東人，他們家也看了這部武俠片，他爸居然說，真的在故鄉山東看過這樣的輕功高手，人就像燕子一樣地在天上飛。後來我學生也看了這部片，看了以後很感興趣，他因為知道我爸是武林中人，就叫我去問一下那部片拍得好不好。我就去問我爸：「爸，《燕子李三》，這片子拍得算得上很好嗎？」爸只回答我一句話：「走路的速度太慢。」——啊，原來沒有武林人物走路的速度那麼慢！可能導演沒有意識到這點吧，但其實從前面《黃帝內經》這段文字就知道，人走路的速度，可以看出人的身體情況，即使是上了年紀的練武之人，步行時可能如十歲的孩子般輕快。

時常坐著？躺著？說錯話？——生活習慣透露的身體訊息

四十歲，五藏六府十二經脈，皆大盛以平定，腠理始疏，榮華頹落，髮頗斑白，平盛不搖，故好坐；

五十歲，肝氣始衰，肝葉始薄，膽汁始減，目始不明；

六十歲，心氣始衰，苦憂悲，血氣懈惰，故好臥；

七十歲，脾氣虛，皮膚枯；

八十歲，肺氣衰，魄離，故言善誤；

九十歲，腎氣焦，四藏經脈空虛；

百歲，五藏皆虛，神氣皆去，形骸獨居而終矣。（《黃帝內經靈樞．天年》）

除了行進的時候是跑是走，你有沒有觀察過自己時常是坐著？躺著？或是會不會容易說錯話呢？在四十歲的時候，你的五臟六腑十二經脈「皆大盛以平定」，都已經發育得很好了。「腠理始疏」，但肌肉卻開始流失。肌肉有多重要？肌肉量會決定新陳代謝率！新陳代謝不良，很多疾病就會接踵而至。難怪現在很多老人流行練重訓，那是有道理的；而相當於自體重量訓練的「穴道導引」同樣可以強化肌肉、避免肌肉流失。

如果一個人到了四十歲就會「腠理始疏」，那我們就得想辦法阻止肌肉的流失。「腠理始疏，榮華頹落」，肌肉鬆弛了，你原本春花一般紅潤的臉色開始憔悴凋零。如果你有氣色方面的困擾，就練一練《穴道導引》中的顏導引，能讓你的臉色在一個禮拜之內有明顯的改善。

還說四十歲開始「髮頗斑白」，開始有了白髮，「平盛不搖」，你的動作就減少了，不喜歡動了。四十歲開始不喜歡動，喜歡坐在那兒，「故好坐」。

五十歲，「肝氣始衰，肝葉始薄，膽汁始減」，膽汁減少了，眼睛開始看不清楚。

「六十歲，心氣始衰，苦憂悲」，心情不好，跟心氣不足其實有著密切的關聯。以前有個天秤座的男學生修我的課，他說：「老師，我不能上妳的《莊子》。」我說：「為什麼？」「因為我很享受憂鬱。」我問：「為什麼？」他說：「因為我覺得憂鬱的男子才有美感，而愈上妳的課我愈不憂鬱了，就覺得自己愈來愈缺乏美感。」我心想：「天哪！想成為小老頭一個，『苦憂悲』，六十歲耶。」「血氣懈惰」，因為你的血氣運行得變慢了，「故好臥」，整天喜歡躺著。

「七十歲，脾氣虛」，「脾氣虛」就開始吃不下了。「孔明食少之日」，是吧？「皮膚枯」，皮膚乾枯了。

「八十歲，肺氣衰」，講話音量小了，像老婆婆、老爺爺一樣。「魄離，故言善誤」，靈魂好像快要離你而去、不能繼續久住在這個身體裏了，這樣的你，講話會時常容易出錯。

「九十歲，腎氣焦，四藏經脈空虛；百歲，五藏皆虛，神氣皆去，形骸獨居而終矣」，「形神離則死」。

你讀完這段，看到你的爸媽你就知道他們健不健康。我爸媽現在都八十幾歲了，我覺得他們都還好聰明，完全沒有「肺氣衰，魄離，故言善誤」之象，還會抓我哪兒健忘了、笑我哪兒又說錯話呢！所以這些一般人常見的代表時間年齡的徵候，都是可以經由提升心神精氣狀況來改變的。如果我們今天讀的是誰也不能改變的現實，那我們讀它何益？就是你可以改變、你肯去改變且你真改變了才彌足珍貴啊！這種改變有時候快得驚人。《穴道導引》這本書的推薦序裏有一位我直到今天還不算認識、只在臺中的新書發表會有過一面之緣的中興大學物理系教授張明強，他的心臟射出率原本只剩下不到百分之十一（正常人是百分之五十以上），已經到了心臟衰竭要換心的地步。沒想到才練了將近一週的穴道導引，心臟射出率就回復到百分之三十八，可以不用換心了。這對醫生來說是一次醫療奇蹟，因為很少有心臟衰竭的病人可以在短期內恢復得這麼快，脫離換心的範圍。

所以你的一輩子你想要怎麼樣？你可以在時間年齡四十歲時還擁有三十歲的生物學年齡；你也可以在八十歲時還擁有五十歲的生物學年齡——那就要看你這輩子有沒有把你的心肝脾肺腎、你的魂神意魄志當成生命中重要的功課來陶養、來鍛鍊？你是時常守護著你的心讓你的心安住在身體的家，還是讓你的心在外面亂跑、在外面追逐、在外面橫衝直撞地任心受傷？你是否認識這樣一具與心神狀態密切相關、不可分割的身體？更重要的是，你是否願意學習、並去實踐這樣一套可以強化心神精氣、肌肉骨骼的功夫？

在行走與飛翔之間的列子！

《莊子》書裏的最高境界，不止於能走能跑，而是能「乘天地之正，而御六氣之辯」地自在遨翔。但在介紹最高境界之前，我們先談介於行走與飛翔之間的「列子御風而行」。

夫列子御風而行，泠然善也，旬有五日而後反。彼於致福者，未數數然也。此雖免乎行，

猶有所待者也。若夫乘天地之正，而御六氣之辯，以遊無窮者，彼且惡乎待哉！（《莊子・逍遙遊》）

「列子御風而行」，這個「御」就是乘御，他今天乘著風而行。乘風而行有什麼意思呢？各位看過帆船嗎？不然也放過風箏吧？因為有風，所以你的風箏能攀飛上天；因為有風，所以你的船能揚帆遠航。「泠然善也」，這個「泠然」就是他的體態非常地輕妙，為什麼？因為順著風的方向前行，他不用費力。相反的例子，每當颱風來的時候，我們常能感受到逆風而行，然後傘就開花了。各位不難想像，「御風而行」的對反會是何等情境。

生而為人，不知道從哪天開始，我們慢慢有了一些成見、一些固執，也有了什麼你覺得非達到不可的目標、或者必須要遵守的規範，有時也未必是這個家庭、這個社會、這個國家要求你，但你自己就想這麼做。也許你這麼做了幾個禮拜、幾個月、幾年之後，某一天驀然回首，你覺得當初對自己的預期與規範很沒有必要，可是曾經你是這麼堅持、這麼固執地覺得非這樣不可。為了完成那些目標：情感的、課業的、工作的，你甚至願意拿你的睡眠、你的三餐、你的心情，拿你的身體來換！

可列子不然。列子雖然也想要成功，可他懂得順勢而為。當風吹來，就乘風而行，「泠然善也」，體態非常地輕妙，「旬有五日而後反」，十五天後，又順著風，讓風把他送回原來的地方，往來都順勢乘風。莊子形容列子這個人：「彼於致福者，未數數然也。」「致福」就是得到幸福，列子對於得到幸福這件事，並沒有汲汲營營地追求。

每個人認定的幸福都不一樣。也許在曾經的某段時光，在愛情的路上，你覺得就是要跟這個人天長地久，你才會幸福。於是你很害怕他變心、害怕他愛上另一個人、害怕他離開。可是也許半年、也許幾年後，你很訝異地發現，那個想要離開、已然變心的人，竟然是你自己。你回想起曾經的自己覺得：「我那時候為什麼會這麼想？」——其實我們都可能有這樣的經驗：曾經有一個目標，是我們非常熱衷追求的，但當你夢醒回頭看，居然覺得：「我那時候怎麼會這樣？」

我的人生還蠻幸運的，十年前剛好生了一場大病，在那場大病之後，我回過頭看我的人生：我想我那時候為什麼會那樣？為什麼會把達到某個目標，情感的、教學的、研究的，看得那麼重？這麼死生以之，日日夜夜地勉力而行；卻把自己的睡眠、自己的運動、自己的三餐看得這麼輕。

不像列子，懂得順勢而為。每次講到列子這一段的時候，都會想起我的太老師。我父親是在念臺大藥學系一年級的時候拜入太極拳宗師鄭曼青先生的門下，父親是入室弟子，所以太老師對父親特別地照顧、關愛。父親大學畢業時，太老師就告訴我爸：「機會這個東西，你不必出去找，可是如果掉落在你家門前，你就把它撿起來。」小時候我聽不懂這句話，我想：不去找，怎麼有機會呢？哪有機會會掉落在我家啊？可隨著一些人生的經歷，我慢慢能體會這句話的意思。比方說十年前我大病之後，學生來找我，問：「老師，妳現在狀況怎麼樣？」我說：「我現在血清指數暫時回到正常了，但是還很可能復發，醫生說我這種病毒的類型很容易遠端轉移或復發，所以我五年內的存活率只有百分之二十五。」「那老師妳現在想要做什麼？」我說：「我想整理我的遺作，把它整理好、留在人間，我再走。」

我們就這樣開始整理遺作。那時也沒想要怎麼樣，但就在我們剛好要完成第一本書的那個月，有個朋友碰巧到我家，他曾經是天下雜誌的攝影總召，他就問了我們：「你們這是要出書嗎？你們沒找出版社就在寫書呀！」我說：「寫書？這不是遺作嗎？隨便找個影印店印也可以啊！」他聽了之後就幫我們把書拿給天下雜誌出版社，就此開啟了我的出版之路。第一本書出版了，接著出版社可能就會問你：「何時有下一本書可以出？」如果剛好有，那就給。可是你也可能因為這樣變得太忙，那你要永遠記得莊子的教育：什麼是最重要的？所以我可能也會回絕一些一般人看起來很不錯的機會。

這邊講「御風而行」，其實我沒有想過要出版，沒有想過要開線上課程，這些都是在偶然的機緣下，順勢開始的工作。也許你今天分數落點所在的這個系，也許你現在做的這份兼職，也許你未來從事的工作，不一定是一開始你所預期的，可是因為跟它相遇了，你把握住這個緣分，說不定你念了四年，甚至不到四年，你忽然好慶幸你沒有考進你當年的第一志願，原來現在這個科系或這個工作甚至是這個情人更適合你。

不去執著於一個太超過自己負荷、自己能力所能夠達到的目標，這是列子。「彼於致福者，未數數然也。」這個世界上什麼是幸福呢？如果你有上網看自己星盤或是有把命盤拿去算的經驗，你會知道算命師都看些什麼？看你的父母宮，你是不是有著很庇蔭你的父母；看你的兄弟宮，有沒有跟你很友好、能夠幫助你、提攜你的兄弟；看你的僚友宮，你這輩子會遇到小人多？還是君子多呢？或者再看你的子女宮，看你會不會有很好的晚輩緣。當然也會看你的田宅、你的房子，你的財帛、你的財富，甚至看你何年何月是不是有驛馬星動，你出國的機率高不高、機會多不多。這些就是世俗價值所看重的富貴吧！

可是每個人重視的、追求的不一樣。我們讀屈原的作品，「蟬翼為重，千鈞為輕」，有的人覺得蟬的翅膀才是重的，一千鈞的東西反而是輕的。「黃鐘毀棄，瓦釜雷鳴」，有的人把黃鐘這麼美好的音樂廢除了，他要聽的是很難聽的音樂。這些在人世間古往今來的機緣裏，都是有可能發生的，可人們依然鍥而不捨地追求自己設立的目標、自身認定的幸福。但是列子「彼於致福者，未數數然也。」他已經達到一種境界，面對自身所認定的幸福，他也不那麼汲汲營營、覺得非擁有不可、非要不可。很多歐洲人會在一些文字裏面披露他們不喜歡跟亞洲人結為連理，理由通常是這樣：亞洲人太重視工作，太不會過生活了！真的，你有沒有認識一種人，他一輩子就一直買房子、一直買房子、一直買房子，他最為得意的就是：他可以告訴別人這整條路上有多少房子都是他的。你問他住哪？他說啊：「我為了更快再買到下一棟房子，所以買了個很小的套房，自己住在裏面。」「為什麼呢？」「因為大的房子租給別人，我可以賺更多的錢啊。」所以他一輩子可能就看著他的房子愈來愈多，他存款簿上的數目不斷地上升，而感到幸福。可同時他實質上可能過著比租他房子的人還要窮困的生活。所以，當你很執著於追求某些東西的時候，往往會忘了、或沒有注意到，自己到底犧牲了什麼。

「御風而行，泠然善也」、「彼於致福者，未數數然也」，那些你很用力追求、你所認定的幸福，有時候等追到了才知道那並不是你要的。不信你們看八卦雜誌，有多少明星熱戀新聞傳出時甜蜜地說：「哎呀！他真是我天上掉下來的禮物。」但過幾年被搞得苦哈哈的多得是。你曾經覺得幸福，你未來真的還會覺得是幸福嗎？很難說。所以列子並不執著。「此雖免乎行」，儘管列子他已經不那麼知其不可而為之、不那麼逆風而行地在路上行走了，「猶有所待者也」，他人生卻還是有所期待。期待什麼？期待那一陣風吹來，期待能讓他走向成功、通往幸福的機會降臨。所以列子的成功還是有待於外在世界的。

我在研究《莊子》的過程當中，曾經花一點心思研究莊子幾度提及的列子。列子這人有個專長就是射箭，當然他本事不錯，吸引很多人圍觀，可是他還蠻需要環境的配合，因為他有懼高症。所以有一回，一位得道者就故意把列子帶到懸崖邊射箭，而且要求列子三分之二的腳板要騰空站在懸崖邊。這時恐高的列子忽然間完全喪失了射箭的技能，只能腿軟地趴在地上，冷汗直流。這段故事讓我們知道原來列子的本事只能在平地大展身手，這不就像只有在天氣條件好的時候才能不生病，一旦誤以為今天是大晴天、出門沒帶傘，淋個雨回去就感冒發燒了。也就是說，這樣的本事是「猶有所待」的，你還得等待風來、你還得等待天氣好，等待一個合適你的環境或機遇。

「若夫乘天地之正」，什麼叫「天地之正」？讀《黃帝內經》你就知道什麼叫「天地之正」。《黃帝內經》裏講到所謂的「五運六氣」，天地之間每一年金木水火土哪一種氣最盛？什麼流年可能最容易罹患什麼樣的傳染性疾病？跟星象也有某種程度的關連。坦白說我最初讀到「五運六氣」的部分，是不太以為然的，我想：「哪那麼巧，那一年就一定流行什麼病？」可是後來有機會拜讀研究《黃帝內經》的知名學者郭靄春先生的注本，很訝異地在五運六氣的段落看到他的腳注，那時候正好是SARS前後那段時期。郭藹春先生在腳注裏說他核對過《黃帝內經》裏面預言的五運六氣，跟民國以來每一年的流行病，如出一轍。我那時候忽然對這部古老的經典有一種更深於以往的敬意。可在你真的遭遇、研究以前，你可能也會不以為然。

「乘天地之正」，以方才所提的五運六氣為例，其實就好像我們看氣象報告。我每天睡覺以前一定會看一下氣象局預測的明日天氣，來決定明天我是不是可以出去打拳、或者要穿什麼衣服，比較容易照顧自己。可是有時候也會有意外啊！比方說氣象預測今天會下雨，所以就留在家裏讀書寫作、練穴道導引，但一天下來始終沒有下雨，可能會有種被騙的感覺，這倒還好。如果我們原以為今天可能下雨，可是很抱歉，落下的不是雨，而是冰雹，那我們不是更措手不及嗎？這就是「六氣之辯」。

「乘天地之正，而御六氣之辯」，這是我升等副教授的論文主題。今天你們聽我講得輕鬆，但過去的莊學研究者在解釋「乘天地之正，而御六氣之辯」時，少有人透過跟莊子的時代非常契近的《黃帝內經》中的五運六氣，沒有透過古人對於天象、運勢的掌握來理解。這可能是因為多數注家剛好沒有接觸這些古醫書。我們也因此知道有時候你要讀懂一本書，只讀這部書，其實是難以讀透的。而當你越了解《老子》，你就會越了解《莊子》；你越了解老莊，也就越了解醫經；越了解傳統醫學，也會更了解道家。因為醫道同源。

所以「六氣之辯」講的假設就是不按照常理出現的氣候，要乘御當然就比較困難！也因此莊子教我們去體諒每個人的差異性。越去體諒人的差異性，就越能接受差異；如果無法體諒接受差異性，每當遇到意料之外的事，就容易反應激烈、出現負面情緒、甚至非常痛苦。所以《莊子》讀久了，人生的意外會越來越少，因為你會覺得每一場因緣際會的發生都是自然，如此面對人間世的一切，才更能舉重若輕。

我曾經是癌症第三期患者，治療完後，左、右手變得非常不均衡，那時護理師就要我去做一些運動復健，不然教人看了害怕，很難重返社會。我在運動復健時曾遇到一位婦女，問我：「妳做哪一行的？妳為什麼會在這個時間出現在這裏？」我說：「我教書，我請病假。」「什麼病？」「癌症。」「什麼癌？」我回答她，她說：「唉呀，好流行的病。」坦白說在我還沒得癌症之前，不知道這塊土地上每三點五個人就有一個人得癌症。就連我以前教傳統醫學時，也跟學生說我對重症不那麼感興趣，因為那時的我最感興趣的是日常生活每個人都會生的病。可是得了癌症之後，我開始把癌症看成每個人都可能會得的、很普遍的病！這樣看待你就較能輕鬆以對，不然你可能會恨、會埋怨：「為什麼是我？」三點五個人中就有一個，機率其實很高，為什麼就一定不是你呢？

所以莊子要我們學習駕馭「六氣之辯」，能駕馭惡劣的天氣。什麼叫「能駕馭」？就是你依然是在腳踏車上騎車，而不是被輾壓在車輪下；你遇到什麼事都能覺得：「還好嘛！」我覺得《莊子》、《老子》或者傳統醫學，帶給學習者最大的好處是，以前很多你覺得無法承受的事，現在會覺得：「還好，這我可以應付。」如果你連最惡劣的天候都覺得還好，你就能「以遊无窮」。

我有個學姊有著先天的疾病，癲癇。她在大學的時候與一位學長相戀，我常在宿舍門口看到美好的偶像劇畫面，學姊站在女生宿舍門內伸出她的手，學長從門外握住她的手，兩人執手深情相望。我那時候不知道學姊有這樣的病，她是我直屬學姊的室友。有一天我剛好去她們寢室，碰巧遇到她發病，我嚇壞了，心裏想：「天啊！她男朋友多愛她呀！癲痫不只會不定期發作，而且不容易根治，甚至還可能遺傳。萬一她男朋友知道了劈腿或是離開，她怎麼辦呢？」後來我就直接而白目地問了學姊，學姊的答案讓我驚豔。她說：「璧名，在現在這樣一個數位化的、使用電腦的時代，一切都變化得很快。如果妳真的能夠遇到一個人願意愛妳一輩子，妳要知道妳遇到的是稀有動物，妳是何等的幸福！可是如果今天妳遇到一個人，過幾年、幾個月、甚至幾個禮拜、幾天，他對妳的愛情的保存期限就已經到了，那妳要覺得很自然。所以對於他完全了解我的身體狀況，依然愛著我，這樣守護了我四年，我不覺得這是他應該做的，我衷心感激。如果有一天他去當兵了，或者我怎麼樣了，我們分手了，他離開了，我會覺得這也都是很自然的。」

如果我們能把所有的「六氣之辯」都當成「天地之正」，那你就容易乘御了。如果，如果所有的六氣之辯、所有異常的天候、所有的災難，你都覺得是很幸運的事，那你不就等於每天都放大假、都像在旅行嗎？因為你的生活裏不再有痛苦，你覺得一切都是可以體諒的，這世界本來就是這樣的！這麼一來，你就能「以遊无窮」，你不再只有遊山玩水的時候是旅行，每天你都覺得：今天是非常美好的旅程。因為只要轉念一想，所有負面的事情都是這麼地有意義、都可以很正面。你就每天都能過得很開心啦！「彼且惡乎待哉！」

如果你真的能做到這樣的話，那你的人生還有什麼需要期待的呢？即便是不好的事情也是好的，因為你能從原本以為不好的事發現美好的意義，不是嗎？

因為學《莊子》，我在癌症病房時曾經這樣問我自己：我今天得癌症，第三期，很可能就快走了，我要如何把這件事想得很正面呢？當我這樣想的時候我流下淚來：這麼負面的事情，我怎麼還想要努力讓自己覺得很正面。沒想到才過幾年我就覺得這件事超正面的，幸好十年前得癌症，不然我現在一定沒有今天的心境、沒法過現在的生活。

在《勇於不敢　愛而無傷》新書發表會的前一晚，為了睡飽一點，我把心愛的邊境牧羊犬寄放在共同飼養的學生家。發表會當天，萬事俱備，我很少有一次演講像那一次是兩天前就準備好了，而當天早上的工作就只剩下打太極拳，讓自己維持在最清明的狀態。可就在這個時候學生按鈴了，帶著我一個晚上沒看到、我心愛的狗來找我。你知道當有一隻狗跳上來、巴住你，是在跟你說什麼嗎？牠是在說「我愛你」。所以當我的狗在分別一晚後看到朝牠走過去的我，牠就往我身上猛跳，我就笑說：「哇！牧童說『我愛你』第一次，『我愛你』第二次……」，牠就這樣跳了五次。我就說：「哇！你今天達到最高紀錄，不會有第六次了，對不對？」那時候牽著牠的我的學生，因為很懂狗，知道怎麼讓牠第六次往我身上跳，就忽然間扯動了一下狗的牽繩。而我的狗受到突如其來的驚嚇，就猛力往上一跳，撞到了我的嘴巴，我的牙齒剛好就咬到唇肉，當場鮮血直流。

事情就發生在我要上臺前的兩個小時，我當下考慮的是：到底是要去急診室掛急診，還是要把拳打完然後梳化？我陷入一個《莊子》研究者的抉擇：我應該為了等一下站上臺好看，好好化個妝；還是以心身為優先，趕快去急診室，不要管等一下用什麼樣的面目見人？我想做一個最「莊子」的選擇，就打電話給我的醫生朋友，不巧沒人接。我那時候唯一能做的就是心不慌亂，我告訴自己：嘴唇已經撕裂了、流血了，如果心再慌亂，那不是損失更慘重嗎？所以我一定要穩住。我那時候做的就是拿棉花稍微止血，然後繼續打拳，我想打拳應該會讓血收斂吧，因為打拳時的心神、注意力是非常內斂的。打完拳之後我就拿著一大袋棉花棒，一邊忙著止血、一邊儘速出門。在路途中，一位醫生朋友回電了：「蔡璧名，生理食鹽水、酒精，還有金黴素……」他教我怎麼處理。我說：「好，所以我現在不用去醫院？」「不用，就先這樣。」

那天我可能有兩秒鐘是怪我學生的。你幹嘛那樣弄狗啊？牠突然受到驚嚇才會導致這樣的災難。可是我馬上意識到我必須用非常莊子的想法來解決這件事，於是我想：「學生其實是為我好，他想要讓我的狗對我說第六次『我愛你』，他是善意的，他並不想讓我受傷。」

那我的狗呢？為了說「我愛你」牠就這樣跳起來了，我也就流血了，所以這是件善意的受傷事件。那受這個傷是好事嗎？很難說。但它成為當天一個很重要的考驗，也變成我那天在新書發表的演講臺上，要講「愛而無傷」的一個很好的例子。新書發表會結束後，我的醫生朋友很擔心，就又傳來一個訊息：「璧名，妳今天還好嗎？」我就把新書發表會上讀者拍我的照片直接轉發給我的醫生朋友，讓他放心。他發現我居然不太受影響，就這樣過了一天，於是回傳了四個字：「精神可嘉。」我知道這是《莊子》帶給我的改變。如果是年輕的我，一定會非常慌亂，然後可能會責備學生：「你看你做了什麼，都把老師弄傷了。」可是有莊子同行的我沒有這麼做。我想未來有一天，當我回想起我所有的新書發表會，最難忘的會是這一天，因為這一天我能禁得起這樣的考驗，從容上臺發表。

所以如果你真的能用莊子所傳授的態度來面對人生的一切遭遇，你就比較不會害怕逆境。「彼且惡乎待哉！」你就不會覺得一定要怎麼樣。

今天告白了，你很希望他答應——但萬一他不是最合適的怎麼辦？

今天他說要分手了，你很難過——但萬一在他跟你提分手的三個月後、三個禮拜後、三天後，你的真命天子或者天女就要出現了，你身邊的位子如果沒空出來、打掃一下，那個「對的人」要怎麼坐上來？

所以你何必要覺得悲傷？當你這樣去面對你的人生，你就真的可以「遊无窮」了。

在這裏我們不只介紹了在行走與飛翔之間的列子，我們也讓你知道有一種更厲害、更強大的乘御力，是莊子教給我們，讓我們能夠處變不驚、舉重若輕地去面對自己的人生。

沒有翅膀，也能飛？事與願違，也能快樂！

接下來這段話出自《莊子．人間世》，他告訴我們：「沒有翅膀，也能飛？事與願違，也能快樂！」

絕迹易，無行地難。為人使，易以偽；為天使，難以偽。聞以有翼飛者矣，未聞以無翼飛者也；聞以有知知者矣，未聞以無知知者也。

「絕迹易」，人要找個山明水秀的地方隱居起來，其實是容易的。我曾參加過一個在德國的小島上舉辦的學術會議，會場是個修道院，風景美極了。你去這樣的地方或是到國內的一些寺廟，你會覺得這些修行人其實命蠻好的，在這樣山明水秀的地方修行。

可是那是一種既不儒家也不道家的修行。在中國傳統的儒家跟道家思想裏，「大隱隱於市」，我們必須在滾滾紅塵中修行。儒家說：「格物、致知、誠意、正心、修身、齊家、治國、平天下」；老子說：「修之於身」、「修之於家」、「修之於鄉」、「修之於國」、「修之於天下」。這是中國傳統文化的本質，難怪大家都說東方人勤勞。可這勤勞當然不是叫你過勞死，勤勞是要你遊刃有餘地在你的每一個範疇跟領域裏不斷努力。

所以「絕迹易」，你要隱居、隱遁很容易。可是如果明明是留在人間世，你的腳卻能像未曾披荊斬棘那樣傷痕累累，並不容易。倘若你爬過山，一定知道山路不好走的話，下山後你會發現腳都給劃傷了，還可能在途中遇上吸血的蛭蟲之類的。那「無行地」不是說腳不踏實地，而是你明明腳踏實地地走過，卻能夠好像沒有踩踏到地一樣毫髮無傷，這是最難的。你既活在滾滾紅塵之中，但又不因那些苦難而折磨傷痛。

「為人使，易以偽」，什麼叫「為人使」呢？如果你今天實踐的事情是符合世俗期待的軌跡，你就順隨著走、順隨著做好是很容易的。比方說父母不就希望兒女好好學習、用功讀書、最好拿書卷嗎？孩子若照做，父母一定很樂意幫忙。

我有這樣的學生，爸媽只在乎她拿不拿得到書卷獎，是不是全班第一，完全不在乎她月經不來、內分泌失調。她的母親知道她開始花時間運動以後，從全班第一變成全班第六名，怒不可遏，叫她過回原來的生活。很多時候順隨著家人的預期、或社會的期望、或世俗的價值去做是容易的，因為不會被罵啊！

「為天使，難以偽」，「天」在《莊子》書裏是天生的自然。如果你想去開發自我天生自然的潛質，但卻違背世俗價值的要求，就會遭遇比較多的困難了！所謂開發先天的潛質，並不是指開發特異功能。我從十年前生病之後，因身體狀況亮起黃燈，變得較之前重視身體保養鍛鍊。我記得生病的時候，家人裏最高興的就是我哥，他說：「生病很好啊！讓她知道身體重要，不然沒日沒夜地工作，像什麼樣！脊椎側彎那麼嚴重也不去治療，要是我是她，早就辭職整天調養鍛鍊了！」後來我知道一個很好的推拿師，每個禮拜去找他推拿，做經絡療法。因為常去，跟醫生變熟，有一次聊天時他就說：「蔡老師，妳越來越壯了。」我說：「我知道。我會不會變成泰山啊？」他說：「不會不會！妳頂多就是完成今生老天爺給妳的樣子——妳終於可以把它完成了。」我記得那天下著好大的雨，回家的路上我望向車窗外，有很深的感觸。我想：如果不是在四十二歲時生了這場病，如果不是這場病的提醒，我會像今天這麼重視身體嗎？我會期望自己一天能從事二、三小時的鍛鍊嗎？我的身體會從單薄變得比較健壯嗎？不會的。如果連老天爺給予的身體我都沒有去完成，那我的人生到底完成了什麼呢？讓自己學會填考試的格子嗎？讓自己去拿第一名嗎？而考試很會填格子或者拿第一，真的能保障人生的幸福嗎？

我有一個政治大學新聞系畢業的助理，非常優秀，為了存出國留學的錢到我研究室來工作。做兩年錢存夠了，還找我幫她寫了推薦函，結果出國不到兩個禮拜她就回臺灣了，因為出國前的身體檢查結果出來，她得了乳癌。人生是否非要到如此境地，才會去思考什麼才是生命中最重要的事？我們最終要完成的，到底是一門專業、一份工作？還是你的心靈？你的身體？忘記從哪一年開始，我詢問教室裏修課的學生，竟然已經有百分之七十以上的人有失眠經驗，難道大家都是天生憂鬱到睡不著覺嗎？不，這是文明時代的文明病。

如果不是遇到生命中的黃燈，我會想去改善這些事情嗎？我會比重視我的論文、我的教學，還要重視我的心身嗎？不會。是這一場病，讓我正視並回歸生命的原點。但我非常訝異的是，當我這樣做以後，我的教學和研究表現比原來還要好，這真是始料未及的。就好像在我的課堂上有一位正在看心身科的同學，她第一次來找我的時候，臉色灰白，她說：「老師，趕快告訴我有什麼祕訣，我現在狀況非常地糟。」我說：「妳先聽線上課程的『其神凝』單元，練習『神凝』，晚上早點睡，早上早點起床出門走動曬太陽，然後按照課程的進度學習，這樣就夠了。」那學生說：「老師，這樣怎麼夠？我絞盡腦筋、想盡法子，都沒辦法治好我的憂鬱症，妳居然叫我什麼都不要想，我不要想那不就完了嗎？」我說：「妳試試看就知道。」那是一個背光的階梯教室，上課放投影片講臺不開燈的關係，我通常看不清學生的臉。半年後這個學生再走到講臺邊，已經是完全不同的氣色。我說：「妳居然白裏透紅！看起來好多了。」她說醫生給她的藥已經減量了，現在還不錯。各位覺得她年紀輕輕就罹患憂鬱症、去看心身科是不幸的嗎？很幸運啊！如果不是趁早出現這個問題，她怎麼會知道早睡早起的生活習慣、或是正視、觀注著自己的心靈，是那麼重要的事呢？

「聞以有翼飛者矣」，我們都知道有翅膀的鳥能夠飛翔，有機翼的飛機能夠飛翔。「未聞以无翼飛者也」，卻未曾聽聞有哪隻鳥折了翅膀、哪架飛機斷了翼，還能飛？可沒有聽過，不代表不存在、不代表不可能。莊子這是要譬喻什麼呢？「聞以有知知者矣，未聞以无知知者也」，大家知道的知識，多半是往外追求的。你學了加減乘除再學幾何，再進一步學三角函數，更厲害一點的學微積分。數學學得夠好，才能成為優秀的數學家。大家都是一階一階逐步累積才能念上去的。可是莊子說：「未聞以无知知者也」，一般人可能沒有聽過，有一種知識是要在你能做到沒有智識、沒有智慮的時候，它才會出現。

有一年我《莊子》專書課的其中一項作業是練習《莊子．逍遙遊》的「其神凝」，同學每兩週中有一週，只能被動地使用手機和電腦。被動的意思是，電話響了才能接，有人發訊息來才能回應；除了做作業、打報告外，絕不能主動使用通訊軟體、社群網站，讓整個注意力不要往外投射。我請同學們去感受並記錄有使用手機電腦跟沒有使用的週次心神狀況的不同。那時班上有位同學，因為患有重度憂鬱症，所以她對心神的狀況特別留意。她告訴我：「老師，這作業非常有意思。不用任何線上軟體跟別人互動的那陣子，我發現自己寫作的靈感變得非常充沛。」她發現如果都不要使用通訊軟體、社群網站，不只憂鬱症的症狀減輕，甚至文字創作能力變得比原先強上許多。

關掉手機，不再漫無邊際、甚至是漫無目的地向世界張望，你才能夠做到「无知」。什麼是「无知」？就《莊子》而言，是沒有負面情緒、沒有多餘念慮，這時候人才能擁有的智慧。等你實踐了「无知」，才會明白，無論是生活的靈感、或者是學科的靈感都會自然湧現，而且源源不絕。各位從現在起也可以試試看把念頭關機，去感受一下「以无知知」的美好。

善行者的必備特質！

善行無轍跡，善言無瑕謫，善數不用籌策，善閉無關楗而不可開，善結無繩約而不可解，是以聖人常善救人，故無棄人；常善救物，故無棄物；是謂襲明。故善人者不善人之師，不善人者善人之資。不貴其師，不愛其資，雖智大迷，是謂要妙。（《老子．二十七章》）

《老子．二十七章》說：「善行無轍跡」，什麼是「善行」？《莊子》說：「絕迹易，無行地難」，走在難行的世路上，卻能彷彿足不履地、凌空遨遊，達到超越境遇、能不為外物所傷的境界，這雖然是很困難的，卻也正是《莊子》之徒追求的境界。那麼「善行無轍跡」又是什麼呢？意思是如果你是個很會走的人，你不會留下輪子的痕跡。就好像有一句諺語「鴨子划水」，鴨子在前進的時候，牠在水面下划動的雙腳是不會讓你看到的。

在社群中與人來往，你怎麼樣讓別人不要太注意你？像孟子那樣的勇者，他敢跟梁惠王講「王何必曰利」那樣的話，還能沒有遭殃、全身而退真是太幸運了。可是在這世界上，你對一個人講他的短處、他的缺點，他真的能夠歡喜接受諫言的，究竟有幾人呢？不要講什麼大不了的缺點，我跟姊姊從小學寫古典詩，姊姊寫得比我好。有一回姊跟我說：「璧名，我覺得妳這個字可以改。」我聽了非常高興，然後姊跟我說了句我很訝異的話，她說：「妳是我這輩子遇到，我告訴他哪裏寫得不好可以改還很高興的人。通常大家都不太高興。」——所以你在滾滾紅塵裏面，究竟要如何與人對話交談、互動往來才能全身遠禍？

我考博士班那一年，臺灣大學中國文學研究所、師範大學國文研究所的筆試都考第一名。後來我就讀師範大學國文研究所碩士班的指導教授跟我講：「妳就是道家沒學好，才考第一名。第一名是要被殺頭的，第二名才是最好的名次。」老師會這樣跟我講，是因為當時我在師範大學擔任班級代表，寫了一封信向學校高層反映圖書館廁所很臭。信裏寫到圖書館是學校的心臟，教育是學校的志業，如果連圖書館都惡臭難耐，無怪乎現下學習氛圍低落什麼的，洋洋灑灑寫了一篇。但作夢沒有想到，這麼善意的一篇上書，在會議中被唸出來的時候，那些高層當場變臉：「誰？誰寫的？出來，站出來。」一副要記過的樣子。我的指導老師聽到這件事，就說：「妳幹嘛上書呀？妳不要在那邊讀書就好了，妳家又不是沒有書房。這麼想幫大家反映，第一個被殺頭的就是像妳這樣的人。以後記得考試都不要考第一名。」這給我很深刻的教育。——就像老子的提醒：「善行無轍跡」。

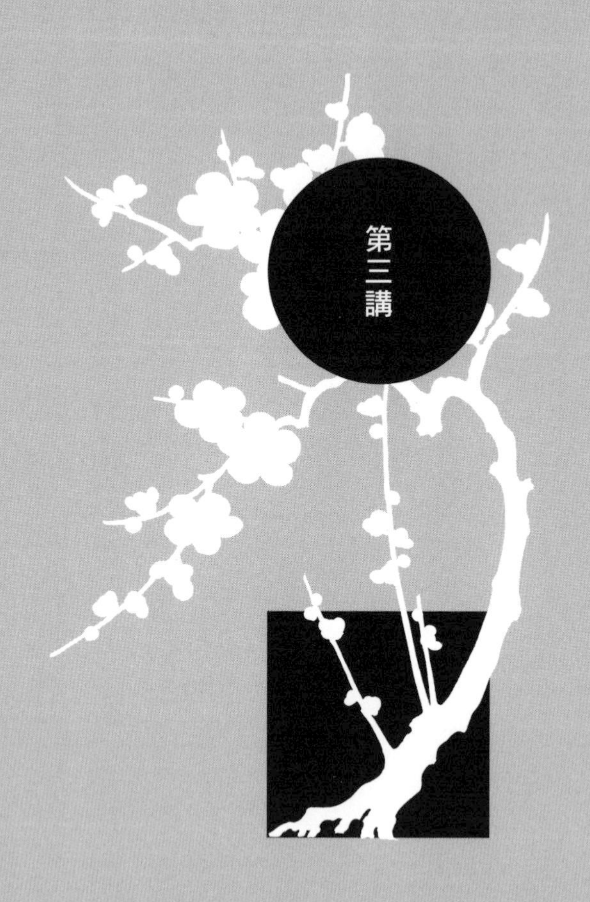
第三講

「彼其所保與眾異」：超越大鵬的大樹

我們在第一講談「夢為鳥而厲乎天」：每一個人的志向、想要到達的目標遠近都不一樣。你怎麼擬定你的飛行目標？我們所渴望的鵬程萬里，會不會就只是一場夢？第二講「行盡如馳」我們問自己：為什麼飛這麼遠、搞得自己如此疲憊，離成功卻還那麼遙遠？到了第三講，要談「彼其所保與眾異」，醫、道兩家所重視的，跟世俗價值、跟一般群眾所重視的不一樣。一般人覺得人生的成功就是鵬程萬里，可是我們求的不是萬里，而是盼能成為一棵大樹，一棵超越大鵬的大樹。

尋找莊學典範的象徵：莊子是什麼鳥？

《莊子》的文本裏，用什麼來譬喻得道者呢？大鵬鳥究竟是不是莊子所追求的理想境界？

許由曰：「子治天下，天下既已治也，而我猶代子，吾將為名乎？名者，實之賓也，吾將為賓乎？鷦鷯巢於深林，不過一枝；偃鼠飲河，不過滿腹。歸休乎君！予无所用天下為！庖人雖不治庖，尸祝不越樽俎而代之矣。」（《莊子．逍遙遊》）

前面我們不斷在探索大鵬是如何完成飛到南冥這樣艱難的任務，牠的人生目標是怎麼完成的。接著，我們講到除了大鵬還有中小型鳥，牠們的人生目標是什麼，牠們為了什麼而飛？我們凸顯出有人為世俗價值而飛，或者講得明白一點，為了欲望而飛。生而為人，安頓欲望也是很重要的，沒有人能夠不吃飯而活著，不是嗎？畢竟「飲食男女，人之大欲存焉」。可是在安頓飲食欲望之後，可能還有高於欲望的追求，追求覺得非常有意義的事情。比方說大鵬，很多著名的研究者覺得大鵬象徵的就是莊子理想的最高境界。

如果你問我：「表徵莊子是哪一隻鳥？」〈逍遙遊〉中的許由當然算是《莊》學筆下的一位典範人物，許由將自己譬喻為鷦鷯，為什麼用這麼隻小鳥來譬喻自己呢？這段文字出現在《莊子・逍遙遊》，許由跟堯的對話中。堯想要把天下讓給許由，許由卻回答：「子治天下」，堯您治理天下，「天下既已治也」，已經把天下治理得很好了，「而我猶代子」，如果我在這時候出來取代你，「吾將為名乎？」難道我為的是「名」嗎？這個「賓」指的是什麼？「吾將為賓乎？」難道我是要圖個名聲嗎？名聲是什麼呢？「名者，實之賓也」，實質的生命內涵才是主人，而名聲不過是賓客。

學習哲學、閱讀經典，在我們生命中很重要的意義是，提醒我們不斷地問自己：「你是為了什麼而活？」你到底把什麼當成生命中最重要的事情？還是你已經反客為主了？一直在注意別人怎麼看你、別人怎麼講你，不斷地讓這些外人的目光、旁人的口水牽制你，忽略了生命中最重要的追求是什麼。

接下來許由又講了一段話。當然啦，當君王的薪水肯定高嘛。可是對這些薪資或物質的想望，《莊子》書中的典範人物是這麼想的：「鷦鷯巢於深林，不過一枝」，我就像隻小小的鷦鷯鳥，在林子的深處築巢，只需要一處枝頭，就足以安身。「偃鼠飲河，不過滿腹」，就像隻到河邊喝水的土撥鼠，再怎麼喝，喝到肚子鼓起來牠就飽了。這告訴我們什麼？再會吃的人，其實也很容易就飽足了。你會發現生存所需要的物質其實不用那麼多。

「歸休乎君！」如果你看穿這一切，就會感受到「歸」這個字蘊含深刻的意義。「歸」就是回家，回什麼家？回到心靈的家。做所有的事情都有個本末先後，你一定是先顧好你的心情、顧好你的身體，然後去做你此刻、今生覺得最有意義的事。「予无所用天下為！」美國總統大選前夕，新聞報導說：「明天就要選出全世界最有權力的人了。」或者關於某個公眾人物，大家說：「哇！那個誰的粉絲，有上百萬人了。」可是如果這不是你的追求呢？「予无所用天下為！」你會覺得那一切都與你無關。這就好像我在某個年齡會穿高跟鞋，但現在如果可以的話，我盡量只穿練功的平底布鞋，因為這樣練功方便啊，隨時都可以打拳。所以現在我走過那些從前喜歡的品牌專櫃，已經完全不感興趣了。

「歸休乎君！予无所用天下為！」十幾年前，我教出來的那批中醫師學生，有一個拿我教他的東西出來賣錢，把我的研究成果寫成他自己的，聽說賺了兩、三千萬。有學生問我：「要不要去檢舉他？」我說：「不要。」我的想法是：「這世界賣毒品的人多著，畢竟他教的是《傷寒論》，是好書啊，教得好不好、對不對是另一回事。」學生又追問：「那老師妳打算怎麼處理？」我說：「有一天我會出書，那就是一種處理。等我出書了，一本書只要臺幣四百塊、人民幣四十塊，誰還要去買他那動輒上千、上萬的課程。這就是我的處理。」

所以到底什麼是你在人間世最重要的追求？一旦你以心身修鍊為生命核心的價值，再高的位階、再多的財富，對你來說都是繁華過眼。有多少高官、厚祿是用齷齪或是傷害很多人的方式才得到的，這有什麼好稀罕的呢？

在這種情況下，許由說：「庖人雖不治庖，尸祝不越樽俎而代之矣。」我覺得這個譬喻很有意思。他說：廚子不做菜了，尸祝也不會丟下他原本的工作，去做該廚子做的事。尸祝在古代要做啥？傳說他們能溝通天人，能知天意，就像巫婆、巫師一樣。你讀《左傳》、讀《莊子》可能覺得尸祝沒什麼大用，但如果你去讀《黃帝內經》，對尸祝便會有不同的看法。根據《黃帝內經》的紀載，在最遠古的時代，人生了病其實可以不吃藥，只要有祝由、有導引就能恢復健康了。為什麼會這樣？或許是因為那時還沒有「文明病」吧！如今好多的病都是文明病，如果沒有手機，你們會駝脖子嗎？如果沒有電腦，我們大家背脊會這麼僵硬、眼睛會這麼耗損嗎？

如果有一種職業，可以讓你非常健康，讓你一輩子沒有文明病，你應該不會想換工作吧。所以就算廚子不下廚了，尸祝也不會丟下他原本的工作，去做該廚子做的事。回到君王、回到庖人，你知道政治最重要的一件事其實就是分配。人民繳的稅怎樣收才收得公平、收得齊，這些錢又怎樣分配使用才合理。當君王其實和廚師很像，要讓大家都有飯吃，最好還吃得健康、吃得好。

但人的一生，不只有吃飯而已。我們能夠用兩隻腳站立，把兩隻手空出來，因此有無數的創造與發明。古人對人類的預期是很高的，「三才者，天地人」，天、地跟人，三才之中只有人能夠護育這個世界、保護這個世界。可是很難堪的是，也只有人可以這麼嚴重地破壞這個世界。所以人的角色其實是非常非常重要的。

「尸祝」，祝的任務是溝通天人，尸也是。爺爺死了，孫子來扮演成爺爺，穿著爺爺生前的衣服，坐在爺爺生前的座位用餐，這就叫「尸」，想透過孫子跟過世的爺爺溝通。《莊子》的學說不談生前死後的世界，他既不否定生命的永恆性，也不去建構一個天堂或西方極樂世界讓人追求，他要我們踏踏實實地在生後死前把自己的心治理好，讓它成為生命的主宰。假使生命如莊子所言是永恆的，那麼在你拋下人世間一切繁華之後，這魂魄還是能夠繼續存在的。所以莊子的心靈追求，指向的是永恆的意義，可是莊子不開立宗教，只談人在出生之後、死亡之前的意義。

回到莊子是什麼鳥？在這段文本莊子用鷦鷯這麼小的鳥來譬喻得道者許由，講的很類似《老子》裏的「甘其食，美其服」，對物質的欲望是很淡泊的。但這不表示鷦鷯就象徵了《莊》學的最高典範，《莊》學典範在《莊子》書裏可能還有更重要、更具代表性的象徵，我們後面的章節再談。但透過剛剛的論述，我們可以說：大鵬鳥其實並不是莊子所追求的理想境界。

臺灣清華大學楊儒賓教授這兩年出版《儒門內的莊子》一書，我覺得是一個非常有意思的視野，他點出了一件後人容易忽略的事：我們現在講的先秦諸子、儒道墨法名陰陽，都是非常有名的思想學派。可是你讀《莊子》，會發現文章裏總談儒墨，為什麼呢？因為莊子的時代只有儒墨成家，莊子才剛出道，雖然有老子也只是一人、一書而已，還沒有成眾成家。而莊周為什麼會寫出《莊子》這本書？是不是他跟當時的讀書人一樣，閱讀了儒家經典之後，雖然覺得儒家學說很美好，但好像還可以更好，所以莊子把他認為儒家學說有缺漏的部分作一番調整，開展了道為骨、儒為肉，儒道會通的莊學風貌。當然，這是我的研究心得。

超越大鵬的大樹！

讀過前個單元的各位已經知道大鵬鳥並不是莊子所追求的理想境界。那麼，究竟什麼才是超越大鵬、象徵道家思想的最佳典範呢？

只要留心閱讀一定會發現：以大鵬開場的《莊子．逍遙遊》，最後壓軸上場的其實是一棵大樹。各位看電視劇都知道，第一集一定要吸引觀眾的目光，要不然觀眾看不下去就轉臺了。而做為結尾的最後一集也很重要，好的作品，不管是詩歌、小說、戲劇，開場跟結尾都非常重要，但如果結尾跟開場要二選一，請問哪一個才是重中之重？當然是結尾。因此〈逍遙遊〉結尾出現的這個象徵物——樗樹，才是象徵道家思想的最佳典範。

惠子謂莊子曰：「吾有大樹，人謂之樗。其大本擁腫而不中繩墨，其小枝卷曲而不中規矩。立之塗，匠者不顧。今子之言，大而无用，眾所同去也。」莊子曰：「子獨不見狸狌乎？卑身而伏，以候敖者。東西跳梁，不避高下，中於機辟，死於罔罟。今夫犛牛，其大若垂天之雲。此能為大矣，而不能執鼠。今子有大樹，患其无用，何不樹之於无何有之鄉，廣莫之野，彷徨乎无為其側，逍遙乎寢臥其下，不夭斤斧，物无害者，无所可用，安所困苦哉！」（《莊子．逍遙遊》）

惠子是莊子的好朋友，我從小對這點就很困惑：為什麼莊子會和自己這麼不像的惠施成為那麼好的朋友？但我後來大概懂得為什麼。一個人結交什麼朋友、喜歡什麼樣的人、跟什麼樣的人談戀愛，都可以看出其中的核心價值與生命哲學。當我問：「你喜歡跟什麼樣的人在一起？」從你的回答我就大概知道你的核心價值是什麼。《老子》說：「聖人常善救人，故無棄人」（〈二十七章〉），在聖人眼中，在生命中遇見善人跟不善的人都是有意義的。因為在道家的定義下，越是全德之人，越要學習善人，見賢思齊，這點跟儒學很像；可是對於不善的人，則越要能夠包容。也就是說，不論是善人或不善人，你都能與他相處，這是很難得的修養。在這樣的哲學思想下，我們就了解為什麼莊子會結交惠子這位跟他那麼不同的朋友。

在〈逍遙遊〉的最後，惠子跟莊子說了一個故事。他說：「吾有大樹」，我有一棵好大的樹，「人謂之樗」，大家叫它「樗樹」。樗樹的樹幹怎麼樣呢？「其大本擁腫」，樹瘤盤結，「而不中繩墨」，早期的木材行，會拿一條細繩去沾墨，然後一彈，就能留下一條筆直的墨線，可是這棵樗樹因為樹瘤盤結，因此無法彈出筆直的墨線。「其小枝卷曲」，它的枝條彎彎曲曲的，「而不中規矩」，規是拿來畫圓，矩拿來畫方，樗樹的樹枝既不方又不圓，完全沒有辦法用圓規或方尺來取材利用。各位聽到「規矩」有沒有想到小時候常怎麼樣被教育：「欸，怎麼不守規矩啊？」華人教育的過程常就是要求大家都能遵守規矩，除了守規矩，還要成為有用的人，對不對？這樣的教育其實挺儒家的。

繼續聽惠子說這棵樹，「立之塗」，這棵樹長在路邊，「匠者不顧」，木匠經過也不會多看一眼，因為沒用嘛。惠子就拿這棵不合繩墨跟規矩的樹，來譬喻好朋友莊子的學說。惠子說：「今子之言，大而无用」，莊子你的言論就像這棵大樹一樣，好像很高大，但不中繩墨、不合規矩，完全沒有用。所以「眾所同去」，所有人聽到你的學說覺得「沒用！」就會轉身離去。但是各位想想，究竟什麼是有用？什麼是沒用？

我在臺灣大學遇到過很多家長擔心孩子去學一些所謂「沒用」的東西。對多數家長來說什麼是有用的呢？像是外語能力、或是能通過公務員、出國留學考試或者能拿到專業證照的學問，這些是多數人覺得很有用、有價值的東西。

我們來看看莊子怎麼回答。「子獨不見狸狌乎？」莊子的回答很有意思，他用了象徵來說明。「狸狌」是黃鼠狼。莊子說，你沒看過那黃鼠狼嗎？「卑身而伏」，牠身體趴得好低，「以候敖者」，等待獵捕飛過的禽鳥，「東西跳梁」，只顧著追逐獵物，東跑西跳的，「不避高下」，完全不害怕會不會摔傷腳，也沒有留心有什麼陷阱。「中於機辟，死於罔罟」，結果牠就踏中了獵人所設的機關，死在捕獸的羅網中。

這樣一段語重心長的話，如果各位青春正好，在人世間還沒經歷什麼太痛的悲傷、太苦的磨難，看到這段可能很快就翻過去了。可是當你經過一些磨難，你會覺得這段寫得太好了。那隻黃鼠狼，那隻狸狌，當牠全神貫注在外在世界的目標時，真就對身邊的危險渾然不覺。比方說一個學生想要出國留學，想進入紐約某大學某個科系的研究所就讀，但他的家人不能供應他所需的花費，於是他為了他追求的目標日以繼夜、非常努力地打工。而在他努力的過程中，很容易忽略了其他更重要的事，像是身體的健康、心靈的平和。可能正一點一滴地在流失。

狸狌在《莊子》的學說裏是個負面的例子。講完狸狌之後，莊子接著講一隻體積較大的斄牛。斄牛傳說是中國西南方一種長毛牛，「其大若垂天之雲」，牠身體好大，大得像從天邊垂掛而下的雲幕。莊子每次形容好大的東西就會說像從天上垂掛下來的雲。「此能為大矣」，這真的是很大了吧！可是莊子忽然說：「而不能執鼠」，但這斄牛卻不會抓老鼠。各位聽到這裏，是不是有一種既有趣又荒誕的感覺？不總說「殺雞焉用牛刀」嗎？這麼巨大的斄牛，讓牠去抓老鼠，不覺得很可惜嗎？這裏說的「執鼠」，讓我們想到剛剛講的規矩、繩墨，想到一些其實不是那麼重要、不那麼貼近生命本質的技藝。

我接下來舉一個例子，讓各位更能體會莊子這個譬喻：怎麼會把捉老鼠當成那麼重要的事呢？我永遠記得念博士班的時候，有天一位男同學忽然打電話給我，他說：「蔡璧名，女人真是水做的，真是了不起。」我說：「怎麼樣？」「李登輝總統邀請林文月老師去當文建會主委，她當下就推辭了。」我的反應就：「噢。」他說：「妳不覺得很驚訝嗎？中文學門出身的學者，從來沒有人當過這麼大的官吔。」我心裏想：「當官，不就是一種得在很多你不一定很想見的人當中走來走去，然後犧牲很多自己時間的事情嗎？林文月老師這樣的決定不是很自然嗎？」可是我的男同學覺得：「不得了，偉哉！林文月老師，不慕人間榮利啊！」各位，其實這世界就是這樣。很多人覺得很稀罕的事情，有的人卻覺得：「那有什麼好？我才不要呢。」

莊子講完黃鼠狼跟犛牛兩個譬喻以後，回到惠子的譬喻。「今子有大樹」，惠子你有棵這麼大的樹，「患其无用」，你與其煩惱它不能做家具、憂患它沒用，「何不樹之於无何有之鄉，廣莫之野」，為什麼不把這棵樹種在空無一物的本鄉、遼闊無邊的荒野？這麼一來就能「彷徨乎无為其側」，這個「彷徨」是自在徜徉的意思，你可以自在徜徉在這棵大樹下。就像我全世界最感謝的就是臺灣大學的樹了，因為它們的存在我才能大熱天在樹蔭下打拳，不會太熱也不會曬得過黑。「逍遙乎寢臥其下」，還可以很自在地在樹下睡上一覺。

但「无何有之鄉」到底指什麼？我以前讀《莊子》並沒有很留意這一句，可是後來研究醫書時讀到「人參」這味藥，條下有個方子叫「獨參湯」，單用人參一味藥。給病人服下獨參湯，可以「起人於无何有之鄉」，人參可以把病人從「无何有之鄉」給救回來。我發現歷代醫家用「无何有之鄉」指稱人死去的地方。如果這樣，「无何有之鄉」指的就是人死後魂魄的去處，講的就是人的魂魄。因為在莊子的生命觀中，人的心神靈魂在死後是依舊存在的，所以莊子的意思是，惠子你何不把這棵樹就種在「无何有之鄉」，致力於一己心神的陶養呢？

我覺得莊子很有意思，既不唯物，也不為讀者建構一個死後的西方極樂世界或天堂，從來不談人死後的世界。莊子只說：「六合之外，聖人存而不論」（〈齊物論〉）。我們身處在東、西、南、北、上、下這宇宙六合之中，聖人肯定六合以外世界的存在，卻不加以討論。莊子重視的是在出生之後、死亡之前，在這有限的一生當中，如何好好地愛養我們的心神。我們可以將心神解釋成靈魂，但是莊子不告訴我們靈魂往何處去，他只強調心神非常重要，這會影響你一輩子成千上萬次的選擇與人生的價值，而透過傳統醫學，我們也知道心神會影響我們的氣血、我們的臟腑、我們的身體。這就是「无何有之鄉」——一個你很難衡量、很難看見，卻無比重要的地方。

當你致力建構自我價值、修養個人心性時，其實別人未必看得出來。如果你會問：「別人看不出來，我努力幹嘛！」那就表示你是為了別人的耳朵、別人的眼睛而活。至於修養個人心性有什麼好處？等你經驗過了就會知道。後面許多講次都會強調心神的重要性與陶養心神的良方，各位會越來越清楚。

接著莊子說：「今子有大樹，患其无用，何不樹之於无何有之鄉」，你何不致力於提升自己的心神靈魂，讓它變得更強大呢？我們都會跟別人說：「你好好鍛鍊，吃營養一點，早睡早起、睡飽一點，就不會那麼容易感冒了。」鍊功對我來講是一種心身合一的練習。如果身體可以鍛鍊，為什麼心靈不可以？

蘇東坡講他自己：「多情多感仍多病。多景樓中，尊酒相逢，樂事回頭一笑空」（〈采桑子〉），文字功力出色的人多半比旁人敏感，因為有敏銳的心靈才能感觸到別人感觸不到的細膩、表達出別人表達不出的轉折，但是，這樣的心靈多半也比較容易受傷。蘇東坡絕對不是一出生就達到〈定風波〉中「回首向來蕭瑟處，歸去，也無風雨也無晴」的境界，他一定痛過、傷過，在生命中淬鍊過，但就是因為太痛了、太傷了、真的不能再傷了，於是用這樣的哲學思想強化自己的心靈。如果我們能把一輩子最重要的追求放在心神靈魂，做到「彷徨乎无為其側」，隨時隨處都因此能夠自在徜徉，你會發現無論遇到快樂或者不快樂的事，不管忙或不忙，甚至就算什麼也不做的時候，都能開心。

「逍遙乎寢臥其下」，在這樣的心神狀態下，你會睡得很安適。各位發現沒有？莊子在〈逍遙遊〉中，第一次提到「逍遙」兩個字，連接的居然是睡大覺——「逍遙乎寢臥其下」，很自在地在大樹下睡上一覺。各位聽得出來這裏睡覺的時間是白天吧？孔子對於白天睡覺是怎樣批判的？「宰予晝寢。子曰：『朽木不可雕也，糞土之牆不可杇也！』」（《論語・公治長》）標準怎麼會這麼不同？這就是兩者生命哲學核心價值的殊異。

道家很在意你睡得好不好，所以特別用在大樹下睡覺來表徵逍遙。難道莊子在那個時代就已經預知了千百年後的今天，現代人有著失眠的困擾，而且越來越多人為此所苦？

要睡得好真的不是件容易的事，我對此深有體會。我抗癌成功活著回來之後，有很多病人想如法炮製，大家都想知道這個人到底怎麼活下來的，為什麼沒死？面對這個問題，我通常知無不言、言無不盡，把我生病以後所有的調養方式都傾囊相授。後來因為太多人問，一一回答太麻煩了，我乾脆寫成一本書，《穴道導引》。有讀者問了一個聰明的問題：「穴道導引的賴床操可不可以坐著或站著作？」可以。那我為什麼要把這麼多可以坐著或站著作的功夫設計成躺著作呢？第一點，因為我想把握早醒賴床的時間。第二點，考慮到有大量臥床的病人，非常需要運動。第三點，你坐著作和站著作，除了對脊椎骨、任督二脈的力度有加強的效果以外，肌肉筋絡絕對不會比躺著放鬆，躺著是最容易感受到放鬆的。所以就能明白為什麼莊子在〈逍遙遊〉要講：「逍遙乎寢臥其下」，好像在提醒千百年後的人們能夠逍遙安睡的重要。

「不夭斤斧」，「夭」就是夭折、短命，「不夭斤斧」就是不會被斧頭砍傷，在這裏因為它是一棵沒用的樹，所以不會被斧頭砍傷。我們在人間世不一定會被真實的器物砍傷，但我們的心很容易挫折受傷。身體會受傷，心當然也會受傷。莊子說如果能夠不為外物所傷——當然這是用具體的傷來含括無形的傷——就好像我們講一個人失戀，這場感情讓他傷得很深，「傷得很深」可能是抽象的傷，但是我們都知道它是非常真實的傷痛經驗。

「物无害者」，沒有什麼外在的事物會傷害他。究竟是外在的事物不會去害他，還是他能讓自己不會被外物所害？就好像我們一群人都處在同樣的氣候環境裏，有的人傷風感冒、但有的人就是健健康康、不受侵襲。究竟我們如何能不為外物所傷呢？

「无所可用，安所困苦哉！」他說這棵大樹啊，沒有人要砍它傷它，是因為它不合規矩、沒有用處，這樣的話，你又何必因為它「不中繩墨」、不合規矩，沒辦法成為有用的木材，而覺得可惜、困擾呢？——對一棵樹來說，最開心的應該是它可以享受清新的空氣、肥沃的土壤，長成一棵參天大樹。一棵樹絕對不會希望自己為了成為很好的木材而被砍下來。

我們到底要選擇什麼樣的職業、什麼樣的環境來發揮自己的才能？我們有限的人生，超過一半的歲月都在就業，而當中每天清醒的時刻有超過一半的時間是在上班工作，等於至少四分之一的人生投身職場，那我們怎麼能只注意薪資高低，卻不去思考這個職業是不是能讓心身安適？職業是你自己可以選擇的，一旦你讀了《莊子》，而且讀到骨子裏，不管是選擇職業或男女朋友，你都會有跟還沒讀《莊子》前完全不同的眼光。

我遇到一個女孩，她說想要嫁給有上進心的人。她覺得男生要非常努力，將來很有成就叫做「有上進心」。可是她聽了我一年的《莊子》課以後，對「上進心」的定義改變了。她現在想要嫁給一個很重視自己心身保養的人。她說的這番話讓我想起另一個學生，那個學生的特色就是整天看起來很開心。有些人是要遇見什麼樣的愛情，得到什麼樣的名位、什麼樣的權勢才能開心，可是如果你懂得愛養心靈，你不需拿第一名就很開心了。而且就算告白失敗還是可以很開心，那是一種順其自然、安於推排的開心。如果能這樣，「无所可用，安所困苦哉」，就算別人說你這個人沒有什麼用處，又有什麼好困擾的呢？

當然，這裏說的「无所可用」，不是沒有一技之長，找不到工作那種。而是像〈齊物論〉所說的：「為是不用而寓諸庸」，你沒有打算把自己當成一個工具，但是將自己寄託在三百六十五行的一個行業裏。就像之前講的，一個讀過《莊子》的人、一個珍惜心靈的人，他去做庖丁的事業，跟沒有這樣哲學素養的人，拿起那把屠牛刀，兩者會過不同的一生。

我的眼睛曾經在念博班的時候重度受傷過一次，視網膜燒傷，西醫的眼科說沒辦法醫治，後來是用特殊的方法治癒的。可是不知道是不是喜歡《莊子》的關係，在眼睛受傷的那段時間，我竟然想：「太有意思了，我這輩子的專業就是文字，可是我現在是看不到字的人，那我以後能幹嘛？能像電影《料理鼠王》裏的那個人，不用眼睛看就能做菜嗎？」我居然很自在地想我還能做什麼，就是因為受《莊子》思想影響的緣故。

生命中的一切追求，不管是愛情、財富、學識、地位、房子……所有想得到的東西，都是為了得到一個叫做「幸福」的感受。如果能做這樣的心靈錘鍊，你會忽然發現，即便什麼都尚未得到，就已經深感幸福了。我以前開情詩課都鼓勵學生說：「寫詩最好了！如果你的愛情很順遂，那詩不容易寫得好。往往越是痛苦，詩寫得越好，文窮而後工嘛。所以如果失戀了，那我恭喜你可以寫出一首很好的詩。那如果感情順遂，我恭喜你遇到一個很好的人！」所以不管什麼情況，日日是好日。

學《莊子》更是如此，「无所可用，安所困苦哉！」這棵大家覺得沒用的參天大樹是《莊》學的象徵。但它到底有沒有用？我想讀過陶淵明、蘇東坡的人就知道，在逆境裏還能這麼快樂的工夫就在《莊子》書中。誰的人生沒有逆境？有的人就算再富有、再有權勢，可能還得事事如意才能快樂。如果你沒有他的地位、沒有他的財富，卻很輕鬆就能擁有快樂，這不等同擁有更驚人的財富嗎？

這就是《莊》學典範的象徵：超越大鵬的大樹。

與眾不同的生命追求

我們剛剛講了「莊子是什麼鳥？」和「超越大鵬的大樹！」接下來看這象徵著道家理想典範、「无所可用」的大樹，他「與眾不同的生命追求」。各位，有沒有發現樹跟鳥有著很大的不同，樹是扎根越來越深，而且是內返不外求的。我認識一個女孩，現在是我的好朋友，我問她：「妳這輩子最想做的是什麼？」她說她想環遊世界。我一聽就想：「好普通的追求。」當然普通也沒什麼不好。其實我年輕時也蠻喜歡旅行的，去體驗各國不同的風俗民情與文化。於是我問自己：從什麼時候開始不喜歡旅行的？其實就是在我鍊太極拳以後。現在任何人邀我出遊，我首先都會問對方：「有沒有一塊平整的泥土地可以打拳？」再問：「煮白稀飯方不方便？」因為鍊功的關係，我每天早上是要吃白粥的。也許有人說：「那生活不是太無聊了嗎？妳每天都在一個固定的地方打拳，我看每棵樹妳都認得了。」可你不知道的是，我看道教的人體圖，總把人體畫成一幅山水風景，每次望著一大張懷抱山水風景的人體圖就想著如何賞盡其中的萬水千山。當你鍊到一個不算高的、還很初階的程度，就已經覺得身體裏的風景實在太迷人了，很難有任何東西比這更吸引你。過去那個喜歡與朋友出去旅行的我，一定很難想像現在的自己，竟成了一個每天最想待在同一塊泥土地鍊拳的人。

所以〈逍遙遊〉說：「安所困苦」，如果你的心能練到隨時都逍遙、時刻覺得幸福，那是一個很美好的狀態，也是莊子、道家或者醫家共同追求的目標。

接下來要透過《莊子．人間世》的這一段故事，明白點出「與眾不同的生命追求」。

匠石覺而診其夢。弟子曰：「趣取无用，則為社何邪？」曰：「密！若无言。彼亦直寄焉，以為不知己者詬厲也。不為社者，且幾有翦乎！且也彼其所保與眾異，而以義譽之，不亦遠乎！」

〈人間世〉這段故事是這樣的：有一棵樹身碩大，木材卻沒辦法造船、做棺材、器具、門窗，也沒法做柱子的櫟樹，長在祭祀土地神的廟社旁。一位名叫石的魯國木匠經過，說這棵樹：「根本沒用。」看都不看一眼就走了。結果那棵樹晚上就到他夢中對匠石說：「難道你要我去當一棵因為有用而被砍下來的文木嗎？其實我祈求能因為無用而不被砍伐已經很久了，直到今天才辦到，你知道這有多難得嗎？」「匠石覺而診其夢」，匠石醒來以後，就將這個具有涵義的夢告訴他的弟子，弟子聽了以後不解地問：「趣取无用，則為社何邪？」櫟社樹既然想要追求不要符合世俗標準的用處，那麼為什麼還要當一棵生長在祭祀土神場所旁、供人乘涼的樹呢？如果有這樣的疑問，就表示你誤解道家之徒的心意了。雖然說道家之徒不向外追求，但不表示沒有追求；無待於外，不表示無待於內。我們之前講到：「強行者有志」、「人真以為勤行者」、「上士聞道，勤而行之」，可見道家之徒對於內在心神的追求，是非常積極的。所以匠石就跟他弟子說：「密！若无言。」「密」就是我們說的：「噓！」噓！你別亂說話。「彼亦直寄焉」，它也不過是將此生所要保養的心身寄託在「社樹」這個身分職業而已。

「彼亦直寄焉」，所有讀過《老》、《莊》的人，可能選擇了三百六十行中完全不同的行業，可是不管在哪個行業你都可以鍾鍊自己。比方我當一個大學教員，在這個工作崗位上，我最關注的仍然是自己的心身是不是進步了？生命中每一天的本末先後是不是安排得恰當，還有沒有需要再調整的空間？

再者，在《莊子》的學問裏，身體是我們心神的住處，而工作是此生的寄託，雖然我們居住在這個身體、從事這份工作，可是最核心的價值還是心神。在《莊子》、《老子》、或者《黃帝內經》裏，不管是中國的醫家或者道家，認定人活天地間最值得在意的就是心神。儘管它抽象無形，卻可以決定這有形世界的一切。

所以莊子透過匠石之口說：「以為不知己者詬厲也」，只有那些不懂的人才會詬病、批評這棵櫟社樹，覺得它是棵沒用的樹。「不為社者，且幾有翦乎！」懂得以保養心身為核心價值的大樹，今天就算不當一棵社樹，難道就會被砍伐嗎？這好像在講，一個能夠鍾鍊、能夠主宰自己的心靈、心情的人，這樣的人不管做哪一行，都是可以保全自己的。

「且也彼其所保與眾異」，這棵大樹致力保全的跟一般人都不一樣。一般人追求世俗的價值，可能是財富、名位、權勢等等，可你一旦讀了《老》、《莊》，你生命的價值豈是收入財富所能評比的？那並非生命最重要的部分。

我過去教《莊子》講到這裏，就有個男學生對我說：「老師，妳這樣講是很好聽啦！可是我之前追求一個女生沒追上，原因就是我騎腳踏車去載她，另一個同學開ＢＭＷ去載她。」我說：「你確定成敗的差異只是因為那一輛ＢＭＷ嗎？如果這個女生，看上的真的只是那輛ＢＭＷ，嫌棄你的腳踏車，那你還要追求這樣的另一半嗎？」「同聲相應，同氣相求」——你在意什麼，你就會去珍惜跟你價值觀相近、聲氣得以相通的人。

每個人追求的不同，「而以義譽之」，這個「義」解作有人字旁的「儀」，就是外在的形貌、身分。你用外在的形貌、身分去談論、衡量這棵櫟社樹，說這棵樹幹長著大樹瘤、樹枝歪歪扭扭，是不合規矩、繩墨的樹，「不亦遠乎！」這不是跟櫟社樹自身所追求的相差很遠嗎？就好像你問：「太極拳練了這麼久，怎麼還不見肌肉纍纍」一樣。練太極拳追求的是心神靜定、任督氣脈充實通暢、全身筋絡肌肉放鬆，又不是在練肌肉。而你拿一個和對方的追求背道而馳的標準來衡量他，不是很可笑嗎？

這段文字我要強調的是：「彼其所保與眾異」，莊子之徒一生想要保全、想要護住的，跟一般人不一樣。世俗之人大多為了符合更多人眼睛、耳朵的期待而活著；有的人為了職業的需求，把自己修剪成那個職業需要的樣子；有的人是為了自己以為深愛的那個人，扭曲自己的靈魂變成原本自己不想成為的形狀。可是那些旁人的眼光、耳朵、口水都不是莊子看重的，莊子是以自我生命的不斷升進為追求目標，希望讓心靈維持在最沒有負面情緒、最少煩雜念慮，最能讓身體放鬆的狀態。輕鬆是快意、是舒適，這是不分古今中外、不分東西南北都認同的，但是卻很少人把它看作一生最重要的目標、把它當作生命中最迫切、最重要的事。

這就是莊子的「彼其所保與眾異」。

踩穩腳下，作一棵很有行動力的樹！

讀到這裏，我想各位已經很明白了，道家或者醫家非常重視心神還有氣。接下來要透過《老子》的六十四章，破除許多人對道家的誤解——道家的理想典範並不是閒散度日，什麼都不必努力，而是非常有行動力的、一步一步踩穩腳下，朝朝暮暮致力於讓生命之樹的樹圍更壯、扎根更深。

其安易持，其未兆易謀，其脆易泮，其微易散。為之於未有，治之於未亂。**合抱之木，生於毫末；九層之臺，起於累土；千里之行，始於足下**。為者敗之，執者失之。是以聖人無為故無敗，無執故無失。民之從事，常於幾成而敗之。**慎終如始**，則無敗事，是以聖人欲不欲，不貴難得之貨；學不學，復眾人之所過，以輔萬物之自然而不敢為。（《老子．六十四章》）

《老子》在全世界已經不知道被翻譯成多少種語言、不知道有多少個譯本了，有非常多不同民族、文化的人在閱讀《老子》。其中不乏一些研究《老子》的學者，他們覺得《老子》的學問好特別，怎麼說呢？《老子》所描述的聖人居然是要努力做到什麼都不要努力。——這其實是某種程度的誤解，在這裏首先要破除這樣的觀念，我要把《老》學或者說道家的行動力，很清楚地為各位點出來。

老子說：「其安易持」，一個國家也好，個人身體也好，在平安順遂、太平無事的時候，很容易維持。「其未兆易謀」，如果一個災難、一個禍端，在它還沒有預兆、還沒有明顯到可以看出來，也就是非常微小的時候，它其實是很好對付的，你很容易就可以把未來可能形成大問題的小問題給解決掉。這裏我要特別強調「其安易持」的「持」跟「其未兆易謀」的「謀」，從這兩個字你可以看出《老》學其實是很講工夫的，絕對不是躺在那兒什麼都不做，坐在那兒什麼都不努力。老子是要你去「持」，要你去「謀」的，而且還告訴你要趁早。

《老子．六十四章》的前半段告訴我們最重要的是什麼？是「慎始」，無論什麼事情剛開始都要非常小心，千萬不要讓它變得不好。我常常跟臺大的修課學生舉這個例子：開學的時候，你會想好好地過大學生活。所以你買好筆記本、買足了文具，認真地做了第一堂課的筆記。不久，一段長假來臨，你想：乾脆蹺一堂課好了，就可以讓假期多一天，大學國文嘛，少上一堂課有什麼關係呢？於是你蹺了一堂課。蹺了一堂以後覺得也還好，沒想到聽說老師居然考試了，更沒想到聽說有人還到當週另一班去補考，偏偏你又錯過補考機會，真是太糟糕了！既然如此，心情不好，乾脆再缺一堂課好了。你想：下週上課我就一定會去了。

學期結束你回頭看自己的筆記，「咦，我開學第一天的筆記怎麼這麼詳細工整、這麼精美呀？但後來的筆記到底在寫什麼，怎麼連我自己都看不出來了呢？」或者你喜歡一個人，剛開始跟他約會，第一天見面你們對彼此非常地客氣，「你要吃什麼？」「看你喜歡吃什麼，我跟你吃一樣就好。」第一次對方遲到了，「噢，沒關係的，沒等多久，我也才剛到。」可是怎麼才交往兩、三個月，「欸，如果要遲到，可不可以不要約在校門口，太陽很大，你知道嗎？」「那要吃什麼？」「噢我不太想吃那個啦。」一切開始變得不一樣了。人生常常就是這樣，有什麼事情我們能夠一直像開始的時候那麼美好？

透過小說、戲劇、電影、或者談話性節目，我們常會看到一些殘破的愛情，或者不太美好的夫妻關係。總讓人想：他們是怎麼走到今天的？他們也曾經含情脈脈地牽起彼此的手，他們也曾經在結婚的那一天，深情款款地跟對方說：「我願意。」但後來為什麼會變成這樣？老子提醒我們要做到「慎終如始」，這確實是一件沒人提醒，自己不留意、堅持，便很難做到的事。或者，你剛開始投入一份工作的時候，充滿了理想與熱情，可是當金錢誘惑環繞著你，那曾經的理想你還記得嗎？

老子接著說：「其脆易泮」，這個地方我覺得非常有意思，「脆」就是脆弱、柔脆。《老子．七十六章》講到：「萬物草木之生也柔脆」。如果你跟我一樣偶爾會除除院子的雜草，你知道雜草還小的時候，輕輕一拔就拔掉了。但我有時候忙，沒空除草，一個月後，不得了，那些草要拔起來不容易呀！你很難想像這麼小一株幼苗在短短的一個月，就長成一棵根扎得好深的小樹。所以「其脆易泮」就是在問題剛萌芽的時候，趕快把它除掉。「其微易散」，「微」就是微小，一個缺點還很微小的時候，你很容易就可以把它驅散、消解。老子用「持」、「謀」、「泮」、「散」，告訴我們面對自己的身心缺點，當你一旦發現就必須要馬上喊停——這就是你有在實踐《老》、《莊》之學跟沒有實踐《老》、《莊》之學的不同。

我小時候是個很愛哭、很容易緊張的人，即使我今天已經是一個教《老》《莊》的學者了，有時候還是會出現負面情緒、還是會緊張，只是負面情緒的強度比以前弱很多，受情緒攪擾的時間比以前短很多。那就好像你知道它是老鼠藥，你就不會吃；知道它是濃硫酸，你就不會喝。所以你會很快地喊停。當你發現：「我今天身體這裏怎麼僵僵的？」，你就會趕快作一下體操或者穴道導引其中一個動作，把它消解掉，不會讓自己全身僵硬到不知道什麼叫「放鬆」。所以這邊講到「慎始」，講到在「慎始」的過程中，你要怎麼樣維持、怎麼樣謀劃、怎麼樣注意、怎麼樣在不好的狀況還沒有成形，只有一點點跡象的時候，就趕快破除、消散它。從這一點，就可以看出道家防微杜漸的行動力。

「為之於未有，治之於未亂」，我要再一次強調「為」跟「治」兩個字，從這裏你可以看到《老子》、道家是如何地積極——積極到不是身體有病才治病、天下大亂才治亂。而是具備類似中國傳統醫學的精神：「不治已病治未病，不治已亂治未亂」（《黃帝內經素問．四氣調神大論》），就像生活上不是等到吵架了才想辦法讓兩個人感情好一點，而是平時沒事的時候，就要讓對方感受到善意、關懷與愛。《黃帝內經素問．四氣調神大論》就告訴我們，如果你病了才去治病，那就好像「渴而穿井，鬭而鑄錐」，很渴了，才想到要挖口井；要跟別人打架了，才開始打造兵器，這樣哪來得及呀？所以從《老子》：「為之於未有，治之於未亂」，我們確實能強烈地感受到道家積極的行動力。

「合抱之木，生於毫末」，每一棵大樹，都是從細小的嫩芽萌發、茁壯長成一棵大樹的。這就像你本來只是染了輕微的感冒，卻因為沒有去治療它，之後可能會導致較外感不易治療的症狀。傳統醫學重要的經典《傷寒論》告訴我們：大多數的疾病都是從感冒開始的。當外感的風邪只在太陽膀胱經、只客留在皮毛、肌膚的時候，你不去治療，接下來它可能會進一步，進入你的手太陰肺經影響你的呼吸系統、影響你的肺臟，進入你的足陽明胃經影響你的胃腸，甚至有可能深入到足少陰腎經變成腎臟的疾病。《傷寒論》這部書讓我們清楚看到外來風邪透過傳經愈來愈深入體內、病況愈來愈嚴重的過程。

在這裏，我們是先從比較不好的角度來詮釋這句「合抱之木，生於毫末」。但同樣的，你今天愛一株植物，希望它長成參天大樹。或者你想完成自我生命，你在意「我」這個生命個體活在天地之間能達到最好的心情狀態是怎樣？在你擁有這具身體的這一生，你到底可以讓它變成怎麼樣？——那也是「合抱之木，生於毫末」，一天一天地長養，你可以讓心身越來越好。

「九層之臺，起於累土」，一座九層的高臺，也是要用一筐、一筐的土從平地開始積累、建造起來的。所以不管是「驅邪」抑或「扶正」，是治病抑或強身，是對待感情、身體還是治理天下，這個「慎始」的道理都是一樣的。因此當你決定要好好陶養心身，就要慎重地開始，然後不斷地努力，時刻注意是不是有對心身不好的狀況出現，若有就立刻改進。「千里之行，始於足下」，想要走到千里之外，就要從謹慎踏出這第一步開始。

「為者敗之，執者失之。是以聖人無為故無敗，無執故無失。」這一段話一般認為是錯簡，且是有證據的，在郭店楚簡裏面，它確實是出現在另一章而不是這一章。但即使可能是錯簡，我們還是可以稍微講一下這段文字是什麼意思。

「為者敗之」，這個「為」指的是，你去做的事情如果是你不該做的，那就會敗事。在《老子》、《莊子》、道家的價值脈絡裏，什麼是不該做的呢？就是生活中不斷地向外追求，一旦目標在外，在與外物交接摩擦的過程中，人很難不受傷！「執者失之」，如果你今天想要抓住的東西是利害、是權勢、是名位，即便你以為自己得到了隨時都有可能會再失去，因為這些外在的目標不是操控在你的手裏。再者「名，公器也，不可多取。」（《莊子．天運》），你拿多了總是會遇到災難的，別人會吃味、會害你。「是以聖人無為故無敗」，老子筆下的聖人不追求聲色利益、名位權勢，自然就不會在這些地方失敗。「無執故無失」，不執著於財富、或非怎麼樣不可，便不會覺得失去。我想，道家思想使得傳統文化出現了所謂的「楚人遺弓，楚人得之」的想法，一個人失去的、讓另一個人得到，也不錯啊！深刻受到漢文化影響的日本人，也有諺語說：「お金はこの世の回り物」，「お金」是錢，「この世」這個世界，「回り物」，流轉的東西。整句話的意思是，錢是這個世界上轉來轉去的東西，你給了別人，那錢還是存在呀。這種捨得的瀟脫，正是道家思想的特質。「無執故無失」，你不覺得我一定要擁有這個，你就不會失去。

因為這段話有可能是錯簡，我們回來接著看「千里之行，始於足下」，前一段都在講「慎始」，接下來開始講「慎終」了。「民之從事」，一般人民做一件事情，「常於幾成而敗之」，常常在快要成功的時候，失敗了。為什麼呢？因為貪了，忘了本來你從事一個行業、做一件事，是想造福更多的人，但後來你發現利益太誘人了，往往就「行百里者半九十」、「其將畢也必巨」，功虧一簣。

這一點，我們經常在社會上不少成功人士身上看到，不管是企業家、運動員、藝術家、演藝人員、政治人物、甚至教育工作者，成功後他可能就開始過比較放縱荒唐的生活，最後「晚節不保」。其實成功路上的最後一哩路，反而是最重要的，所以要「慎終如始」。我從年輕時就很喜歡「慎終如始」這四個字——我們如何謹慎於情感的後來、志業的後來，像剛開始的時候一樣？

「則無敗事」，你若能這樣小心翼翼地去對待自己的生命、心靈、身體，和人與人之間的情誼，那就沒有任何事情你會做壞。我有一個很珍惜的八角碗，因為很珍惜它，很害怕打破，所以每天都小心翼翼地安放。包括今天，我急急忙忙要出門，還是把它都蓋好、放置好了才走。我們有沒有可能用這樣的態度去珍惜生命中的一切？包括珍惜清醒時刻裏的每一秒鐘。所以道家之徒、老子之徒就是躺在那裏無所作為嗎？當然不是，而是那樣地謹慎、那樣地小心翼翼、那樣地珍惜，在這章我就是要講出《老子》的行動力，要讓你強烈感受到道家積極的生命實相。

「是以聖人欲不欲」，你最後發現聖人想要追求的，不是一般人所追求的，因為價值觀不同。你認為什麼才是人活一生最重要的追求？在道家這樣的價值裏安身立命久了，你看待人、看待世界的眼光也會跟之前不一樣。

「不貴難得之貨」，別人覺得很珍貴的東西，你卻不覺得珍貴。一般來說，時尚圈中的女人覺得什麼東西珍貴呀？名牌包是嗎？這個東西我一生都免疫，鍊太極拳追求「一舉動周身俱要輕靈」，最怕的就是重，不管衣服或皮包，越輕的東西穿戴起來感覺越舒服。年輕的時候我會買高跟鞋，打拳以後絕對不穿高跟鞋。以前妳不知道為什麼不該穿，但鍊到一個程度就知道穿高跟鞋的不良影響是什麼。現在再重要場合我也不穿高跟鞋、不穿束縛身體的衣服，即便穿了可以漂亮一百倍，我也不要。為什麼？因為只要穿了，本來非常流暢的氣血，一場演講結束，身體束縛的所在便開始發痠，原本身體重心下沉的身體感漸漸減弱，覺得身體重心開始往上移，就知道我辛苦鍊功累積的真陽之氣減損了，太不划算了。

「學不學」，你學的東西可能是別人不學的。我小時候不太喜歡鍊拳，喜歡同學學啥玩啥我就學啥玩啥。最近我有個學生，臺大化工所博士班即將畢業，他開始抉擇：我要留在老師的團隊裏，領每個月很一般的薪資，還是要去台積電領三百三十萬的年薪。他非常地猶豫，就來問我。我說：「你之前寫博士論文的時候，我看你都沒時間打拳了，你博士論文一天有寫十到十二個小時嗎？似乎是沒有。而在台積電一天工時平均十到十二小時，那你根本就別想鍊了。接下來不用太長的日子，你就會從一個非常挺拔的人，變成歪頭、駝脖子，一個像『夭壽』的『夭』字的字這個形的人。」我們看「夭壽」的「夭」這個字，不就是「大」字，可是頭、頸卻歪向一邊，好像斷掉一樣，代表「夭折」嗎？「再過不了多久就會變得看不到脖子、沒有腰線、徹底變成一顆窩在電腦前的馬鈴薯、蜷在電腦前的土豆。」他本來說：「老師，什麼時候妳用得上我，我再回來團隊裏工作。」我說：「我怎麼能找顆馬鈴薯回來示範身體的鍛鍊呀。」這就是不同的人生選擇。我告訴他：「你不要以為我在大學任教、寫作出版，樂在其中。其實我最樂在其中、覺得生命中最不可或缺的，就是打拳的時間，其他事情我多半想著趕快弄完，要去打拳了。」我第二願意花時間的事就是做菜，就這麼老老實實地做一餐，可以吃得飽，這是很實際的學問。

所以「學不學」，就是你覺得最該學的，可能不是別人覺得最該學的。可是鍛鍊身體也好、自炊三餐也罷，我們卻常說：「我很忙，沒時間。」那請你一定扣掉打電動和上網爬文的時間，你可能從此就會變得有空，足夠去學一項能陶養自己心身的工夫，學會在自己心情最不好的時候，不會讓內心淌血、不會讓自己失眠的工夫。

「復眾人之所過」，這個「復」就是恢復，大部分的人都往外追逐得太過頭了，老子說要收回來，恢復到你我初生的嬰兒時期，那時我們都是沒有壓力的，都是笑著的，都是很容易入睡的。我們要回復到那心身最良好的狀態。

「以輔萬物之自然而不敢為」，「輔」是幫助，你千萬不要只想說：「『三才者，天地人』，身為萬物之靈，我一定得好好去幫助這個世界、讓世界井然有序。」你要記得你也是個生物、是個動物，是這世界的一分子，所以你也要幫助你自己。「萬物之自然」，去順隨萬物的自然。太陽出來了，該做什麼；太陽下山了，該怎麼樣。春天來了、夏天來了、秋天來了、冬天來了，你要如何在天地之間順應自然，讓自己好好生活。「而不敢為」，這「不敢為」不是不敢作為，整天在那邊不要動，直到麻痺中風。「不敢為」指的是不敢妄為，不敢去做違背自然陰陽、違背天地四時的事，更不敢讓自己的心神不斷對外追逐，不敢讓自己的氣血非常混亂，不敢做這些會讓真陽之氣快速衰敗的事。

我快速地把《老子．六十四章》講完，我想你已經感受到了《老子》的積極。在疾病、災難還沒有開始的時候，要怎麼樣小心翼翼地守護、愛養自己。一旦有了那麼一點點災難，不管是心靈的、身體的、外在生活的，一定要趕快把它處理掉。道家之徒治療自己、陶養自己，是在無事之時就用心陶養。道家之徒想要獲得的目標，不是一般人的目標。道家之徒學習的功課，是跟心身休戚相關、是身為一個人最核心的功課。道家之徒試圖將過度往外追逐、捨本逐末的人生，恢復為能夠順應陰陽四季、白晝黑夜，安身立命於天地之間的生活。我們講的這棵象徵著道家思想的樹，它看起來靜默，其實卻是非常積極，非常有行動力的。

前行中常被忽略、卻不能失去的根本！

在不斷前行、不斷追求上進的人生旅途，人們很容易忽略心靈平和、身體健康這些更貼近生命本質的事。透過《老子．二十六章》，我們來看看這些不能失去的根本有多麼重要。

一般判比《老子》跟《莊子》，會覺得《老子》在形上學、宇宙論著墨較多；《莊子》就比較著重生命工夫的實踐，生命感比較強。但我想試著從更傾向人生哲學、更具生命感的角度來詮釋《老子》。

重為輕根，靜為躁君。是以聖人終日行不離輜重。雖有榮觀，燕處超然。奈何萬乘之主，而以身輕天下。輕則失本，躁則失君。（《老子．二十六章》）

陳鼓應老師的《老子今注今譯》提到，「重為輕根」，厚重是輕率的根本；「靜為躁君」，靜定是躁動的主帥。很多注家對這兩句的理解是在講天地萬物，比方說草木的花葉是輕的，所以會零落；草木的根是重的，所以能長存。那麼這兩句話，要怎麼樣實踐在日常生活？以下的詮釋，跟我的鍊功經驗有關。

當然，讀經典最怕望文生義，解釋時一定要有古注的根據，我找到跟我的詮釋非常契近的元代吳澄的注解做為證據。吳澄在《道德真經注》裏，為「重為輕根」作注時說：「有輕而無重，則失其輕之根」，如果只有輕而沒有重，那這個輕就沒有根了。無論是太極拳或內家拳，甚至所有中國武術，我們看一個人練武練得好不好，就看他下盤沉不沉，或說他有沒有根。要是沒有根，下盤重心不穩，你一推，他馬上就動搖了。當你不斷陶養身體，讓自己的心始終處在靜定的狀態，你體內的氣才不會上逆、才能夠往下沉。太極拳用「風吹荷葉不倒翁」形容練拳者的氣沉，意思是即便你遇到外力襲來，上身可能會如荷葉隨風晃動，但下盤還是沉穩的。當你鍊太極拳或是穴道導引，開始覺得重心下沉、氣下沉，冬日裏腳愈來愈不會冰冷，你慢慢會知道什麼叫「重為輕根」。這時身體的感受就像《莊子》講的「形如槁木」，太極拳講「一舉動周身俱要輕靈」、講「身輕體重」，一旦下盤穩了，你會感覺上身好輕鬆、好舒服。「重為輕根」的這個重、這個根，就是你全身能夠輕靈活動的根源，你的心靜定、你的氣沉著，有這樣沉穩的根源，所以能夠站得穩。

那什麼是「靜為躁君」呢？吳澄的注解是：「有動而無靜，則失其躁之君」，《老》、《莊》之徒的修行不是隨時都靜靜坐在那兒，而是積極投身於滾滾紅塵，所謂修之於身、修之於家、修之於鄉、修之於國、修之於天下，難免會有忙碌的時候。我們讀《莊子》外雜篇，你會很訝異〈山木〉篇中君王見到的莊子竟是：「何先生之憊邪？」莊子你怎麼看起來這麼疲累呀？累到連鞋帶都沒有綁好。這與一般印象裏「綽約若處子」、想像中飄逸輕靈的莊子形象大相逕庭。這段描述其實非常有意思，透露了真正的道家是很入世的，甚至希望自身能成為在亂世中拯救時代的大醫。不像儒家「危邦不入，亂邦不居」（《論語．泰伯》），刻意避開危亂的國家，保全自身，《莊子．人間世》說：「治國去之，亂國就之，醫門多疾」，越是亂世，越要投身去拯救、協助，可見《莊子》對人間世是非常深情、非常積極的。可是這麼一來，要如何在亂世裏維持心靈的安適呢？「靜為躁君」，「君」這個字在《莊子．齊物論》裏面提到「真宰」、「真君」，指稱我們的心神。日子再怎麼忙，永遠都需要一顆安靜的心主導你的人生。未來進入心靈的單元，會教各位「神凝」的工夫，當你時常作神凝的工夫，就會變得沉著淡定，因為你能有一顆安靜的心，穩住你日常生活的一切活動與情緒。

如果說「重為輕根」可以講身體，那「靜為躁君」更合適用來講心靈。當然我是刻意把《老子》講得貼近日常生活。如果你閱讀一部經典，是希望這門學問能體現於生活，在這樣的閱讀動機下，我們可以擇取更有助於操作實踐的詮釋。

「是以聖人終日行不離輜重」，這句話有一個版本是「聖人」、一個版本是「君子」，我覺得兩個版本都可以，解釋起來沒有太大的差異。意思是《老子》定義下的君子或聖人，整天都不會離開這樣的「輜」跟「重」。「輜」是什麼意思呢？有兩個解釋。《說文解字》說是「衣車」，古代有一種前後都有帷幔的車，「輜」就是指這種有車衣的車，或者引申為軍中乘載器械跟糧草的車輛，這樣的車輛自然很重，這是一種解釋。另一種解釋認為這個「輜」是錯字，應該是「靜」字——我採取這個解釋，因為老子既然說「重為輕根，靜為躁君。是以君子終日行不離輜重」，那麼上承前文的「靜」與「重」把輜重解釋成靜重應該是更順暢的。帛書版本的《老子》，「輜重」兩個字前面多了一個其他的「其」字，綜合起來看就是「是以君子終日行不離其靜重」。帛書《老子》的這個「其」字，很能支援我對「重為輕根，靜為躁君」的詮釋。因為「靜」跟「重」應該是屬於你個人生命的、你自己身體的具體狀態，而非形而上、抽象的普遍原則。

什麼叫做君子整天都「不離靜重」？我的解釋，就是希望每一天都有更長的時間注意自己的心與身。就像《孟子》說「以直養而無害」（〈公孫丑上〉），不但不要讓煩亂、讓壞情緒損害你的心、氣狀態，更要隨時致力長養浩然之氣。各位讀「終日行不離」，也一定會想到《論語．里仁》的「君子無終食之間違仁，造次必於是，顛沛必於是」。你會發現中國兩大哲學傳統，儒家跟道家，都同樣有這等時時刻刻持守的功夫。那麼，這是一種什麼樣的生活，實踐者具備什麼樣的生命感呢？老子接著說：「雖有榮觀，燕處超然」，「榮觀」就是宮闕，講得白話點就是高的樓臺，講得現代點就是華廈豪宅了；「燕處」是安居的意思，「超然」是不上心、不經心。就算你住在豪宅華廈，擁有最高檔的物質生活，你也不會耽溺在奢華的享受中，不會覺得那是人生非要不可的東西。因此不管是讓你住茅屋小房或讓你住豪宅華廈，你的心都不會有太大的不同。為什麼？想想旅行的時候，就算住宿的旅館非常豪華，你也會覺得那只是暫住的。難得旅行，就算是住在窄小的船艙裏，全家擠在一塊兒遊長江三峽，也覺得很幸福，環境再簡陋也是一番滋味，不是嗎？可是為什麼面對選擇住房這件事，通常就不是這麼想了，我們會計較：「想換更大的房子」、「不想一輩子住在這麼簡陋的房子」。會這樣想，其實是因為我們忘了，無論再大、再華美那都只是人生旅途中，暫時借住的一間房子而已，將來你離世時，都是要還諸天地的。一旦能夠這樣達觀地看待自己的人生，無論生活過得再高檔，或是過得再簡樸，你的心都不會有太大的波動。「燕處超然」，在任何環境你都能安居，都能不讓這些物質條件來攪擾、影響你原本平和的心。

《老子》接著說：「奈何萬乘之主，而以身輕天下」，我年輕的時候讀老莊都讀不出《老》、《莊》的一往情深，年紀大了才漸漸明白。各位讀到這一句，難道感受不到老子體內滾燙的熱血、激昂的脈搏嗎？他覺得很遺憾啊！「奈何萬乘之主」，「乘」是計算車子數量的單位，「萬乘」就是擁有一萬輛兵車的大國，《老子》慨嘆萬乘大國的君王竟然「以身輕天下」。「身輕天下」，在歷代有非常多種注解，我最認同宋代林希逸的解釋：

無奈啊！這個擁有一萬輛兵車的大國君王，竟然是一個以天下為重，以身為輕、忽略了修身重要性的君王。一個人一定要不輕其身，很重視自己的修身，才能懂得「道」。如果君王重視他的天下，而不重視他的心身，他絕對掌握不了至高之道。「而以身輕天下」，帛書《老子》的版本正是「而以身輕於天下」，多了一個「於」字。更驗證了這句話的確可以解釋成「萬乘之君把身看得比天下輕」。

一個擁有一萬輛兵車的大國之君，如果不重視《老》學修心治身之道，會有什麼問題呢？「輕則失本」，如果你很輕率，就會失去了你的根本，失去了根本，就可能莽撞、草率地下決策——各位應該可以想像，錯誤的政策對老百姓會有多麼不好的影響。「躁則失君」，如果浮浮躁躁，你就失去了「君」，這裏的「君」指的就是《莊子．齊物論》裏的「真宰」、「真君」，就是天君，就是我們的心靈。如果你的心靈常常躁動攪擾、失去平和，就很容易做錯決定。

相對地，若能「不以身輕天下」，這樣的人的心當然是比較清明的，清明才能夠如實觀照這個世界。各位如果深刻地瞭解儒道兩家，會發現他們對天下蒼生都是很無私、一往情深，都是「天地與我並生，萬物與我為一」，能與外在世界合為一體的。就像張載在〈西銘〉說：「民吾同胞，物吾與也」，絕對不會只重視自己，不重視百姓。

至於道家的理想心靈跟儒學的理想心靈最大的不同，或說道家有而儒學沒有的工夫，就是《莊子》講的「神凝」和「心齋」，用《老子》的語言說則是「虛其心」、「滌除玄覽」，白話地說就是沒有負面情緒，沒有多餘念慮。一旦你能隨時維持在這樣的狀態，對外在世界的成敗得失毀譽一定是比較淡然的。不然如果整天記掛著外在的東西，怎麼有辦法靜下心來淡然於天下、萬物、功名，甚至於忘掉身體？將道家的心靈工夫落實於生活，一步一步朝這樣的目標走去，你對外在的獲利、名位便能一天比一天淡然。

「輕則失本，躁則失君」，在這裏你會看到人生路上、「前行當中常被忽略，卻不能失去的根本」。從小到大，無論是家長、師長，都希望你們是非常有上進心的。在這條上進的路上，家長會覺得很多裝備是孩子一定需要的，比方說使用電腦的能力、語言能力等等。但是可能忽略了，在人生道路上有一種能力是比這些能用分數、用薪資衡量的技能更重要的，就是你怎麼讓心維持靜定，讓身體常保輕靈、沉穩有根。一個輕靈的身體絕對不會僵硬、也不會氣血不通，這樣你就能遠離非常多現代常見的文明病。而一顆安定的心靈不會有過多的煩惱，你自然會很容易入睡。所以你至少得掌握住一種可以讓你的心靜下來的工夫，幫助你強制將所有的煩擾即刻打住。其實這是每個人在人生途中都需要的工夫，可是卻被很多人忽略了。在先秦時代，《老》、《莊》為我們留下這樣的經典，讓我們在千百年後的今天，還可以幫助自己的心身。

什麼是生命不能離失的根本？

道家不只積極、有行動力，更動人的是為我們樹立一個可以永遠往前走的目標。《老子．三十三章》提醒我們生命中不能離失的根本，要把這樣的價值、這樣的生活哲學，在每天生活中實踐，須臾不離。

知人者智，自知者明。勝人者有力，自勝者強。知足者富，強行者有志。**不失其所者久**，死而不亡者壽。（《老子．三十三章》）

這段文字歷代注家有非常多的詮釋，身為一個學者，會在眾多詮釋中找到覺得最合理的跟大家分享。

「知人者智」，如果你能一眼就看出你面前的人是怎樣的人，那你有智慧。我覺得要看透、要深刻了解一個人並不簡單，那需要時間。就好像莊子在〈人間世〉講的

「愛馬者」的故事：有個愛馬成痴的人，平常每天給他的馬把屎把尿，還特地拿竹製的籮筐來盛接馬糞，拿巨大的蚌殼去接馬尿，可怎麼有一天，他為了幫馬拍打、驅趕身上的蚊子、虻蟲，那馬竟誤以為養馬人要攻擊牠，就發怒咬壞弄斷銜勒、跳騰掙脫束縛，踢踏、撞破了養馬人的頭，踩碎他的胸口。莊子用這個故事告訴我們：「意有所至，而愛有所亡」，交情再好、個性再溫馴的人，一旦發起脾氣來，你平日裏的百般恩情他可能就完全給忘了。所以讀《莊子》為什麼好？好在意外來臨的那天，你會覺得：「《莊子》說的果真不假，原來人就是這樣」。讀過《莊子》以後，你不會有「一個對你好的人就永遠要對你好」、誰和你一定得是一生一世的朋友這樣的成見。你會覺得：平常一直對你好的人，今天忽然對你不好，是何等地自然。你落難了，別人不認你當朋友，你也覺得是何等地自然。就像春天不會永遠是春天，而冬天也不會永遠留下來。我們在生命的歷練中，越來越懂得人性。

可是「知人者智」這樣的智慧還不是最高的，更高的是「自知者」，你能懂得你自己。要懂得自己並不容易，人常容易小看自己，而且容易原諒自己，把所有自我的缺點都合理化。比方當你不想改過的時候，就會說：「《老》《莊》這些道理是給那些會跑的人實踐的，我天生是個坐輪椅的人，所以辦不到。」你會侷限自己的可能、否定自己的潛質，所以人要自知並不容易。但儒家告訴我們「舜何人也？予何人也？有為者亦若是。」（《孟子．滕文公上》），只要有心去做，人人都可以辦到。《老》、《莊》也告訴我們，如果你我都是從嬰兒被拉拔成一個大人，那我們自然也都有復返嬰兒的能力，因為人人生命中都保有這樣的種子，都有這樣天生的潛質和本能。所以「自知者」在看到自己的弱點以後，可以強化它、改正它。

當然在老莊的脈絡裏，「自知」不只是將缺點改掉。透過「徇耳目內通」（《莊子．人間世》）這樣收視反聽的功夫，將雙耳雙眼、感官外逐的注意力，從外在世界收回，向內通往心靈，專注於傾聽、觀看、感知自身內心。當你全部的念頭都安靜下來，你會認識一個不同的自己，這是更深刻、更具工夫意義的「自知」。

前幾年我母親剛滿八十歲的時候，我跟母親說：「媽，您就來臺大跟我一起打拳嘛。」沒想到母親來打了幾天，講出讓我有點吃驚的話：「我不想去了。皮膚黑得好快！」天啊！都幾歲了怎麼還那麼在乎膚色呢？對我而言，更放鬆的身體比白皙的皮膚重要多了。我清楚地知道，如果以添一點黑斑做為代價，就能鍊成太極拳的話，那實在太划得來了！所以到底什麼東西對你而言才是最重要的？這是很值得思考的課題。可能過去如此執迷，覺得這具身軀就是我，可現在的我看來，精神狀態良好、氣血狀態良好，那個我才是更重要的我，那才是能超越死生流轉的我。至於皮膚白不白、頭髮黑不黑亮不亮、穿得美不美，舉凡皮相外貌的我，就不是最重要的了。

因此「知」是有層次可以講的，你能「知人」，那是有智慧；你能「自知」，去減少、修正你的短處，發揚、擴展你的長處，甚至向內觀照，去充實那個更內在、更核心的自己，讓你的心神更靜定，讓你的真陽之氣更充沛，這就是「明」了。《老子》這麼說，《莊子》不也說「莫若以明」嗎？可見在《老》、《莊》思想中，「明」是生命中何等重要的工夫！而這個工夫要陶養的最重要目標就是心靈。因為心身是一體的，兩者相互連通影響。因此《老》《莊》中即便是身體的工夫，最終目的也都是為了提升心靈。

「勝人者有力」，你能贏過別人，是因為「有力」。可是你有的力，也不是全來自於自己啊。怎麼說呢？陳偉殷、姚明的身高是自己生的嗎？其實所有你能贏過別人的東西，都來自因緣際會。比方我一個學術研究者、教學工作者，為什麼不閉門寫學術文章就好？正是因為十年前那場醫生預告有七十五％可能將不久人世的病，迫使我把原本計畫要在晚年做的事提早到今天。為什麼書能暢銷？因為一位故人突然來訪促成了跟天下雜誌出版社的合作關係。臺大線上課程也是因為身邊幾個善良的學生，忽然想留下面對死神的老師最後的音容因此才來錄我的課，打算錄了以後給學校在網路上讓人免費觀看。免費的東西最容易傳播，於是就帶動了書的銷量，這些都是因緣際會。每一件事你都能這樣明白照見，就不會覺得任何事情僥倖贏了別人有什麼了不起。

所以「勝人者」沒什麼，老子認為更高階的是「自勝者」，是戰勝自己。戰勝自己的什麼？就《老》、《莊》而言，自然不是戰勝自己昨日的財富、權位、人際關係，而是戰勝自己的心。比方我小時候很愛哭，當然人會哭鬧，多半源自一顆對現實不滿、覺得委屈的心。記得有一回我又坐在地板哭了起來，卻聽到父親對母親說：「不要理她，以後她哭都不要理會。」我那一剎那驚覺：「天啊，沒有大人要來哄我、扶我起來了。好吧，那這會兒再哭一下，如果現在馬上不哭站起來，那真是太丟臉了。」印象中那是我最後一次坐在地板哭。真感謝父親用這麼好的法子來對治我的缺點！我小時候也非常怕鬼，膽小到旁邊不能沒有人，甚至連奶奶上廁所我也都要跟到廁所裏。幾十年過去，我聽到一個不時跟我一起練太極拳、穴道導引的女學生跟別人說：「老師膽子也太大了，半夜一點鐘居然敢一個人在臺大黑壓壓的林子裏打拳。」

回顧自己的前半生，才發現父母親是如何用心地、慢慢地修正我那些害怕，那些無法包容、體諒週遭人事物的缺點，不斷讓我戰勝昨天的自己，原本恐懼的事，變得不恐懼，遇見原本心裏容易難受的事，漸漸不覺難受、不覺委屈。但我的成長算不上是什麼了不起的事，我更佩服我的一位學生。她大學的時候好吝嗇，吝嗇到從來不打電話給別人，總是打給對方響一聲就掛斷了、等對方回撥，儘量省下自己荷包裏的錢、花別人的。儘管在前不著村、後不著店，找不到提款機這樣的情況下，她也絕不借百元參觀費給一起去旅行但掉了錢包的朋友。甚至有一次我才剛請她吃完臺幣兩、三百元的套餐，回到研究室覺得口渴，打開冰箱問：老師是否能喝杯誰的牛奶？她馬上要我拿出十幾元來付費。從前她的錢只願意花在情人或有可能變成情人的人身上，可是如今她變得好慷慨，竟然願意買好大的泡芙請詩社同學吃，完全沒有目的、沒有意圖。甚至幫我工作，她一度想當參加社團學習，堅持不拿錢。我覺得她戰勝曾經吝惜錢財的那個自己了，從一個那麼執著錢、那麼小氣的人，變得如此地慷慨。

一個本來很怯懦的人變得不怯懦，一個死愛面子的人變得不那麼愛面子，一個容易緊張的人變得不容易緊張，一個容易憤怒的人變得不容易憤怒，這些都攸關著你能否在人生旅途中自覺幸福。你如何努力讓心靈變得沒有負面情緒？所謂沒有負面情緒不是因為萬事如意，而是你能看透、能包容，因此你的心能維持靜定。這樣的「自勝者」，就是「強」了。「強」這個字，在《老子》書裏的含意有正面、有負面。〈五十二章〉說「守柔曰強」，〈三十三章〉說「自勝者強」，都是正面的意涵。所以不要只因為讀到《老子・

七十二章》講「堅強者死之徒」，就以為「強」是不好的。熟讀《老子》和《莊子》，將會發現《老》、《莊》常刻意用一個字同時表達正面跟負面的意涵，為的也許是讓讀者不要執著，明白每件事只要換個立場，就能看見好與壞的不同面向。

從「自知者明」、「自勝者強」，可以感受到老子試圖引領我們成為明者、強者，也就是個自知者、自勝者。接著《老子》講「知足者富」，知足有兩種狀況，一種是因為「物足」所以知足。因為賺大錢、住豪宅，擁佳人，吃穿不愁而得的滿足。但《老子》講的「知足」，是心靈的知足。什麼叫心靈的知足？也許別人看你吃、穿、住得不怎麼樣，出門搭的也只是大眾運輸工具，但跟三餐不繼、居無定所的遊民相比，你還能吃、能住，不必是多好、多奢華的生活環境，你就覺得自己好幸福。所有《老》、《莊》的工夫，最後都會回到心——知足會讓你有截然不同的心情。你會因為知足而不會產生嫉妒的負面情緒，不會有「為什麼他有、我沒有」的不滿。我生病以前，母親常覺得我對助理好得太過頭了，那麼頻繁地請助理吃飯，還把自己也沒幾件的Cashmere毛衣給覺得她衣服不夠暖的助理，還給工作表現好的助理加到兩倍薪水，甚至她來工作到中午的日子，下廚讓她帶走一個上課前可以吃好吃飽的便當。可是就在我生病那一年，母親看到曾經的助理就這麼成立一個小組幫助我，有的人代替生病的老師餵狗餵貓、有的人負責澆花，甚至有個學生知道在醫院陪我的母親病了，便自告奮勇，幾乎天天到醫院來探望。母親既驚訝且感動，從此以後我對學生好，母親再也沒有意見。有一天，母親提到有位幫我很多的學生，便跟我說：「璧名啊，我覺得妳這輩子光是能遇到這個學生，就可以一輩子做到不生氣了。」我問為什麼，母親說：「妳只要想到曾經有一個人這樣幫過妳，妳會覺得非常幸福，從此面對什麼本來可能會生氣的事情，只要想起妳曾經擁有的、已經擁有的，就可以一點都不生氣。」聽完母親的話我非常感動，覺得母親真是個有修養的人，才會有這樣的想法。

如果你能成為容易知足的人，你也就不會愛面子、不會逞強，你只會想表達自己真實的狀況，而不會希望別人把你想像得比實際上厲害，不會覺得非要別人給你能讓你滿意的評價。

因為知足，你就不會覺得自己委屈，因為你得到的已經夠多了，甚至覺得早超過你的實力、你的付出該得的了。

各位，是不是忽然覺得「知足」這個能力很棒？不要讓知足只是人生清醒時刻一晌的感受、一點良知的乍現，一旦能時常發現、時刻擁有，你便能經常覺得：我實在很幸福。

接下來老子又說了一個進階的境界，是「強行者有志」。各位在人生路上，應該都遇過非要不可的東西吧？所以在考試前你會無怨無悔地瘋狂熬夜，因為你絕對要得到一個你能接受的成績。或者我看過不少學生對待愛情，一旦當時覺得對方就是滾滾紅塵中很難再遇到的佳偶，他們常會給我「這個女人、這個男人，我要定了！」這種「強行者」的感受。可是《老》、《莊》教我們珍惜的，是生命更根本、更珍貴的東西，我們應該先回過頭來保有、照顧好它。它不是你在滾滾紅塵相遇的某個人，也不是在花花世界裏生沒帶來、死帶不走的錢財，當然更不是生命旅程中寄住的房子、承載過你的車子什麼的，而是你的心身。如果對待你的心身，你能堅定意志，就像《莊子》講的「自事其心」，把心靈看得跟孝敬爹娘、忠愛君王一樣重要，甚至於更重要。對「我一定要讓心身進步」這個堅持，超過你生命中所有的固執與堅持。當你把照顧心身當作生命中最重要的事，不斷努力地往前走，那真的是位有志的「強行者」。這個「強行」就是「勤行」，勤勞地、強力地去實現生命中最核心的價值，去做百年人生最重要的事。當你知道要愛養自己的心身，並且很堅持地把它當作生命中最重要的事，持之以恆地做下去，真的需要非常堅強的意志力才辦得到，尤其是忙碌的時候。如果你跟我一樣不是很自動自發的人，就可以跟兩三好友約好每天要幾點睡幾點起、每天要做多少運動、練多少功。我很佩服其中一位跟我約定的好友，她自從規定自己，每天至少打拳十五分鐘，每天一定作一套四十五分鐘的穴道導引，從約定那天起，她就能這麼持之有恆地做下去，再忙也能保住。

能將這樣的心身工夫長久地堅持下去，表示你真把它當作生命中最重要的事了。這跟良知一閃、覺得自己好幸福的「知足者」相比，就心身的陶養修鍊而言，當然是更上層樓了。

所以《老子》說：「不失其所者久」。各位，前面談「自知」、「自勝」、「強行」，這邊老子提醒我們要把這樣的價值、這樣的生活哲學，在每天生活中實踐，須臾不離這安身立命之道。「不失其所」，你沒有一天忘記，把它當作生命中非要不可的事，每天都記得、都做到了，那就是「恆久」。如果你能做到「恆久」，是很了不起的。也可以說你能夠長久體現《老》、《莊》或《黃帝內經》——醫家與道家之道，你知道怎麼養護心身、配合陰陽四時生活，自然能陶養精氣，於是能夠身體康強、活得長久。

但老子卻說，還有更高階的，那就是「死而不亡者壽」。對於這句話，王弼的注解是「身沒而道猶存」，什麼叫「死而不亡」？《老》、《莊》，尤其《莊子》明白指稱形體是「薪柴」，心神是「火」，薪柴用完了，無形的靈魂生命卻可以像火苗般繼續傳遞下去，薪盡火傳，心神不滅地在新生的形軀上再現。在這樣的形神觀、生命觀下，「死而不亡」是什麼意思呢？——是其「道」不亡，人雖死而其「道」不亡。就像距老莊千年後的我們，今天還在這裏用心地讀著《老子》、《莊子》；在當代醫學已經非常發達的今天，我們仍費心地讀著中國第一部醫學專著《黃帝內經》。這就是「死而不亡」，這樣的「道」流傳於世，造福了千秋萬世更多的人，這才是生為人可以擁有的最悠長的「年壽」。

各位發現《老子》這一章，對於「久」與「壽」都有著極高的標準，不是長年眼到、口到地閱讀經典，就能叫「久」，不是學習些《老》、《莊》、醫家之道，三不五時經驗一下，就能叫「壽」。而是愛養自己的心神，用一生的生命體現如此的返本全真之道，並且傳諸後人、永存於世，這才是「壽」。

到這裏，各位可以發現，從「知人」到「自知」，從「勝人」到「自勝」，從「知足」到「強行」，從「久」到「壽」，在原本以為的理想狀況下，老子都要我們往高處再翻上一層。你知人，還能夠自知；修心持身贏別人不夠，你還要不斷超越昨天的自己；能知足不夠，還要非常有恆心地把這樣的生命哲學實踐下去；安享天年固然幸福，人生更值得追求的是能用一生的生命體現道，並且將之傳諸後人。所以在我的詮釋裏，「知人者智，自知者明。勝人者有力，自勝者強。知足者富，強行者有志。不失其所者久，死而不亡者壽。」後一句話都是前一句的再進階。你會看到道家不只積極、不只有行動力，更動人的是「止於至善」，為我們樹立一個永遠可以更好的目標。

我年輕的時候讀《老子》，不會讀得很動容，我暗地裏總稱老子為「老子爺爺」，像是聆聽一位耄耋長者平生的智慧。年輕的時候比較喜歡《莊子》，我心裏總稱莊子為「莊子哥哥」，覺得莊子洋溢著較青春的氣息。可是我很訝異的是，年過半百重新溫複《老子》，居然教我讀得血脈沸騰，重新讀出蘊藏在《老子》書中，過去未曾驚豔的道家如此旺盛的生機和生命律動。——世世代代的後人都認為《老子》、《莊子》是道家最值得閱讀的經典、再難超越，這正是經典所蘊藏的「死而不亡」的生命力。著書立說不是為了自己千秋萬世、鐘鼎山林，而是為了讓每個人都能一起享有值得傳承的智慧寶藏，這可以說是中國的知識分子最為神往的人生目標了。

老莊黃帝內經其實很簡單！

最後一個單元，要講的是《老》、《莊》、《黃帝內經》其實很簡單！一門學問如果難，實踐起來就比較不容易。但其實有時候一門學問之所以不容易被實踐，不是因為真的難，而是錯解實在太多。可是錯解為什麼會那麼多呢？因為每個人都透過自己的立場、自己的思想，來瞭解、詮釋經典。而像老莊如此超然純粹、「所保與眾異」的思想，還真不好苛責歷代注疏家的詮釋無法全然到位。

各位剛接觸《老》、《莊》、《黃帝內經》，可能覺得不好懂，可是一旦理解箇中原則就會覺得簡單。因為具體的實踐內容，在心情上就是解消負面情緒、清空多餘念慮！在身體上就是「緣督以為經」、「天之生是使獨也」（不雙重）、「形如槁木」！這些實踐原則簡要而不複雜，簡要到撰作者老子、莊子本人也告訴我們《老》、《莊》之道其實很簡單。我們先看看《老子》怎麼說？《老子．七十章》：

吾言甚易知、甚易行，天下莫能知、莫能行。言有宗，事有君，夫唯無知，是以不我知。知我者希，則我者貴，是以聖人被褐懷玉。

「吾言甚易知」，我講的話其實很容易明白。「甚易行」，而且原則簡單，很容易實踐。讀了這麼多回《老》《莊》，道理也都懂得了。真要做也很容易：重視心、重視身。睡覺時間到了就躺上床，早睡早起，隔天醒來，練完功再展開一天的行程！可是這麼容易懂的道理，為什麼一般人會那麼難做到？是因為你很難時時刻刻把主宰自己的心、身當成生活中最重要的事。我前陣子遇到一位來自山東的女孩，說她來臺大上了一年課，最佩服的就是我。原因是有一天在課堂上我說：「這是我一天練功三小時的第七十二天。」這女孩認識我以後改變很大，她以前是個大夜貓，容易手腳冰冷，冬天時整條腿凍成冰棍似的。自從改成早睡早起、作穴道導引之後，她說自己好像變成一臺自體發熱機，身體非常溫暖。

既然《老子》說「吾言甚易知、甚易行」，可是為什麼天下人卻「莫能知、莫能行」呢？當你把感情看得比心身重要，或者，你重視你的成績、你的工作，我重視我的研究教學，當然就更不要講在滾滾紅塵中，為了錢、為了權位、為了機會，我們重視一個個外在世界的標的，更甚於重視自己的心身。覺得分手太難過、考試念不完、工作太繁忙、機會太難得，就不吃不喝不運動。當你執迷於外物時，就沒辦法將心身放在生命的最首要位置。後來我發現最能做到將心身放在首位的是什麼樣的人？病人——特別是不這樣做就會死的病人。當你意識到人一旦病死就什麼都沒有了，這時候你才願意為了保命而放下諸多執迷。

「吾言甚易知、甚易行，天下莫能知、莫能行。」已經明白說出了「《老子》之道其實很簡單！」所以下面的文字我就輕鬆帶過。「言有宗」，一旦掌握了這樣的道理，你交談應答就會有所本、有根據。什麼叫交談應答有根據？如果別人問你：「今天晚上要不要約一下？」你會說：「不了。我現在晚上不安排活動，這樣才容易心神凝定、睡得更好。」或是有人問：「今天是不是下課後打拳，早上備課？」你會說：「不對，配合太陽週期，應該把握午時，中午十一點到一點打拳，待下課後再備下個禮拜的課。」一旦遵循這樣的理想原則，任何人的互動、邀約，你都知道怎麼應答才好。

「事有君」，你行事也是有主的、有根據的。沒有不愛錢、不愛吃好、穿好、住好、用好的人，可是當你知道生命中有更重要的東西值得追求時，就得要放掉相對來說比較不重要的那些。

「夫唯無知，是以不我知」，「夫唯無知」有兩個解釋，一個是：因為別人很無知，所以就不知道我。可是我覺得這樣解顯得太傲慢了，這不是《老》、《莊》會有的態度。畢竟《老》、《莊》的智慧，不是像儒門講究的「質勝文則野，文勝質則史。文質彬彬，然後君子。」（《論語．雍也》）儒門的君子是博學、有文采的，是「多識於鳥獸草木之名」（《論語．陽貨》）的，是修習禮、樂、射、御、書、數的，我們看所謂孔門四教：德行、言語、政事、文學，多半都是可以侃侃而談的，是能拿出來給人看的。可《老》、《莊》之學不是，是非常內斂的，所以旁人看《老》、《莊》之徒，好像是無知的。將來各位讀〈齊物論〉讀到齧缺問王倪那一段，王倪面對學生齧缺的提問，四問而四不知，這樣的聖人形象與儒家傳統中的非常不同。所以我把「夫唯無知」解釋成：別人覺得你無知。「是以不我知」，因為旁人覺得你無知，所以不知道你擁有的其實是更重要、更珍貴的智慧。

「知我者希」，老子說：知道我的人太少了。我覺得讀《老》、《莊》的好處之一是，你比較能看到別人的優點，當你能看到每個人身上不同的優點，你就不會覺得：這個人比較好、那個人比較差。一旦看得到優點，你對那個人就會有情感，就可以成為朋友。不過，一個人越是心暖、心細、心熱待人，就越顯得這個世界冷漠疏離、少人懂你。「知我者希，則我者貴」，懂你的人已經那麼少了，居然還有人要效法你，願意跟著你走，這是何等地珍貴？最後這裏講出《老子》的聖人形象，「是以聖人被褐懷玉」，「褐」，是粗毛、粗布，指聖人穿的是粗布衣裳。各位還記得前面提過〈山木〉篇裏的莊子形象嗎？不止衣著樸素，衣服、鞋子也破破的，鞋帶還沒繫好呢！為什麼道家的聖人在滾滾紅塵中以這樣的形象出現呢？他穿著粗布衣服，可能因為貧窮困頓，也可能因為不在乎外表、不在乎物質享受，但更可能是因為「和光同塵」，衣著外貌儘可能同於塵俗。雖然內懷寶玉但身穿粗布衣，雖然「被褐」但卻「懷玉」，道家聖者內在的生命，心靈沒有負面情緒、沒有多餘念慮。因為世俗之人會起負面情緒的事件，聖人不在意或者說都能包容了；世俗之人所勞神掛心、牽縈念想的，聖人都釋懷、放下了。《老子・四章》講「湛兮似或存」、《莊子‧德充符》講「水停之盛」，這樣大器、能夠包容水中萬有的心靈，才能愛更多的人。可見這裏「被褐懷玉」的「懷玉」這兩個字，有著非常真實而深刻的生命內涵。

《老子‧七十章》這一段在本單元要強調的是「吾言甚易知、甚易行」。希望在我的講述之下，能讓各位覺得《老子》以及《莊子》、《黃帝內經》其實很簡單。這幾部經典中的原則、技術或說工夫真的很重要，因為它可以陪你走過人生的大風大浪，陪你走過愛情、友情世界的翻臉無情，讓你在任何逆境中都能淡然處之，保有一汪恬靜不動的心湖。

老子說服我們他的道理其實很簡單，你說：「《老子》五千言還可以勉強說簡單，但《莊子》只內七篇就那麼長，對現代人而言艱深的字詞又那麼多，真的簡單嗎？」可莊子自己也跳出來說了：

夫道不欲雜，雜則多，多則擾，擾則憂，憂而不救。（《莊子‧人間世》）

這段話出自《莊子‧人間世》的「顏回請行」故事中莊子筆下的孔子之口。當然這不是歷史上真實發生的故事，只是莊子編排下的兩個角色的對話而已。故事大概是這樣的，顏回要去衛國向暴虐的衛君諫言，臨行之前先來拜見孔子，孔子問他：「去那裏做什麼呢？告訴我你要怎麼做吧。」顏回講了第一個方法、第二個方法、第三個方法，結果被故事裏的孔子一個一個推翻，這些方法不但達不到教化衛君的目的，還極可能惹禍上身，最後莊子才藉由孔子之口告訴顏回、告訴讀者，莊子覺得怎麼做才是好。我年輕的時候不懂這一段為什麼要寫得如此反覆而冗長，直接告訴我們該怎麼做不就好了嗎？讀久了才發現，前面花大段篇幅撰寫的其實就是儒家傳授的方法，莊子刻意藉由前面長篇大論的方式來呈現：如果是儒家可能會這麼做，再告訴我們為什麼儒家這麼做不行，根本達不到教化人君的目的，最後才講出莊子所提供的能感動人、教化人的良方。我博士班的學科考試選考《禮記》，溫複〈曲禮〉、〈內則〉篇時，深深感覺儒家規範人們要恪守的項目真的是多如牛毛啊！比如說經過父母房間窗外時請記得快跑，避免無意間聽到父母私下談話。在應對上，除了要恭敬地答應父母的使喚，謹慎地進退周旋，在升堂、降階時也須謹慎守禮地作揖行禮，更要隨時留意不讓打嗝、噴嚏、咳嗽、哈欠、伸懶腰、歪站、斜視、流口水、鼻水等不雅動作冒犯父母，甚至連添衣、搔癢都要小心翼翼，以免動作驚擾到父母。諸如此類，不同的處境都有不同的儀節要求，規矩之多族繁不及備載。適度的規矩當然有其必要性，可是太多也真可能像牟宗三先生在《中國哲學十九講》提到的「周文疲弊」、很是累人。讀過儒家經典再來讀《老》、《莊》，會覺得道家之道、道家提供的心法、身法，真是簡單扼要、容易把握多了。

回到《莊子》這段文本，在一開頭，莊子就假託孔子這個角色說出「夫道不欲雜，雜則多，多則擾，擾則憂，憂而不救」，這段話的意思是：「真正的道必定是簡單而不複雜的，因為複雜就讓人覺得繁多，繁多就會讓人感到攪擾，攪擾容易使人煩亂憂慮，憂慮到最後心身狀況甚至無可救藥、難以挽回，更別提遊刃有餘地去實現什麼理想了。」為什麼莊子說真正的道一定是簡單而不複雜？就像很多哲學家、心理學家告訴我們的，人最理想的心理狀況就是遊戲的心情。要求你我依循的規範一旦複雜，就難以用遊刃有餘的心來體現「道」，就沒辦法用享受遊戲的心情來面對外在世界，所以真正的「道」理當簡單扼要、容易把握實踐！

等各位學完本課程，你肯定會覺得《老》《莊》的工夫與《黃帝內經》的保健方法都不難。要是你說：「老師，《黃帝內經靈樞》、《素問》裏那麼多針法與治療方式，怎麼會容易呢？」事實上傳統醫學所謂「不治已病治未病，不治已亂治未亂」（《黃帝內經素問．四氣調神大論》），所謂「治未病」、「治未亂」要掌握的心身養護要點其實很簡單，只要你甘心趁早努力，讓自己維持在未病、未亂的階段。

雖然《黃帝內經》「治未病」的道理很簡單，但是一般人學中醫，包括我自己小時候或年輕時學中醫都覺得難。許多的方子，可能反覆讀了多次還是不能完全理解、覺得需反覆背誦才能牢牢記住，可是當你真了解每一味藥的功用後，可能讀一過就記住了，因為知道原理，無需背誦就容易記得。

或是像把脈這個技術，以前各位可能只是沒接觸、還不懂，如果你透過這門課已經懂了，要實踐其實是簡單的。各位把過肚子餓、肚子飽的脈，便可以用類似的體驗去閱讀另一個部位的脈象。比方說，當你能從右關把出一個人的胃腸是飽滿還是飢餓，一樣的手感轉移到右尺，就知道大腸裏尚有宿便還是排便排得很乾淨。你會逐漸發覺把脈其實很簡單。

而關於醫家基本的原理，《黃帝內經》的說明是：

> 故曰：知之則強，不知則老，故同出而名異耳。智者察同，愚者察異，愚者不足，智者有餘，有餘則耳目聰明，身體輕強，老者復壯，壯者益治。（《黃帝內經素問・陰陽應象大論》）

所謂「知之則強，不知則老」這裏「知之」的「之」，在這個脈絡講的是「七損八益」。「七損八益」歷代有很多不同的注解，一九七三年馬王堆三號漢墓的竹簡《天下至道談》出土後，揭示古人講「七損八益」說的是房中術。但是傳統的學問，不論是房中術或是教導我們如何遠離疾病的養生之道，其實跟《老》、《莊》所主張的養生之道都是相通的。

房中講「七損八益」，「七損」是七項對身體有損的事，其中居首的是「煩」，內心煩亂。而「八益」則是八項對身體有益、有幫助的具體措施。第一是「和沫」，道家傳統叫「搭鵲橋」，就是舌抵上顎，嘴巴閉著的時候，舌尖輕輕抵住上門牙內側、牙齦跟牙齒的交接處。這個動作不說話的時候都可以操練，是打通任脈的必要措施之一。即使不以打通任脈為目的，只作「和沫」、「搭鵲橋」這個動作就能讓人產生津液。現代人常熬夜，熬夜最傷津液，而能生津的「和沫」動作，是治療胃腸津液匱乏最有效的方法之一，多多益善。在這裏我不把「七損八益」介紹完，因為這堂課往後所有的身心之道就是養生之道。一旦學會並且能做到，很多相關的枝節論述不必多說。

《黃帝內經素問．陰陽應象大論》接著說：「故同出而名異耳」，「同出」的意思是每個人生命的開始都是一樣的。當胎兒跟母親分別，離開母體、剪掉臍帶的那一瞬間，我們的身上都留下了一個缺口，叫神闕穴。肚臍以下四指幅的位置都有一個穴道叫關元穴，閉藏我們都有的元氣、真陽之氣；兩個乳頭中央叫膻中穴，膻中穴外開兩個大拇指寬（也就是中醫講的同身寸兩寸、一寸一個大拇指寬、二寸二個大拇指寬）的地方叫做神封穴，我們的心神都應該封存在這裏。每個人的神封穴上方越過一根肋骨的凹陷處是靈墟穴，我們應該要致力讓自己的心保持在非常清明的狀態，當你非常專注、遇到所有情況就都能馬上明確反應，比方你聽過的課、讀過的書聽一遍、讀一過就能記住，正是因為你不會想東想西、沒有任你的心神在外奔馳。「靈墟穴」垂直往上，越過一根肋骨後的凹陷處叫「神藏穴」，你的心神應該封藏在這裏。可是為什麼後來人常常會心不在焉？因為常在想著心身之外的外在世界的事情，以致於沒法清明地面對當下更將因思慮煩擾，乾涸了津液、亂了氣血。所以明明「同出」，後來就不一樣了，什麼叫「名異」？你得到的疾病的名字就不一樣了，就有的人健康、有的人不健康了。

接下來，「智者察同」，有智慧的人會去注意每個人都可以掌握的原則、都可以開發的潛質。你知道你可以決定自己心情的好壞；當遇到一件大部分人覺得不好的事情，你可以選擇陷入痛苦，也可以選擇淡然釋懷。你知道身為人都有這樣的潛質——你是可以主宰自己的心的。你知道身為人都有一條脊椎骨，坐著的時候你可以選擇是要駝背、駝脖子、駝腰、蹺腳，還是要打直脊梁、足心貼地。你知道有一些共通的道理可以掌握。你知道心神一旦靜定，念慮一旦變少，脊梁一旦打直，真陽之氣就會開始積累。你會把握這些人人皆具、與生俱來的特質，來讓自己更好。

什麼是「愚者察異」呢？在這個資訊爆炸的時代，我們很容易會接收到一大堆江湖傳言，像是喝什麼湯、什麼茶啊，生飲什麼東西等等，五花八門。我還聽到有癌症患者說，那些生飲的東西喝到都想吐了，可是為了治病還是繼續喝——我心裏想：這不就很可能是脾胃運化不良、胃寒所引起的反胃嗎？因為傳播這些療法的人跟實踐的人都沒有真正掌握最根本的醫理，才會產生如此反效果。那最根本的醫理是什麼呢？中醫說扶正、再說祛邪，比方說在抗癌過程中，患者體內的血紅素會因為化療跟電療而嚴重不足，所以一定要吃得夠營養，該吃紅肉就吃紅肉，那段時間就不要再擔心膽固醇了。同時患者也需要多活動，藉由適當的活動鍛鍊來提高新陳代謝率，再說祛邪，才能把體內的毒素儘可能排出。當我在抗癌時，學生說我從一個工作狂變成治病狂，那時候真是心、身、飲、食、活動，全方位抗癌。比方說喝什麼飲料能抗癌？綠茶可以！綠茶裏面有兒茶素，所以那時候我每天喝的飲料不是綠茶，就是補充抗癌體力的雞汁或是牛肉汁，不然就喝運動飲料補充缺乏的電解質。每天吃飯都會針對昨天的身體狀況自己開菜單，比方說昨天排便稍微硬了一點，今天主食就吃番薯；如果昨天的排便稍微軟了一點，那今天主食就吃薏仁；如果今天檢查出體內缺乏什麼離子，就透過各種食物來補充。那時候我努力做到每天吃下去、喝進來的所有飲食都是在抗癌，我說這叫「食無虛吞，水無虛喝」，意謂著每一回飲食、每一個動作都在讓自己往告別癌症的方向走去。

關於飲食治療，我這樣說也許戲劇化了一點，但我講個例子你就知道不誇張。抗癌期間，我的主治醫生不斷地提醒我說根據經驗，我這種病症在治療時一定會腸道出血。「欸，出血了沒有？」「沒有。」「喔，一般都是一個禮拜差不多就會出血，妳今天第幾天？」「第九天。」「那妳可能明後天就會出血了。」我就這樣每天都被詢問「妳今天出血了沒？」從十二月二十號接受治療開始，一直問到第二年四月十七號出院為止。這當中我只出血過一次，那次是因為身體處在限制喝水的特殊狀況，沒辦法吃某個必須搭配三〇〇ＣＣ水服用的方劑，就只有那次出過血。主治醫生覺得我的狀況非常特殊，有一天他來巡房時我正準備用餐，他發現我吃飯像在辦桌一般，病房裏不算大的桌面擺滿盛裝了各種食物的瓶瓶罐罐。主治醫師驚訝地說：「哇！蔡老師吃飯好大的陣仗！」這是因為每一個瓶罐的食物都具有特定的療效。後來我告訴我的醫生說：「其實我進醫院治療前不久，才受邀到長庚大學中醫系演講過，沒想到過不了多久，我自己就進來了，現下只能把所具備的中醫知識用來幫助自己把化療跟電療的傷害減到最少。」

這就是《黃帝內經》說的「愚者察異」，如果你要等到生病那天才覺察身體的異常、才針對那個病症做治療，實在已經太遲了。「愚者不足」，愚者永遠在追趕、彌補不足而不是防患未然，所以總是等到有病才去看醫生。但如果是智者，「智者有餘」，就不只是被動地對抗疾病而已。我還蠻珍惜十年前的抗癌經驗，清醒的時時刻刻做了一切努力，沒有其他奢望，只想儘可能抗癌成功、活下來。因為身體已經在死亡的臨界點，如果不「食無虛吞、水無虛喝」、再加上好好練功，可能連活下來都沒辦法。那時我才領悟到：「愚者不足，智者有餘」，倘是智者，早在還沒生病的時候，就會積極奮發地致力於靜定心神、長養真陽之氣，維持遊刃有餘的狀態。人真的不要只是被動地對抗疾病，而是要主動地把疾病甩得老遠，讓疾病永遠追不上你。那你就必須依循醫家之道：不僅止於拒絕當病人、想當正常健康的人，還想進階成賢人。這個賢人並不是儒家所謂的賢人，而是醫家定義下的賢人；甚至不只想成為醫家定義下的賢人，還要進階為醫家定義下的聖人，然後不只進階為聖人，更要成為醫家定義下的至人、神人、真人，一階一階不斷升進。如同登山，你登得越高，離山腳下的疾病就越來越遠。倘若能在日常生活的行住坐臥之間，吃飯時也好，練功時也是，都依循著醫家之道，持之以恆，舊病就不可能復發，新病就不會敲門。可是如果又開始懈怠推託，「哎呀！今天要交稿，沒時間練功了！」「喔！明天要上課，那明天也不要練好了！假日再來練吧。」三餐、睡眠又輕忽了起來，一旦又開始抱持著這種心態，哪天檢查出舊病復發，真的一點都不必驚訝。

「有餘則耳目聰明」，從中醫的角度去看感官，我們的眼睛、耳朵跟肝臟、腎臟的狀況有關，肝腎的氣如果不足、無力收攝，那眼睛就花了、耳朵就聾了。所以要儘量保養維持在「有餘」的狀態。你的心遊刃有餘，你的氣非常充沛，你的胴體四肢覺得輕盈。輕盈不是瘦、不是紙片人，而是因為下盤沉穩，身輕體重，非常健康。我做過《莊子》「形如槁木」的專題研究，運用大量的醫書與詩歌文獻來證明，所有在本草書中記載能讓身體輕盈的藥物，大抵都同時可以讓肌肉量變多。本草所具備的「身輕」療效，是跟耳聰目明、跟意志力強、跟皮膚光澤，跟所有健康美好的詞彙並存的，而這些效用往往又同時存在於一味本草的藥效之中。可見「身輕體重」的身體感的輕，跟衰弱消瘦的輕完全不同。

把握中醫的基本原理，不只能讓你「耳目聰明，身體輕強」，而且能使「老者復壯，壯者益治」，衰老之人可以恢復強壯，而強壯的人即使偶爾生病了，也很容易治癒。各位明白中醫基本原理、原則的重要，就知道為什麼我講《黃帝內經》只講這些教導我們如何

「治未病」的重點。因為我們開的不是中醫養成課，也不是培養未來醫生的實習教室。而且在中醫傳統的認知裏，有什麼病吃什麼藥、針灸什麼穴位，那是末流。最重要的是知道如何讓自己不要朝著生病的方向走去，防微杜漸才是最好的治療。

讀完這個單元，相信各位對於《老》、《莊》、《黃帝內經》跟儒家有什麼不同、醫家與道家學問的特色所在、學習以後具備什麼功效，都有一定程度的掌握了。

第四講

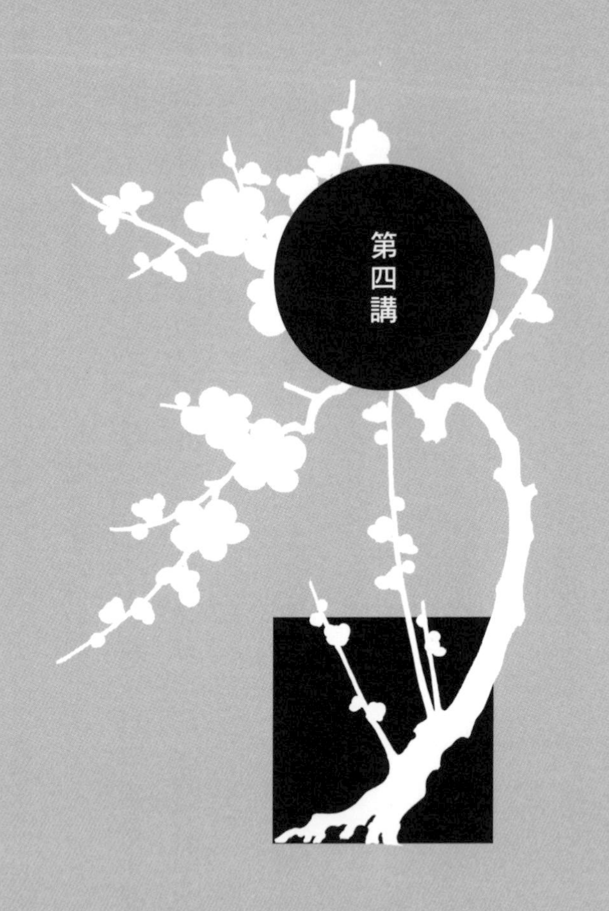

「无用之用」：職場、情場、家庭，什麼本事最好用？

在第一講〈「夢為鳥而厲乎天」：你是否曾經這樣擬定你的飛行目標？〉，莊子讓我們去思考：這一生最重要的追求到底是什麼？第二講〈「行盡如馳」：為何飛得再遠，仍到不了想望中的成功？〉談世俗價值的追求，為什麼我們跌跌撞撞、沒辦法成功？第三講〈「彼其所保與眾異」：超越大鵬的大樹〉勾勒出《莊子》、《老子》以及《黃帝內經》共同樹立的一種有別世俗的價值觀，以及道家與醫家所持的「道」到底是什麼？接下來的第四講，我們來談道的「用」與「無用之用」。看似沒用但是很好用，這樣的「用」，是不是也可以運用在我們的職場、情場或者家庭？有沒有這樣一種本事，學會了以後不論走到哪裏都受用無窮？

萬物的宗主，天地的根源，用處無窮的道！

這個單元我們從《老子》來看宇宙至高之「道」的重要性，「道」是萬物的宗主，是天地的根源，具有生發萬物的能力。我們如果能掌握、體現此「道」，便能收穫「道」所蘊藏的無窮妙用！

最近我收到一封陌生人的來信，他說：「蔡老師，您可以告訴我活著的意義是什麼嗎？」——人的一生究竟為何而活？究竟什麼是活著的意義與價值？當一個人這麼向你提問的時候，他的心情可能十分迷惘，可他的腦子卻應該仍保有某種程度的清醒，所以才不允許自己不明就理、渾渾噩噩地過生活。

今天在這裏我們為什麼要講「道」？遠在先秦時期，「道」就是古聖先賢思索探求的重要課題。古人會想：宇宙那麼大，是不是有一個道理能夠含括貫通整個宇宙？各位能想像，要含括上下四方、古往今來的整個宇宙並不容易，宇宙中不只有人類，還有動物、植物；不只有生物，還有無生物；不只有各式各樣有形可見的物，還有更多眼不可視、手不可觸的事物。在這麼遼闊的宇宙裏，真的存在著一個能含括天地間萬事萬物的道理嗎？歷史這麼長，不同時代的政經體制、風土人情、社會文化都不一樣，真的有一個「道」是貫穿古今，而我只要把握住這個「道」，就可以非常自在地過活嗎？很多哲人、哲學家都在尋找這個答案，而當他們找到了——或者請容許我不太禮貌地這麼說——當他們以為自己找到了，他們就稱這個答案、這個內容為「道」。所以儒家有儒家的道，墨家有墨家的道，老子有老子的道，莊子有莊子的道。前面說過，也許莊子的出現，甚至老子的出現，都可說是出於對春秋戰國時代儒家與墨家之「道」的反思，老莊對儒、墨二家之道可能有些不以為然，所以對表述生命核心價值的「道」做了些調整，就出現所謂的「老莊之道」。

首先讓我們來看，「道」那看似沒用的有用。《老子．四章》：

道沖而用之，或不盈。淵兮似萬物之宗。挫其銳，解其紛，和其光，同其塵，湛兮似或存。吾不知誰之子，象帝之先。

老子用「沖」這個字來講道，三點水這個沖字，古字是一個中空器皿的樣子，有著空虛的意思。而《說文解字》對它的解釋是湧搖，湧現搖動，你會發現沖字雖然具空虛的意涵，但卻又像從下向上湧出的水一樣蘊含著動態的生機，所以老子用「沖」來表述這個看起來虛空卻充滿生機的道。「道沖而用之，或不盈。」可你一旦使用此道、實踐此道，會發現它「或不盈」，什麼叫「或不盈」呢？就是它會不斷地湧現，好像永無裝滿之日一樣，但只是「好像」。因為不管怎麼使用，「道」都不會被用完，顯然比裝滿了還要充實飽滿，要不怎麼可能取之不盡、用之不竭？而在老子的另一章、四十五章則用「大盈若沖」來講道。各位發現了嗎？剛剛第四章講道「沖」，可是第四十五章這裏講「若沖」。「若」是好像，道好像是虛空的。可見老子講的虛空，不是存在主義那種真正的虛無，而是一種只是看似虛空、實則無限充實的虛空。「道沖而用之，或不盈」，道好像裝不滿、沒裝滿，這是什麼意思呢？其實我們都明白，當我們說：雖然她看起來好像很溫柔——就表示她其實不溫柔，對不對？或說：他看起來好像很怯懦——後面理當是要說他其實非常地勇敢、非常地堅強。所以這裏說「或不盈」，「道」看起來好像沒裝滿，事實上它可是大盈——「道沖而用之，或不盈」，道看似虛空、看似不會滿溢出來，可一旦使用便會覺得它既充實又盈滿。未來我們會為各位介紹道家與醫家的理想心靈，其中有一講就叫做：「一種充實才能養成的虛」。頹廢、懶散絕不是道家所說的「虛」，道家的虛是要透過修鍊、透過工夫不斷地充實，才能養成如此大盈的虛空！

「淵兮似萬物之宗」，淵這個字是迴水，迴流的水，且是深水的意思。馬王堆帛書這個「洄」是寫成三點水加嚴肅的「潚」字。「潚」是「深清」的意思，老子用又深又清澈的水來譬喻道。虛空、深不可測，「似萬物之宗」，像是萬物的宗主，這就是道。

接下來的這段話就很有意思了！「挫其銳，解其紛，和其光，同其塵」，許多注家認為這段是錯簡，但根據我自己讀古書的經驗，對於錯簡的說法如果沒有版本上的證據就都先持保留態度，我會在原本章句的脈絡下試圖理解，看被注家視為錯簡的文字是否有可能解通。什麼叫「挫其銳」呢？銳這個字有進步、前進的意思。世俗價值裏大家想要前往進取的是什麼呢？或許是求取功名，也可能是你對外在世界的嚴苛批判，所以「挫其銳」指的就是挫止想要進取功名、批判外在世界人事物的意向。當你讀了《老子》這一章之後，你本來很想要與人爭辯或功成名就的進取心會削弱。但這削弱不是消極，而是你立定了一個比進取功名、比批判外界更重要的目標，那就是希望每一天醒來，你的心能比昨天更不容易煩惱、不容易生氣、不容易有壓力，身體也比昨天更輕鬆、更輕靈。一旦你設立了這樣的目標，面對其它外在世界的追求就不可能執著太深、衝得太快，你會覺得盡力之後，一切順其自然就好。

前陣子我接受一個專訪，談論到人生的志向，主持人問我是否考慮離開這塊土生土長的家鄉去臺灣以外的地方發展，我說暫時不會吧！之前有某間大學曾經邀請我，但我婉拒了。她一聽到那所大學的名字就說：「那是世界排名前十的指標性大學，蔡老師妳應該要去的！」我回答她，我沒有說我絕不去，只是目前不急。她聽了就愣了，我從她的反應知道她不了解為什麼我要放掉這樣的大好機會。想是每個人看重的東西不同吧？如果她嫻熟老莊、酷愛醫家，就會覺得我不急是很理所當然的！我不要再過我生病以前那種把自己的心身力氣搞得油盡燈枯的生活了，所以怎麼可能在自己的心身都還沒能好好安頓、還沒花足夠時間去照顧鍛鍊到遊刃有餘，就一直朝外面衝呢？至少我現在在養活自己的同時，能夠稍微傳布這些我覺得很受用的學問，不論是用世俗價值或儒家標準來看也都不算是太沒有意義的人生了。

道家其實並不消極，有時覺得，老莊只是在提醒那些衝過頭的人放慢腳步，希望他們能保住命而已。所以我不認為「挫其銳，解其紛」是錯簡，因為「道沖而用之，或不盈，淵兮似萬物之宗」，講得比較抽象，是很難具體掌握的道，於是老子接下來告訴我們如何去體現道——透過消滅對功名的進取心或批判外界的鋒芒來貼近道。

再來「解其紛」，紛就是紛爭，你能夠自然地消解與人之間的紛爭。以我對《老子》的理解，這樣的消解是一種不解之解。什麼叫不解之解呢？人世間的紛爭多半跟是非對錯有關，而對是非對錯的判讀往往會因為每個人所處立場、所奉行的道理而有所不同。如果大家都心平氣和、就事論事講道理還算好，但如果有人不講道理，只重顏面，可能就會產生造謠、汙衊、攻訐等行為。這時候你要去解消紛爭，其實還蠻費事的，甚至不一定解得開。有時候不要理它反而是最好的方式，清者自清，時間終究會證明一切、解決一切。而且即使不證明，又怎樣呢？一個老莊之徒，別人要的那些你沒有非要不可，所以也不會去跟人爭搶，紛擾自然就不會太多。

「和其光」，不會讓自己處在很亮、很炫目的位置。道家之徒絕對是離聚光燈很遠的人，即便你有些見識，看起來卻好像是黯淡的，因為你不會去炫耀。「和其光」的含意，除了這種不愛現、不喜炫目的層次之外，在《莊子》文本裏還說到「葆光」（《莊子．齊物論》），修持一己到保有這麼一種不炫目、刺眼的明亮。「和其光」與「葆光」雖然不會亮得炫目、刺眼、亮得人盡皆知，卻能照亮你的人生，也能如實地洞見、明照人間世與你交接往來的外在事物。

「同其塵」，你不會想要標新立異，跟所有機緣中相逢的人，看上去同處塵垢、沒大分別。不管你今天接觸的人他的價值觀或生活的世界跟你是否相同，你都可以跟對方聊得來，不顯得怪異、與眾不同。年輕時我特喜歡古雅、古典的風格，所以穿的衣服很多都是有點像古裝的中國式漢服，穿上那樣寬袍大袖的衣服覺得既舒服又暢快，就像我喜歡誦讀的古文一樣。耳環也是戴那種很沒有現代感、直直垂墜的古雅款式。下雨天打的是油紙傘。這是我大學時候的樣子，但現在回想起來覺得有點突兀。可能是後來漸漸沈潛到《老》、《莊》的世界去了，變得很享受一種跟大家相似的感覺，漸漸跟同學、身邊的人穿得很像，就T-shirt加牛仔褲。不過那是生病之前，生病之後我對服裝的訴求就只以質輕寬鬆、方便鍊拳為主了。

當我們講「道沖而用之」，「沖」是虛。一個人既然已經很虛心了，怎麼可能還很尖銳激進、還會跟別人起糾紛呢？自然是「挫其銳，解其紛」。當一個人能「淵兮似萬物之宗」、如一淵清澈的深水，當然能「和其光」，不會讓自己的光芒外顯得很刺眼。而一個人既然已經很謙沖了，怎麼還會標新立異？自然是「同其塵」的。所以我反而覺得一般認為是錯簡的這段話，擺在這裏特別有滋味，它讓《老子》第四章不只在談一個玄遠的道，更去談道體現於生命的各種具體樣貌。

接下來這一段我把它當成體道的語言。「湛兮似或存」這個「湛」，《說文》的解釋是「沒」，沉沒的沒，意思是無形的。「湛」同時又有深、澄的意思，清澄、澄寂、澄靜。體現了道之後，我們的心變得深沉。這樣的深沉不是城府深、心機重，而是容量特大，就像既深且清澈澄靜的水域、寬廣深厚地能包容許多生物。因此「湛兮似或存」是在描述體現了「淵兮似萬物之宗」的道之後，心靜定能容的狀態。「似或存」，表示你不是個存在感很強的人。各位發現沒有，《老》、《莊》經常會把過去一般人感覺不太好的特質轉變為非常好的。求學時期，很多人都有同大家一起演戲的經驗。有時候別人也不見得比你強、不見得演得比你好，但他卻能演男主角，能跟最漂亮的女生演對手戲？為什麼你就得演一個小配角甚至就扮演一棵樹、演一齣戲裏最不起眼的道具？想來就覺得不平。可是如果你讀過《老》、《莊》，你會覺得演樹真好，靜默地陪襯著世界，這真是一個非常好的角色！你對很多事情的感覺開始變得不同。但如果你受世俗價值或儒家文化的影響，就很可能希望自己能名列前茅或擔任領導眾人的角色。可學了《老》、《莊》之後，你真的會有完全不同的想法。你會覺得再沒有比全班第一更教人心身不安適的位置了，第一容易招人忌啊。所以《老子》說「似或存」，沒什麼存在感，但你就安於這麼低調地存在著。

那麼，如此之道在宇宙中、天地間存在多久了呢？「吾不知誰之子」，道不是誰的孩子。道如果是被生出來的，肯定就不是最早的。「象帝之先」，這個「象」是似乎、好像，道好像在天地存在之前就有了。什麼是天地呢？這個天地你可以寫上帝的帝，也可以寫皇天后土的天與地的地，在有天地之前道就存在了。陳鼓應老師說：「在這裏，老子擊破了神造之說。」這麼說或許更合適：老子用道「取代」了神造，使華夏文明的源起沒有神造萬物的概念，只告訴我們「道」，這個很難言說的冥冥，是先於天地而存在的。

《老子》這一章用「淵兮似萬物之宗」講出「道」的重要性，說「道」是萬物的宗主，萬物都是從「道」產生出來的。在這個不斷變化的天地之間還是有一個簡單的、不變的道理，我們可以去掌握、體現它，並用以應對這個世界。

接著我們透過《老子》第六章「谷神不死」這段來了解這宇宙至高之「道」的無窮用處。

谷神不死，是謂玄牝。玄牝之門，是謂天地根。綿綿若存，**用之不勤**。（《老子．六章》）

首先說「谷神」吧！上一段講道是「虛」的、現在又以「谷」來狀述，各位可能馬上想到一句成語叫「虛懷若谷」。「谷」是中空、是凹陷下去，居低下的位置，因此「谷」這個字強調的正是道的「虛」。「神」則強調道的變化難測。而為什麼說「不死」呢？因為道永遠不會老，永遠不會枯竭、耗盡，真正的道理該是可以貫穿永世、亙古不變的。

「是謂玄牝」，「玄」這個字有幽深難測之意，「牝」則是生殖的意思。所以「是謂玄牝」說的是：這個道幽深難測，卻可以創生萬物。就像《易傳》說：「天行健，君子以自強不息」、「生生之謂易」，道日日如新、能夠生生不息地滋生萬物。

剛剛說「谷」是中空、是最卑下的地方；「神」是變化莫測的；「不死」是不會枯竭的；「玄牝」則是萬物之母。因此老子下一句接著說「玄牝之門，是謂天地根」，這個幽深而神不可測的道，具有生發萬物的能力，就是天地的根源。這裏描述了道無比地重要性，但因為道無形可見，所以各位讀到這裏或許仍然難以掌握。

「綿綿若存」，道綿綿不絕，好似存在，又好似不存在。「用之不勤」，「勤」是勞累、倦怠，也就是窮竭，「不勤」就是不會窮竭。我們依傍著道而生、不斷地使用道，它卻永遠不會窮竭。西方基督教文明說：神創造萬物、創造人。而東方思想中則有一個普遍存在、創生萬物的道。其實面對生生不息的天地、廣闊無垠的宇宙，人類真的很難不去想像背後沒有一個偉大的、創生一切存在的力量，不管那個力量是《老子》說的「道」，還是西方基督教說的「神」。

最常讓我有這種感受的是植物。我院子裏種了一些草藥，其中一株名叫白鶴靈芝，當白鶴靈芝開花的那一天，你便會知道為什麼它叫這個名字。滿樹的白鶴！每一朵花都是一隻白鶴，有一雙翅膀、一具身軀、一個嘴巴，朵朵的花根本就是把自己扮成一隻隻停棲或飛翔的白鶴了。看著那株白鶴靈芝，實在無法想像是植物自己偶然長成這個樣子，那麼這模樣到底是誰設計的？不可思議！或者想想太陽系、銀河系乃至於浩瀚無垠的宇宙，竟然可以有如此複雜又規律的運轉，然後成就這般天地！當我們面對大自然、試圖窮究萬有的根源，很容易會去想萬物背後是不是有一個神、是不是存在著一個道，不然實在很難解釋，我們所看到的一切從何而來。而這個道，「綿綿若存，用之不勤」，是千秋萬世、源遠流長、永遠存在的。

如果我們能體現大自然萬千生命繁衍、春夏秋冬輪迴背後的那個至高、永不窮竭的道理，是不是就可以生長發育得更好、生存得更好、生活得更好呢？

讀到這裏，你也許會懷疑：這個如此抽象、無形可見的「道」，我們真的有辦法體現甚至持守一生嗎？如果你有這樣的疑慮，讓我告訴你：為什麼中國哲學值得讀？因為中國哲學是生命哲學，是可以運用在生活、以生命來實踐的。有個讀過《老子》的朋友，不服氣地來問我：「老子哲學生命在哪？我怎麼讀不出來，覺得談得太空泛虛玄了。」所以現在要講這一段《莊子》裏提到的壺子的故事，要讓各位比對怎麼那麼巧，這個體現道的壺子，在故事裏面用了大量的水的形象來描述自身所體現的道，且剛巧又是老子說「淵兮似萬物之宗」的「淵」。藉此或許可以讓我們更深切地體會：道家掌握的道到底是什麼？體現了「道」之後的生命，又能呈現何等樣態？

老子用「沖」、「淵」、「湛」三個跟水有關的字來象徵「道」，可是「道」到底是什麼呢？我們來看《莊子．應帝王》裏一個很精采的故事。故事是這樣的：鄭國有位神巫——很靈驗的巫師，叫做季咸。這季咸有多靈驗呢？他能知道每個人哪天出生、哪天死去，或者你什麼時候會發生什麼「禍福壽夭」、意外災害等等，他都能預知。季咸預知得有多準呢？他可以精準無誤地預告發生的年、月、日，就像神靈一般準確。

如果遇到這樣一個人，你會害怕嗎？其實你未必想聽、想知道這麼多，對不對？預先知道一定會遇見的災難可能平添憂慮煩惱，你想就這樣懵懵懂懂地活在眼下的平安與幸福裏。所以一般人聽說神巫季咸來了就都逃走了，可是列子不一樣，列子是個求道者，他覺得季咸這個人太神了，怎麼能知道一切即將要發生的事？「列子見之而心醉」，列子拜見過季咸後滿心嚮往，回來就告訴他的老師關於神巫季咸的事。列子的老師是壺子。

這個角色為什麼名叫「壺子」？我猜想是因為壺那中空的形象——畢竟代表中空的「虛」字對於《莊》學、對於道家實在太重要了。

列子在見過季咸後，對他的老師壺子說：「老師啊，我之前以為你所體現的道，是這世界上最終極的，已經達到最高境界了。可是我現在發現，有一個比你境界更高的人。」

如果壺子真的是一位體道者，他聽了可能會回答：「那你就跟他去吧！」可是這樣故事就演不下去了，這故事正是要讓我們看看《莊》學定義下的體道者有多厲害，不能就在這裏結束。

於是壺子老師說了：「吾與汝既其文」，「既」是已經，「文」是表象，我過去讓你看到的只是道的表象，「未既其實」，還沒讓你看最真實、最重要的生命實相。各位，如果你讀過〈逍遙遊〉：「名者，實之賓也，吾將為賓乎？」《老》、《莊》非常講究內在的真實。所以壺子說「而固得道與？」你今天提到的那個人，他真的得道了嗎？還是他少了必要的那隻雄鳥或者雌鳥，所以沒辦法生育小雞呢？「眾雄而无雌」或是「眾雌而无雄」，這兩個版本我們都可以理解，今天有一群公雞卻缺一隻母雞，或者全部是母雞卻沒有一隻公雞，這要怎麼下蛋呢？就算下了蛋，也孵不出小雞來。壺子把獨缺的那一隻公雞或母雞譬喻成「道」。那個「道」究竟是什麼？「而以道與世亢」，壺子對列子說：我拿我的道，跟你口中那位讓你心嚮往之、目眩神迷的季咸的道來對峙一下吧！「必信」，這樣我一定能讓你信服。

「夫故使人得而相汝」，把你說的那個很厲害的人請來看看你我，預測一下你我最近狀況怎麼樣。「嘗試與來，以予示之」，你試著請他來，我來讓他看一看。看到這段，我覺得這老師還挺可憐的，何必耗費時間向真偽不分、高下難辨的學生證明些什麼呢？早年別人有疾病來問我，我判斷：「其實這用傳統醫學可以治療得不錯。」如果對方不信，我會很想說服他，勸他及早治療。或是有人對我說：「你這個病鍊太極拳也不可能有用，這不可逆。」我也會想說服他。但自從生病以後我就完全不這麼想了。為什麼？因為這樣做太勉強，或者說時間太珍貴了，無須用在說服別人相信自己上。可是在壺子這個故事裏，如果莊子的目的是要讓讀者明白莊子之道或者道家之道有多珍貴，那這位老師就必須要露一手。

「明日，列子與之見壺子」，第二天列子真的帶著神巫季咸來見壺子了。

前面我們提到列子跟壺子說：「老師，我本來以為你是最厲害的，現在知道有個比你更厲害的人！」其實我們看得出來，這段對話莊子是要跟大家講：《莊子》書中體道者的道才是最厲害的。而壺子說：「我已經給你看我的外在，但還沒讓你看到我的真實，那個人真的得道了嗎？」這讓我們不斷地想：《莊》學認為的得道到底是什麼？所以我們就來看看，當季咸見到壺子的時候，壺子讓他看什麼。季咸來看完壺子以後，這個神巫就跟列子說了：「嘻！」這個「嘻」是唉，一個慨嘆詞，「子之先生死矣！」你的老師就要死了！「弗活矣！」活不了了！「不以旬數矣！」他剩下的日子不到十天！「吾見怪焉」，因為我在他身上看到非常奇怪的徵兆。「見濕灰焉」，什麼叫「濕灰」？你就想像香灰或者煙灰被水打濕了，那是什麼情況？就是再也不會復燃了，一種毫無生機的狀態。列子因為很相信這個神巫，所以就覺得很悲傷——沒想到自己老師不僅不是天下第一，而且還快死了。他就一把眼淚一把鼻涕地把這個診斷結果告訴他的老師。

可是壺子怎麼回答呢？壺子說：「鄉吾示之以地文」，剛才我展現給季咸看的是大地的紋理，「萌乎不震止」，什麼意思呢？你們看土地，一動也不動，可是卻長出這麼多的草、這麼多的花、這麼高大的樹？表示土地看似不動、看似停滯，其實蘊涵著勃勃萌發的生機，有無限動能潛藏在其間。壺子給季咸看的是大地的紋理，可是那到底跟一般正常人生機勃勃的氣象不一樣，所以季咸覺得：「哇！你的老師快掛了。」壺子告訴列子：「是殆見吾杜德機也」，「杜」是杜絕，這個「德機」就是一種活著的生機。我讓他看到的是一個杜絕生機的現象，但其實裏面還是孕藏著非常蓬勃的生命力。「嘗又與來」，你叫他再來一次吧。

「明日，又與之見壺子」，第二天列子又帶神巫來看壺子。季咸相完後對列子說：「幸矣」，你的老師太幸運了。為什麼？「子之先生遇我也」，因為他遇見我了，「有瘳矣」，他才能從昨天那個要死不活的狀態痊癒，「全然有生矣！」充滿了生機。「吾見其杜權矣」，「權」就是動，季咸說壺子原本那個阻塞、停滯的氣象居然有了改變，開始變得生機盎然，又活過來了。——我常講讀《莊子》的人不太可能自大，因為他會讀到一句話叫「生物之以息相吹」。之前說過，我們在天地間能夠成就任何一件事，其實都是得自很多的助力、很多的機緣。今天一個人能有成就，他吃了誰種的蔬果、誰打的魚？穿了誰織的布匹、誰做的衣？住了誰蓋的房子、誰作的設計？是有多少的幫助跟養成，才能成就今天的你。所以壺子的故事裏，神巫季咸正缺乏這樣的德性——他一把脈或一望氣，發現壺子狀況變好，馬上就歸功於自己。但學《莊子》的人，因為明白「生物之以息相吹」，你會歸功於別人，而不會成為一個不明就裏便歸功於自己的自大的人。

列子這次仍然相信神巫的話，就很高興地回去跟他的老師轉述這個好消息。可這時候壺子跟列子說了什麼呢？「鄉吾示之以天壤」，這次我讓季咸看到的是天地氣交的情況，我把天地之間交會、暢行的氣象展示給他看。在這裏非常重要的是，壺子如何給神巫季咸展示一種天地氣交的模樣？他說他的內心「名實不入」，既不去想外在的功名利祿、也不去想任何愁惱煩憂的內容，讓心完全沒有念慮，一片空寂，那些外在的名聲、財貨、情愛都不上心了，「而機發於踵」，這時有真氣從腳底的湧泉穴發動上行。你也許慢慢感受到壺子所展現的模樣好像都跟一個範疇有關，那就是「氣」。「是殆見吾善者機也」，壺子說，這一次季咸看到的是我生生不息、生機勃勃的正面氣機。各位想想，現在這個世界，什麼是善、什麼是惡？什麼是美、什麼是醜？價值觀是相當多元的。可是相較於死亡，我們應該都肯定活著是比較正面的吧。所以說「善者機」，季咸在這裏看到了壺子的生機。「嘗又與來」，壺子叫列子再請季咸過來一趟。我們看到壺子和季咸兩個人在鬥法，而列子顧盼於其間，他還分不清誰才是最厲害的。

「明日，又與之見壺子」，神巫又來見壺子了。之後他跟列子講：「子之先生不齊，吾无得而相焉。」你老師的狀況很不穩定，我沒辦法幫他看相，等他穩定了再來看吧。我們剛剛講這個神巫，當一個人病好了，他馬上歸功於自己。但第三天他發現，為什麼壺子的氣跟之前完全不一樣。他就跟列子說：「是你們老師不行，是你們老師有問題。」我們都知道在道家的經典中，最有問題的往往就是「永遠覺得是別人有問題」的那個人。季咸說：「試齊，且復相之」，你們老師狀況太不穩定了，所以我沒法好好看，叫你們老師先把自己穩住，這樣我才能幫他看病。

這列子聽得一頭霧水，他進去跟老師講。壺子就說了：「吾鄉示之以太沖莫勝」，「吾鄉」，「吾」就是我嘛，「鄉」就是之前，「我剛剛給他看的是『太沖莫勝』」。這個「勝」是「朕」字的假借字，「朕」就是跡象，「我給他看的是整個人完全虛空的境界，就是他看不到任何跡象、朕兆的境界。」沒有朕兆、沒有跡象那是什麼樣的境界啊？「是殆見吾衡氣機也」，季咸看到了一種神氣非常調和的狀態。其實這也隱隱然告訴我們，當內心既沒有成見、沒有多餘的負面情緒，也沒有多餘的煩惱、想法，能夠完全虛空的時候，你的氣跟血就可以進入一個最好的平衡狀態。

從地理到天文到太沖莫勝，從杜德機到杜權到衡氣機，壺子展現的氣象實在太不同了，嚇死這個神巫了。季咸想：這個人到底為什麼會這樣，只接連幾天，氣象的改變怎麼可能這麼巨大啊！壺子於是就解釋給列子聽，透過下面這段話似乎就可以知道為什麼老子會用「淵」、用「湛」、用「沖」來形容道。

壺子說：「鯢桓之審為淵」，「鯢桓」是大鯨魚，「審」就是盤桓。在很深很深的深淵裏，有好大、好大的鯨魚盤桓——是深廣到足以讓大鯨魚盤桓的深淵。為什麼要用有一隻大鯨魚的水來象徵「衡氣機」呢？當一個人的神氣能夠調和、充沛平衡，那是充滿生命能量，但又十分平靜的，壺子就用既深厚又平靜的水勢來象徵一個人的身體狀況。

「止水之審為淵」，他說還有一種狀況像是停止的水，這講的就是初見的地文，那水好像完全不流動，也是一種淵的氣象。

還有一種是「流水之審為淵」，講的是第二次出現的天文，水不斷地流動，是流水匯集的深淵。

壺子說：「淵有九名，此處三焉」，淵有九種，我今天展現給季咸看到的是其中三種，明天你再叫他來吧！

隔天這個快要不支的神巫又來見壺子了，他一相，當然這裏沒有講季咸相的方法是三部九候，還是診脈，又或者他是望氣——就是從望見一個人的氣來得知身體狀況。這裏只說「立未定」，這次季咸看到壺子，還沒站穩就「自失而走」，腳跟還沒站穩，還沒好好地相一相，就轉身落荒而逃。更有意思的是壺子的反應，壺子說「追之」，把他追回來，這裏有一點「把這騙子追回來」的味道。聞言追出去的列子，回來後跟壺子報告說：「已滅矣」，沒啦，不見蹤影了，「已失矣」或說：「已佚矣」，季咸這個人不在了、逃走了，「吾弗及已」，我追不上他了。我覺得這裏寫列子的反應寫得非常好，好的文本就是這麼一語雙關嘛——我的偶像跑了，我對偶像的崇拜也幻滅了，因為他根本相不出我高深莫測的壺子老師。我的老師一下給他看到生機內斂的大地，一下給他看到氣機活潑的蒼天，一下給他看到奄奄一息像是快死的自己，一下給他看到生機勃勃很健康的自己，這才是令人嚮往的至高境界啊！

壺子說：「鄉吾示之以未始出吾宗」，剛才我向季咸展現的是生命內在本真、最重要的根本，是不曾表現在人們面前的部分。我們發現《老子》說：「淵兮似萬物之宗」，壺子說「未始出吾宗」，講的都是生命還沒有離開那最核心、最真實的存在。壺子展現出生命原始的根本、體現出的道，那是什麼樣的狀態呢？「吾與之虛而委蛇」，空虛無執是「虛」，「委蛇」是順隨外物變化，意思是我以空虛無執、順隨外物變化的心境待他，對待季咸，所以季咸「不知其誰何」，無法知道哪一個才是我真正的樣子。季咸是什麼狀況，他看到的我就是什麼狀況。「因以為夷靡，因以為波流」，「夷靡」是怠緩衰敗、委靡不振，「波流」是波浪迭起。因為季咸剛來的時候心情衰敗不振，所以看到的我便是衰敗不振的。接著他可能開始懷疑：「不對，怎麼會這樣？」而開始驚慌，所以他看到的我就是波浪迭起開始驚慌的樣子。因為我並沒有一定的自己，只是在映現對方的狀態。「故逃也」，季咸根本無法捉摸，所以就逃走了。

不知道各位有沒有看過脈書？脈書中說為別人把脈之前應該「虛靜凝神，調息細審」（《四診心法》），把脈者要先靜定自己的心神，什麼念頭都沒有，然後按上對方的脈，才能準確地感受到對方的心情。生病前有一次我到一位臺大老師家，他們夫妻倆都是臺大教授，老師要我替他把脈，我一把脈就知道原來老師方才生氣著。我就問：「老師，您剛剛生氣啊？」「就是啊，妳師母她怎麼樣怎麼樣……」老師和師母笑著說：「沒有事情能瞞過妳這個把脈的人。」後來學生問我：「老師，妳教我們的時候，怎麼都沒教什麼心情是什麼脈象？」其實心情不是脈象，而是當我凝神止念、替人把脈的時候，就能感覺到對方的身體狀態、心情狀況。

而經歷壺子示相於季咸這件事後，列子非常地佩服老師，覺得自己還真是沒學到老師的任何功夫。「然後列子自以為未始學而歸」，於是列子歸返家中，乖乖學習。他學習的過程非常有意思。儒家的學習講究「讀萬卷書，行萬里路」，《莊子》的學習卻是「三年不出，為其妻爨」，此後三年列子放下所有外在俗事，放下身段，專心為妻子燒飯做菜。各位知道儒家是主張「君子遠庖廚」（《孟子．梁惠王上》）的，但列子最後達到的境界卻是可以幫老婆做飯。為什麼莊子要寫列子「三年不出，為其妻爨」？如果人可以從一個事事要人配合的大男人，變成一個願意幫老婆做菜的人，開始懂得從根本照顧家人，這境界有多謙下、這身段放得有多低、這轉變有多大啊！

列子的轉變不只是「為其妻爨」，甚至於他能「食豕如食人」。這個「食物」的「食」字唸ㄙˋ的意思是餵養，唸ㄕˊ就是吃東西，列子「食豕如食人」，餵養豬的時候放下分別心，對待家中飼養的豬雞等飲食的照料和對待人是同樣盡心的。如果能做到對動物都跟對人一樣盡心、沒有分別心，對人又怎麼可能會有明顯的分別心呢？

透過這段文本，主要是讓各位看到像壺子這樣一位體道者的境界：他身體內「氣」的狀態、樣貌，是可以自己隨心所欲掌控的，他真能夠讓你見識到「氣」所呈現的各種樣貌，所謂的「氣」象萬千。

現代人受西方思潮、西方科學影響，提到健康，多是想到肌肉、體脂肪、疾病、醫院，很少去考量「氣」這個範疇。但其實對東方淵遠流長的養生與哲學來說，「氣」是很重要的——無數醫家、哲人不斷在探討心靈要達到什麼樣的狀態，體內之氣才能平衡、才能和諧、才能充實。一旦陷入紛亂的情緒，氣的狀態就不對了。如果你過去聽到「氣」覺得很陌生，那透過剛剛講「淵有九名，此處三焉」，我們好像看到老子講的那個玄虛、較難了解的道，是怎麼以氣的形態體現在具體的生命裏。如果你聽了壺子的例子之後還是覺得玄虛，那我就再舉更具體的例子，讓我們透過穴道來認識水的意象與氣的關連。

《黃帝內經》中記載人體的三百六十幾個穴道。從這些穴道怎麼命名，就知道古人怎麼看待身體，能幫助我們探究古代身體觀。許多穴道名稱裏都帶著「水」，像是：有池塘的「池」字的是：曲池、陽池、風池、天池。

講到「曲池」，各位把手彎曲的時候，肘橫紋外側肌肉會有一個突起，在這個突起往下按，就是曲池穴。這個穴道的作用，簡單講就是「養顏、美容、助消化」。我以前念碩士班的時候，曾經替一位食欲不好的學妹用針扎過曲池穴，她原本吃一碗就飽了，扎過曲池穴後過沒多久變成要吃兩碗飯。因為食欲變好，食量就變大了。

穴道名稱裏有著水文象徵的不只如此。像是穴名中有「澤」這個字的：少澤、尺澤、曲澤。有「淵」字的太淵。有「井」字的天井穴。有「溝」字的：支溝、蠡溝。另外像有「渠」這個字的經渠穴。除此之外，有大量的穴道以「泉」字命名，如：陽陵泉、湧泉、陰陵泉、曲泉、廉泉。

這裏一定要特別提一下湧泉穴。各位可以看看你的腳底，想像一條中心線從腳的第二趾食趾和第三趾中趾趾縫連到腳跟中心點，再畫兩條平行線將中心線分成三等分，離腳趾較近的交點就是湧泉穴。為什麼叫湧泉穴呢？對鍊氣的人而言，湧泉穴的重要性在於當鍊到一定火候，充盈於足底的氣將勢如泉湧。尤其穿布底鞋踩踏在泥土地時，會感覺到腳底的氣透過湧泉穴進入土裏，好像你的腳其實是立在地面下的泥土中，所謂「入土三分」——這是打拳最享受的身體感。

談到水，自然少不了汪洋，那是水最盛大的樣子。穴道名稱有「海」這個字的是：小海、氣海。各位一定發現了，傳統醫學中這麼多穴道都用跟「水」有關的字詞來命名，聽過這些你再回頭看壺子的故事，就不覺得玄虛難以理解了。

透過壺子的故事，我們知道得道者體內的氣的流動是可以自己控制的。氣真是一個很神奇的東西，如果你跟我一樣，功夫很差但還是有一點點，鍊得好一點的時候，站起身、走起路來會感受到重心位置是低的、是落在腳板上的，氣是下沉的。可一旦生氣了，就會馬上發現整個重心又往上移，之前的功夫白練。氣就是這麼一個神奇的存在，你察覺不到它的時候好像什麼都沒有，可是當你鍊到能感覺到氣的時候，會發現人真的不能有負面情緒，真的不要吃冰和白蘿蔔，真的要避免這些會讓氣流失、讓氣變少的事物，心平氣和，直養無害，你就能逐漸體會到「氣」的世界。

取之不盡，用之不竭，最最重要的知識！

讀到這裏，各位是不是覺得《老子》講「道體」，比較莊嚴、嚴肅，也比較難掌握呢？可是到了《莊子》，因為透過更多元而具體的面向來描述「道」，各位會覺得生命感十足。接下來，我們再透過《莊子》的另一段文本來談「道」、談人活世間最最重要的知識。而這樣的知識是取之不盡、用之不竭的。

古之人，其知有所至矣。惡乎至？有以為未始有物者，至矣、盡矣，不可以加矣；其次以為有物矣，而未始有封也；其次以為有封焉，而未始有是非也。是非之彰也，道之所以虧也。道之所以虧，愛之所以成。（《莊子．齊物論》）

這是〈齊物論〉中論述知識的一段文字，莊子認為什麼樣的時代就有什麼樣的知識。或許有人會問：上古之人真的有所謂的「知識」嗎？我認為不論是透過外在經驗歸納分析取得的，還是透過反觀內省獲得的，只要能建構成一套學說，就可以稱為「知識」。一開頭莊子就說：「古之人，其知有所至矣」，「至」指的是最高境界。古代的人，他們的智慧、他們的知識，已經達到了極致。所謂的極致是什麼呢？接下來這句話還挺讓人意外的，「有以為未始有物者」，古時候的人認為，這個世界的開始，並不存在具體的物質、現象。因此莊子認為最極致的知識，是在談論具體的物質現象存在之前就存在的知識。什麼東西是優先於一切具體事物的存在而存在的呢？以生命為例，所謂「具體事物的存在」是當精子遇見卵子、當胚胎成形的時候。可是在精子遇見卵子、在胚胎成形之前，你的生命就完全不存在嗎？如果說是存在的，那一定會談到「心神」，也就是靈魂。所以莊子認為最重要的知識，是陶養我們看不到的心神靈魂的知識。

「至矣、盡矣，不可以加矣」，這就是知識的極致跟盡頭，再沒有比這更重要、更高的知識了。為什麼說是極致跟盡頭？因為莊子覺得心神靈魂是生命最核心的東西，這是人之所以為人最光輝的所在！你如果想對自己和這個世界造成最好跟最大的影響，一切的動能都出自你的心神。

「其次以為有物矣」，接著有另一種在莊子的判準裏次一等的知識出現了，那是把焦點放在世界上能夠以五官感受到的具體事物的知識。當代教育體系裏大部分的課程都屬於這一類。我們去研究一些具體的現象、一些物質的存在，掌握其原理，然後再製造一些人類所需的產出。可是這樣的知識「未始有封也」，並不認為事物彼此間有絕對的分類或界線。人與人之間相處，一旦有分類的概念，就會區分種族、劃分階級，由此對立和紛爭便產生了，那是莊子所不樂見的。

什麼叫人與物之間沒有分界呢？我有兩個已經畢業的女學生借了一塊臺北近郊的菜園去當假日農夫，她們想種絲瓜，在那兒培育絲瓜苗。後來有一段時間她們工作太忙、抽不出空去那菜園照顧，但那時絲瓜正值育苗階段，於是她們就想把大概一百株絲瓜苗寄放在我家院子，方便就近照顧。我跟她們說：「妳們可以寄放，但我不幫妳們澆水，因為我沒有培育絲瓜的常識，怕澆死了。」她倆聽到可以寄放，非常開心，都答應會來照顧。

她們把那些絲瓜苗放在我院子裏一個很高的地方，所以我每天澆花時也沒特別注意，反正她們說會來澆水，我只是出借空間。沒想到過段時間我特意踮起腳尖一看，眼前竟是一片奄奄一息的絲瓜苗！我於是用像是要叫救護車的急切語氣打電話給她們：「妳們怎麼在我家殺生啊？妳們把一百多棵絲瓜苗就這樣丟在我家院子，不聞不問，它們現在快死了，妳們趕快來處理！」其中一個學生輕描淡寫地回說：「老師啊，我下班之後過去。」另一個說：「老師，我們公司今天開會很忙，現在沒有時間跟妳說話。」我說：「妳們養的一百多條生命再曬兩個小時就不行了，就快要死了，妳怎麼可以沒有時間跟我說話呢？我怎麼有妳們這種不管生命死活的學生？」我掛上電話後著急又難過，就趕快給它們灑點水，搬到比較蔭涼的地方。可我作夢也想不到，後來其中一個學生的反應是：老師這個人太瘋狂了、反應太大了，不過就絲瓜苗嘛，它們連長都還沒長成，說得好像我們殺了人一樣。

我後來反省，自己確實有這種傾向，面對動、植物的心情跟面對人沒有差那麼多。偶爾助理幫我澆院子的花草，我會跟他們強調：「你不可以不把它們的生命當生命。」我會從一個人澆花的態度來判定他是怎麼樣的人。

《老》、《莊》讀久了，你對於生命的看法真的會有所不同。

澆花的時候我常會跟院子裏的植物們聊天，我向院子的松樹道過很多次歉：「我不知道你需要全日照就買了你，害你在這過得不好。可是我已經認識你這麼久，也捨不得讓你走，就盡量給你一些比較有營養的東西喔。」雖然那棵松樹種在我家東南隅，可因為只半天有太陽照射，所以長得不好。曾經有臺大植病系的朋友來，說我的松樹長了蟲快死了，我讀醫書知道百部能殺一切樹木蛀蟲，就買了好幾斤，煮成藥水澆下去，它真的就這樣多活了好多年。我想說的是：當我們把瓜苗、把一棵樹的死亡看得那麼輕，或者覺得寵物是可以拋棄的，其實是有著嚴重的分別心，無法珍惜地球上與我們共存的生命。

這是「其次以為有物矣，而未始有封也」，當你以萬物為研究的對象，這雖然是莊子認為次一等的知識，但至少還不覺得萬物之間有絕對的分別和界線。「其次以為有封焉」，可是再次一等的知識就會將萬事萬物作出分別、劃出界線。「而未始有是非也」，不過至少你還沒有因此產生強烈的是非好惡。「是非之彰也，道之所以虧也」，一旦有了是非對錯的計較，你就很難再體現那個普遍存在於萬事萬物、成就萬事萬物的「道」了。因為當對道的理解被一己認定的是非對錯所蒙蔽，那麼對於萬事萬物的理解，就有所虧損了。而「道之所以虧，愛之所以成」，道一旦有虧損，你的喜愛、偏私也隨之形成。《莊子》裏常會提到「全德」，天地宇宙之間的「道」，體現於人便是「德性」。莊子告訴我們，一旦你所認識的「道」、你的「全德」有了虧損，有了偏私之心你便有特別偏愛的跟比較不愛的。

我有個學生，她十八歲的時候我就認識她了，那時候她是個很小氣的人。來我這兒工作時我時常請她吃飯，也挺照顧她，她說天熱捨不得吹宿舍需付費的冷氣，沒課的夏天就常到我研究室來避暑。我看她常拼湊三四張椅子將就著睡。怕她萬一把脊椎睡歪了不好，就特地給她買了張較寬較舒適的實木長板凳，讓她好睡。可是她對我永遠沒辦法有她對喜歡的對象十分之一的好。甚至有一年她填寫教學評鑑，一邊填一邊念每位老師的名字和分數，其中有幾位我也認識。她說：「這個老師帥！一百分！這個老師瀟灑！一百分！」就這一個一百分、那一個一百分，一直一百分。忽然間輪到我了，她就回頭看著我說：「老師啊，我常吃妳的，妳待我也不薄，我不會給妳太低的啦！蔡璧名，九十五。」那一剎那我真想不到自己少了什麼。直到有一天她跟我說：「老師啊，其實我是很喜歡妳這個人的。只可惜妳是女老師，如果妳是男老師我會對妳十倍好、百倍好！」聽到這裏各位應該可以了解，什麼叫「道之所以虧，愛之所以成」，一旦你的道、你的核心價值有了虧損，對待生命中遭逢的人事物，就會產生偏私。

接下來莊子開始討論所謂的「成」與「虧」，他帶我們去檢視、省思每件事物的成就與虧損。當你覺得毛衣好漂亮、好暖和的時候，你問過那隻被剃毛的羊的心情嗎？很多人喜歡住小木屋，可是當你用木材建造出小木屋的時候，那些原來還能生長十數年、甚至上百年的樹，就這麼被砍下了！所以，到底什麼才是成就、什麼才是虧損呢？

又比方說我得癌症時，一方面覺得自己很慘，可一方面也覺得或許就是要得像癌症第三期這樣的重症，我才肯改掉一些「江山易改，本性難移」的壞習慣。這樣一想，得癌症好像反而有好處了。或者某個人長得很漂亮或很帥，因此你暗戀的人不喜歡你而喜歡她或他，你覺得這很不公平。可換個角度想，或許就因為外貌出眾，他多了很多外在環境的干擾、機會與誘惑，讓他比較難定下心來念書或鍛鍊心身。其實每一件事情都可以從正反兩面去觀照。

《莊子》這段論述不同層次知識的文字我演繹得多了點，因為隨著人生閱歷的增長，我對這段話越來越有感觸。以前讀到這時，我總想：「莊子在講什麼啊？」可是後來覺得這段文字還蠻貼近我們真實的生活跟生命。在這邊要強調的是：真正讓人「取之不盡，用之不竭」，最重要的知識、學問，有時候不一定是當今社會看重的管理學、經濟學、醫學、生物學等等學問，而是關於最虛無飄渺、無形不可見的我們的思想、我們的心神的學問。而這樣的一門學問，在我們的生命中有可能才是更有用、更好用的。

接著我們來看《莊子．齊物論》裏這一段：

孰知不言之辯，不道之道？若有能知，此之謂天府。注焉而不滿，酌焉而不竭，而不知其所由來，此之謂葆光。

「孰知不言之辯」？有誰知道有一種辯論，不需要透過言詞；「不道之道」，有一種道理，沒有被說出。那到底是什麼樣的言詞、什麼樣的道理呢？「若有能知」，如果有人能知道，「此之謂天府」，那就叫「天府」。在《莊子》書裏，只要出現「天」字，多是正面的。「府」就是「臟腑」的「腑」，莊子說「天府」，就是把我們的心靈也視作臟腑之一，只不過這是個無形的、看不見的臟腑。「天府」指的是心靈最自然原初的樣態，還不會去分別、不具好惡、沒有偏私的狀態。如果有能明白「不言之辯」、「不道之道」的人，那他一定具備了「天府」這樣的心靈境界。而具備這樣的心靈境界有什麼好處呢？「注焉而不滿」，不管倒多少水進去，它都不會滿出來。因為當你明白「道」的偉大，就會感受到自己對道的體現是多麼有限；當你了解整個歷史、文明，在今天之前、在天地之間曾有多少助力共同促成了你此刻的存在，讓你能豐富而美好地活著，那麼不論再怎麼進步，你都絕對不會也不敢驕傲。一般人印象中的修身養性，好像就是言行舉止配合外在的道德規範，很容易成為讓別人欺負的濫好人；但老莊的修養卻能實實在在地回饋在自己的心神，你會感受到明顯的成長與充實。

「酌焉而不竭」，一旦進入了「天府」這樣的心靈狀態，當你遇到難題時，便能使用這些取之不盡、用之不竭的智慧。有一個女孩，在她最徬徨的時候開始讀我的書，後來她修我的課，成為我的學生、更變成我的朋友。之後她離開臺大去念其他學校的醫學系，有時候遇到一些難題還是會來問我。而我給的建議，常跟大部分家長或其他老師是不同方向的。一般學校老師、家長希望孩子成績越高越好，我卻總說：「妳的心身狀態最重要，要努力維持在心情最不緊張、身體最健康的狀態。」於是她在我的建議下，每天作穴道導引、打太極拳。結果學期末她跟我說：「老師，我覺得要跟上醫學系的課程比我想像的輕鬆耶！」我說：「那不錯啊！」她說：「對呀！其實我念書的時間比以前少，可是效率卻變高了。」其實一旦心變得沒有負面情緒、少了多餘的念慮，你會發現自己變聰明了，可以用很短的時間做出比以前質更好、量更多的事情來。

當我需要很專注地寫作或思考的時候，我會把手機關了、把家裏電話、電視都關了，進入不被干擾的狀態。如果待在書房裏遲遲沒有下筆的靈感，我就會去打拳。在打拳的過程中，很自然就會有許多不錯的想法浮現。慢慢地就能體會，當一個人靜下來、沒有念頭的時候，其實才是最聰明的。當然，這不只對我們念文科或從事創作工作的人有用，一般人在解決問題的時候，一樣需要靈感、創意或者智慧，所以這個方法對任何人而言都是有效、有用的。

「而不知其所由來，此之謂葆光」，你不知道為什麼會這樣——為什麼心神靜定的時候，會忽然湧現平常沒有的智慧。莊子形容這樣的智慧，是一種若有似無、明亮而不耀眼的光芒。它可以供應你生活所需、日常所用。我們當老師的人，不只要備課、做研究，還經常要解決學生的難題。我遇到過一個學生，他覺得自己在感情上犯下不可饒恕的錯，自覺不配繼續擁有他原本擁有的一切，所以他想退學，什麼都不要了。那個錯誤聽起來確實有點嚴重，可是在一個學習《莊子》的人眼中，「方生方死，方不可方可」，有什麼是過不去的呢？他在電話裏跟我說了許多沮喪絕望的話，我當下不太知道怎麼回應他才是最好的。但當我在鍊功的時候忽然有了靈感，我就留言給他：「你今天覺得自己做了一件不好的事，那不就像老師以前身上有個惡性腫瘤，你不是應該把這個腫瘤割掉、治好，這樣就好了嗎？你為什麼卻要拿刀子把你健康的部位也全部砍掉呢？」他聽了之後果然就有了不同的想法。可是這段話其實不是我用腦子想的，而是在鍊功時，沒有負面情緒、什麼都不想的狀態下，自然而然浮現的。所以你會發現，「天府」、也就是我們的心靈最自然原初的樣態，真的是取之不盡、用之不竭，最重要的知識、智慧的來源。因此只要你把自己的心管好、看好、治理好，就有足夠的智慧和能力去應對繁複而多變的人生。

不是教忠教孝，而是教你愛養自己的心

但是「把心管好」，到底是什麼樣的一門學問呢？從古至今，從古代說書人到現代歷史劇，教忠、教孝一直是很重要的思想主軸。可那是儒家定義的好與善，如果換成莊子或老子，他們認為最有意義的卻不是教忠、教孝，而是教你愛養自己的心。

仲尼曰：「天下有大戒二：其一，命也；其一，義也。子之愛親，命也，不可解於心；臣之事君，義也，无適而非君也。无所逃於天地之間，是之謂大戒。是以夫事其親者，不擇地而安之，孝之至也；夫事其君者，不擇事而安之，忠之盛也。自事其心者，哀樂不易施乎前，知其不可奈何而安之若命，德之至也。為人臣、子者，固有所不得已。行事之情而忘其身，何暇至於悅生而惡死夫！」（《莊子．人間世》）

《莊子》書裏面很多重言，輕重的「重」，什麼叫「重言」？就是找個大人物來客串

演出、來講這段臺詞。莊子經常把他想說的話，編排給一位知名的角色來說，而這段剛好派給了孔子，而非真的是孔子講的話。「仲尼曰：『天下有大戒二』」，「戒」就是法，天底下有兩條生為人非遵守不可的律法，第一條是天生如此、自然而然就會發生而無法選擇的「命」，第二條是生為人理應如此、不得不然的「義」。什麼叫「命」？「子之愛親，命也」，身為兒女的我們要孝順、敬愛雙親，這就是生來如此，無從選擇的命！「不可解於心」，是不可能從心上解開的牽繫，是沒法棄之不顧的。莊子雖然講「懸解」，希望我們能將內心所有的糾結跟束縛都解開，可是對於親情，他卻說「不可解」，沒有必要解開。那什麼是生而為人的「義」呢？比方在古代，「臣之事君，義也」，做為人臣侍奉君王便是「義」，是身為臣屬分內應該做、也不能不做的。「无適而非君也」，「適」就是往，不管你身在何處、去往何方，都應該以國君為重。「无所逃於天地之間，是之謂大戒」，孝順爹娘、忠愛君王，這兩條法理無所不在，只要人活在天地之間就無法逃離這樣的責任義務，所以說是非遵守不可的「大戒」。

你或許會說：「古人好迂啊！」可是現代人不也差不多嗎？各位在天地之間最沒法放下的，不也是情感嗎？有的人是親情、有的人是友情、有的人是愛情。一旦情感出狀況，就心不在焉、坐立難安，甚至輾轉難眠。我有個學生遇到感情的難題，他知道應該要怎樣做才對、才應該，可是他下不了決心，於是他就在我面前發誓：如果還是跟對方藕斷絲連，自己就被車撞死。我說：「你這誓辭不行，我認為你會願意為她死。」他回說：「老師，妳好理解我，我確實有這個想法。」有時候，人真的會愛到連自己的命都不要了。而義呢？不就是各位所重視的工作或所喜愛的興趣嗜好嗎？儘管時代不同了，但我們同樣有著非常非常在意的人、非常非常在意的事，亙古至今，未曾變異。

「是以夫事其親者，不擇地而安之，孝之至也」所以一個人盡孝的極致表現，是不論身處什麼樣的境地都能使父母感到安適。白天你在外上班上課，但依然掛心著：「爸媽今天好嗎？」晚上即使出門在外，依然會問候父母，因為你隨時都在意父母是否安好。臣子效忠君上到極致也是：「夫事其君者，不擇事而安之，忠之盛也」，無論君上交付什麼工作任務都會忠實完成。我遇過這樣的學生或助理，會明白地告知我：我不喜歡做哪類事、而喜歡做哪類事。不只如此，現在的小孩一般自我意識高漲，誰學東西還有耐心跟你挑水砍柴幾年才開始學啊？要講究效率嘛。所以「不擇事而安之」，什麼任務交代他，他不挑事、都願意做好，這樣的下屬何其難得！

可莊子在這邊不是要講孝，也不是要講忠，他的重點在後面：「自事其心者，哀樂不易施乎前」，你要像侍奉你的爹娘、效忠你的君王那樣，來對待、侍奉自己的心靈。你愛一個人的時候是怎麼對待他的呢？你肯定會希望你們之間溝通順暢，希望自己非常照顧他、疼愛他，希望他的世界因為你的出現而更多彩、更豐富。但是，你曾經這樣努力地珍惜你的心嗎？小心注意不讓它難過、不讓它有任何負面情緒。如果沒有，那你至少要做到「哀樂不易施乎前」，「施」這個字在這邊念移，是移動的意思，就是要注意做到不讓任何的悲傷或快樂往來、攪擾、動盪一己的內心，保持心靈的平和靜定。

人都不喜歡心情不好，那你為什麼還要心情不好呢？你說：「我遇到不順心的事當然心情不好，這不是很自然嗎？」可這不是老莊講的「自然」，老莊講的「自然」是我們每個人與生俱來的天賦潛質。這個天賦潛質就是你可以選擇使自己具備在任何情況下，都能不動心、不亂心的能力，我們應該下定這樣的決心，去發揮這樣的潛質，才是做到老莊所謂的「自然」。所以莊子說「自事其心」，侍奉自己的心靈，要做到不讓任何悲傷或快樂攪擾、動盪你的內心。

「知其不可奈何而安之若命，德之至也」，你知道有些事情是自己無能為力的，那就把它當作是命中註定會發生般地安然接受，這就是德行的最高境界。剛開始或許很難，你可能還是會很希望好事發生、壞事不要臨頭，你希望所有的付出跟努力都能看到結果，你不甘願被毀謗、被打擊、被踩碎。可是有一天，當你能夠接受許多事原本就都無法操之在己的事實，並且在逆境中學習，試著去維持安和的心情，你會開始用不同的眼光看待生命中的每一個逆境。

以我為例，抗癌的經歷讓我發現原來這個人人避之唯恐不及的病，可以帶給我的人生這麼正面的意義。當身體衰敗到一定程度，才會如此明確地發現，我的慌張、心痛、憤怒……情緒的傷痛只要加重一分，身體原本缺乏津液、有傷口的黏膜，便會出血難止、傷口加劇，同步惡化！真切體認到我的心，必須終結負面情緒，我的念頭，必須關機，唯有使心成為這具身體的理想君王，才可能帶領、護衛身體各部將領士卒，從槍林彈雨中全身而退。因為需要，我才得以發現：莊子將感官的注意力向內觀照自身、精神凝聚於內、不放任情緒攪擾的這些方法，可以讓身體從混亂的傷痛中平復。當天外飛來，生命中落下一顆巨石，一旦能駕御它、控制它、丟掉它、超越它——它有可能就此翻轉成一份極其珍貴的禮物。

所以我們為什麼要在故事還沒有完成的當下，就認定這必然是一場悲劇呢？「知其不可奈何而安之若命，德之至也」，於是你慢慢地能夠接受生命中的陰晴圓缺，你的心不會輕易受到攪擾，你會非常愛惜自己的心，這就是莊子義界下德行最值得追求的境界了。

最後莊子說：「為人臣、子者，固有所不得已」，其實為人臣屬、為人子女，都有一些不得不做的事。各位會為自己的父母做一些你實在不喜歡，可是願意為了爸爸媽媽而去做的事嗎？以我自己為例，我跟別人吃飯就不太習慣點自己最愛吃的，家人也好，師長、朋友也好，學生、助理也好，我會根據一起吃飯的人的愛好去點餐，吃別人喜歡吃的，對我來說，這是很平常的事。如果我們為了君王、為了爹娘，甚至於為了朋友、學生、助理，都願意這樣「行事之情而忘其身」，忘記自身的利害甚至安危，「何暇至於悅生而惡死夫！」哪還有空去顧忌生死呢？甚至可以做到連生命都不在乎。

前面講述的這段文字，是《莊子．人間世》裏的一則故事。楚國有一個名叫葉公子高的人，被君王派遣出使到齊國，去完成非常艱難的外交任務。出發前他去請教莊子筆下的孔子，孔子就教他要保住自己的心，於是說出了前面為各位講述的這段話。《莊子》這段話以愛親、事君為例，目的卻不在教忠、教孝，而是要教會我們如何愛養自己的心。如果在任何狀況下，都能保住自己的心，那就可以做到醫道兩家講的「精神內守」，這樣一來，不但不容易生病，而且在任何處境中都能過得開心、覺得幸福，體會到莊子所謂的「逍遙」。

這一講既然談「无用之用」，最後一定要回到「用」。前陣子我在臺大有一場演講，現場問了臺下聽眾一個問題：「你的人生目標，從十年前到現在一直都一樣的請舉手？」有個男生舉手了，我清楚記得他舉手的姿勢：頭垂得低低的，駝著脖子、駝著背，可能他已經習慣於縮在電腦前看螢幕，而不習慣把頸、背打直了。我問他：「你這個從來沒有改變的目標是什麼？」他說：「賺錢。」講這句話的時候，他的眼睛忽然亮了，原本下垂的頭稍微抬高了一點。「那你想要賺多少錢？」「越多越好。」他的眼睛又亮了一下。我繼續問：「那你可以告訴我，多少錢你會覺得夠？」這位同學說：「大概……年薪四百萬吧！」講完他的頭又垂下去了。我感覺他賺到的可能都是銅板，一大堆銅板，山一樣的銅板，太沉重了，把他的脖子壓得抬不起來。

常常會聽到這樣的老生常談，說「金錢萬能」，或者「金錢未必萬能，但沒錢萬萬不能」。可是，當我們在電視新聞中看到億萬富豪的親兄弟因為罹癌就要告別世界，而富豪不計花費，尋求一切醫療方法，仍然束手無策、難以起死回生的時候，你會忽然間領悟：金錢並非萬能。或是在這個新聞綜藝化的時代，總會聽到很多小道八卦、花邊緋聞，在那種兩男爭一女的故事裏，你會發現，最後抱得美人歸的未必是比較有錢的那位。如果你曾經聽過、遇過這類的事情，你真的會覺得：金錢不是萬能的。各位也可以問問自己，倘若有一個人想追求你，但你對這個人實在不感興趣，即使對方捧著千萬現金、名車豪宅、甚至更多錢財來到你面前，你真會因此而願意接受他，陪他一段，或者就此共度一生嗎？

所以我們說，可能有比金錢更萬能、更有用的東西，而這一講要談的就是這樣的東西！我們前面講過，在道家思想裏提到的「道」，是天地間最重要的知識。而這個最重要的知識要教我們什麼？答案揭曉，令人有點驚訝，它居然教我們要愛養自己的心。如果愛養自己的心是這麼重要的一件事，我們就要進一步追問：心該如何使用呢？要怎樣使用我們的心呢？

一個人每天的生活日用都需要借助很多工具、設備，所以我們會去學習如何操作，比如學開車、學電腦。或是你會看到許多父母親花費許多心思在孩子的學習上，最常見的就是在孩子上小學之前，家長已經安排他們開始學ＡＢＣ了，希望將來能更有競爭力。但我想請問各位，從小到大，你學習過怎樣使用你的心靈嗎？接下來，透過《莊子．德充符》裏的一個故事，來看看我們要怎麼使用自己的心靈呢？

魯有兀者王駘，從之遊者與仲尼相若。常季問於仲尼曰：「王駘，兀者也，從之遊者與夫子中分魯。立不教，坐不議，虛而往，實而歸。固有不言之教，无形而心成者邪？是何人也？」仲尼曰：「夫子，聖人也。丘也直後而未往耳。丘將以為師，而況不若丘者乎？奚假魯國！丘將引天下而與從之。」常季曰：「彼兀者也，而王先生，其與庸亦遠矣。若然者，其用心也獨若之何？」仲尼曰：「死生亦大矣，而不得與之變，雖天地覆墜，亦將不與之遺。審乎无假，而不與物遷，命物之化，而守其宗也。」（《莊子．德充符》）

這一段最重要的是講王駘的「用心」，可是我們為什麼要跟王駘學用心？他是一個什麼樣的人？〈德充符〉的主旨是「德充於內，符應於外」，描寫的都是《莊》學裏的理想人格類型與典範，而這些「有德者」們，竟然都只有一隻腳，未免也太過巧合了吧？所以我認為這很有可能是莊子刻意形塑的角色。首先我們來看前面引文中的這位「有德者」王駘，「魯有兀者王駘」，魯國有一個獨腳的人叫王駘，「從之遊者與仲尼相若」，跟隨他學習、悠遊於他門下的人，竟與追隨孔子的人數不相上下。我們知道孔門弟子三千，可見有好多人向王駘學習。「常季」是當時魯國的賢人，不懂為什麼那麼多人追隨王駘，就問了莊子筆下的孔子：「王駘，兀者也，從之遊者與夫子中分魯。」「王駘不就是個只剩一條腿的人嘛，跟隨他學習的弟子人數，居然跟孔子您平分了魯國！」只有一條腿在儒家之徒的眼中是什麼？所謂「身體髮膚，受之父母，不敢毀傷，孝之始也」（《孝經．開宗明義章》），王駘卻毀傷他的腳，不孝啊。但在莊子筆下，王駘卻是個典範人物，這麼多人追隨他、信服他，這到底是什麼樣的人呢？他是怎麼教學生的呢？

「立不教」，王駘站在學生面前，也不去施教，好像沒有教什麼。「坐不議」，坐下來，也不議論、批判些什麼。如果你理解儒家思想，儒家告訴我們天地間有好多的「正」，正的顏色、正的對話、正路、正命、或者正樂——好的音樂，連座位也一定要擺正，「席不正，不坐」，切肉，也一定得切割得正，「肉不正，不食」，這麼多正與不正的標準一旦被樹立了，一切規矩都非常明白，也因此有了看似明白的是非、對錯。或者各位讀過《春秋》，司馬遷說孔子作《春秋》「筆則筆，削則削，子夏之徒不能贊一辭。」（《史記．孔子世家》）孟子說墨子、楊朱「無父無君，是禽獸也」（《孟子．滕文公下》），儒家對「不正」的行為和思想的批判是很多的。但是莊子怎麼形容王駘呢？「坐不議」，坐下來不議論是非，顯然他沒有太多的規矩、不會去定義什麼是好的、非如此不可的「正」。有是就有非，不符合「對」的標準就是「錯」的，有是非對錯的判準也就有了議論、會招致批判，可是王駘並不在這樣的價值體系裏。

奇特的是，進入王駘門下的人，「虛而往，實而歸。」懷著空虛迷惘的心或覺得生命不踏實的人一旦前去向他學習，都能夠覺得充實、滿載而歸。這裏的空虛顯然不是道家境界意義下那個具有工夫義涵的「虛」、「空」，這裏的空虛就是我們一般講「我的生活好空虛、好沒有意義！」的那個空虛。而從「實而歸」這句話，我們也可以強烈感受到《老》、《莊》道家之徒，絕對不像一般所誤會的，無所事事、很閒散、彷彿什麼都不想努力，不然王駘的學生們就不會有「實而歸」的充實了。至於這樣的充實是什麼？我們留待後言。

在這裏，我們認識到王駘對學生的影響力是一種「不言之教」，有一種教育好像不用透過口說、無須藉助言語就可以傳授。「无形而心成」，不必依傍著像儒家六藝「禮、樂、射、御、書、數」那樣有形的演練，或孔門四教「德行、言語、政事、文學」的內容，就可以由內而外徹底地教化人心、改變一個人！王駘的學問真的好特別喔！他到底是怎樣的一位老師啊？常季好奇地問：「是何人也？」莊子筆下的孔子這麼回答：「夫子，聖人也。」王駘老師是聖人啊！我們讀到這兒覺得，原來王駘跟孔子一樣是聖人。不，不只是這樣，孔子繼續說：「丘也直後而未往耳。」孔丘我只是動作太慢、落在後頭，所以還沒有去拜王駘為師。莊子寫到這裏，已經把王駘推舉得比孔子還高了，高到什麼地步呢？世人都稱孔子為至聖先師，朱熹還說：「天不生仲尼，萬古如長夜。」（《朱子語類‧卷九十三》）。這麼崇高的孔子竟然說要拜王駘為師，而且孔子不只自己要拜王駘為師，「丘將以為師，而況不若丘者乎？奚假魯國！丘將引天下而與從之。」孔子還想帶著全魯國、甚至全天下人去追隨王駘。莊子這麼一寫，就把你對王駘的興趣與好奇提升到了最高點，可是你也更困惑了：一個四體不全的人到底為何能這麼迷人呢？其實，莊子正是一再地以四體不全來凸顯「自事其『心』」、養護心靈的無比重要！

常季就問老師孔子說：「彼兀者也。」這個人只有一條腿，「而王先生。」這個「王」讀作日字旁的「旺」，是勝過的意思。王駘是只有一條腿的人，聲望竟然能勝過老師您，「其與庸亦遠矣」，那他與普通平凡人的差距想必就更遠了吧？「若然者」，像這樣境界的人，「其用心也獨若之何？」他是怎麼用心的呢？在閱讀道家經典的時候，我們常常會發現先秦道家許多用語，在現代我們並不總是按照它們原來的涵義使用。像「用心」，我們現在會說：「他好用心喔！」可是莊子所謂的「用心」應該是「怎麼使用你的心」，這個問題就像問「你怎麼開車的？」一樣，應該要說出你如何使用、你使用的狀況。

可仔細想想，我們好像真的沒學過「用心」這門學問，至少大部分的人沒學過。除非你是那種天生心靈特別容易受傷，傷重到不求救不行的人，那你可能曾經讀過一些心理學的書或是曾尋求信仰等外力的幫助。可事實上，「心」這個東西，對所有人來說是清醒時刻隨時都要使用的，所以如何「用心」是每個人都很需要學習的課題。

我們在生活中都會遇到一些情緒失控的場面，這種外顯的情緒失控多半源自於內在的心靈失控。我有個好朋友，他是一名舞者，《薪傳》第一代男主角，年紀跟我差不多，是雲門舞集林懷民老師最鍾愛的弟子之一。他告訴我，他以前在舞蹈系公演排舞的時候，曾遇過一個情緒嚴重失控的朋友。通常公演期間每一個重要角色都會有兩個人輪流跳，不然巡迴表演同一個人連跳四五天會累死，而那個朋友就是跟他跳同一個角色的人。沒想到就在公演前一天，那個人忽然因為有什麼不滿，發洩非常強烈的情緒之後，把東西一丟就走了，不跳了！後來我這朋友連跳了四五天，差點把腿跳傷，而那個罷演同學也因此被記過處分，因為那是舞蹈系的畢業公演，無故罷演是非常嚴重的事情。我就問他：「後來呢？還有這個不時發洩強烈情緒的朋友的消息嗎？」我的朋友說：「那個人現在基本上已經瘋了！他的家人把他帶到東臺灣去安置、調養。」舉這個故事是要告訴各位，我們要學會妥善使用自己的心靈，如果不善於使用、不好好愛護，心，真的有可能壞掉。後面還會舉很多例子，來說明如果心壞掉了，會對身體造成什麼樣影響的例子。

在出《莊子》相關的書之後，常有學生或讀者跟我分享他們自身的經驗。有一位在我出書前就已患有重度憂鬱的學生，她來聽我的課時，並沒有讓我知道這是她在臺大聽的唯一一門課。她的醫生叮囑她，以她當時的病情就只能聽一門課，而她選了我的課。後來我知道了就問她為什麼沒辦法聽課？她說只要臺上老師講課的內容樹立了一個正面的標竿，就會讓她感覺被逼著往前走，讓她感受到非常巨大的壓力，巨大到無法承受，甚至必須要立刻逃離現場；只要老師講的話有一點點批判的意味，她就覺得她被點名批判了，因此非常痛苦，痛苦得必須馬上逃離。於是我就在想：為什麼《莊子》可以吸引這學生聽下去？《莊子》其實蠻明白地告訴我們要怎麼樣、不要怎麼樣，像是要愛護自己的心靈、不要心情不好。可這學生說：「我聽莊子講話，就像空氣、像風、像陽光，很自然，所以我可以靜靜地聽。他沒要我怎麼樣，只是靜靜地陪著我。」

透過這些親眼所見、親耳所聞的例子，我要說的是：學習「用心」真的有其必要。接著就讓我們看王駘到底是如何用心的呢？莊子筆下的孔子說了：「死生亦大矣」，死亡跟活著，算是我們生命中最重大的事了，「而不得與之變」，可是王駘的心靈卻不會受其影響而隨之起舞變化、甚至受到創傷。這是何等困難的事啊！王駘的用心，並不像一般所講：他是一個冷血無情的人，所以面對親愛之人的死亡毫不在意；也不像太過深情的人，面對最愛之人的死去覺得是生命中無法承受之重，難過到自己也想要一起走，再也沒辦法好好生活下去。王駘的用心，是能夠在深愛一個人的同時，在面臨所愛的生死之際，能夠釋懷，接受這是生命的自然，不會讓心情受到重創。「雖天地覆墜，亦將不與之遺」，就算天崩地裂，也不會跟著痛苦。為什麼？因為他知道，再大的變化，也都是自然，所以能夠把一切變化都視作正常、當成自然。因為王駘有他最重視的核心價值，「審乎无假」，他明白有那麼一個不必假藉任何東西就能存在的存在。當然我想此處講的就是宗教家或是中國哲學最重視的心靈跟魂魄，簡單講就是mind and soul，心神與靈魂。一朝生死，死的是這個身體；天崩地裂，死的也是這個身體而已。如果心神是永恆的，你又何必讓你珍貴的、最重要的心神受到外在世界變化的攪擾、影響？王駘因為明白這個道理，所以「不與物遷」，內在心靈能不隨著外在事物的變遷起落而搖擺動盪。

「用心」這個課題很值得探索，可是很少人在生命中真正努力去實踐。當我們還在乎外表的一天，就會因為自己的腰瘦了一圈而高興，會因為肌肉線條明顯一點而開心，當然也會覺得，唉唷怎麼胖成這樣，夏天就要來了。可是在道家之徒的心目中，你本來會生氣的變成不會生氣，你本來容易不開心的變成能夠釋懷，你時刻珍惜心神讓它不要受傷——不要心傷、不要神傷，那是更重要的一件事。「而不與物遷」，不會因為外在變化就讓心情也跟著變化，你如果把這件事當成一個挑戰——這是一個很有趣的挑戰——你永遠都會遇到你覺得「這是我目前遇到最難的一關，最難過的一檻」，而當你真的過了之後，也還會有更高的檻出現。不過你不會覺得世界很可怕，反而覺得生命就是因為這樣才有趣，充滿了挑戰性。也許你本來是敏感、纖細的，可慢慢地，你學習讓自己不那麼容易難過。這是一個你可以不斷進步的課程，如果你真的去實踐，這輩子一定能過得愈來愈逍遙、愈來愈開心。所以我們看「命物之化，而守其宗也」，「命」就是順，你能順應一切人事物、天地世界的變化，「守其宗」，「宗」是最根本、最重要的，你永遠都守護、長養著生命最根本重要的心靈。我們都承認生命是最珍貴的，不管你有多在乎房子、車子、手機，如果我說：「你賣我一根小指頭，我給你一棟房子。」我想，會同意這樁交易的人很少，因為心身、生命是最珍貴的。可是我們卻常常為了追求外在的事物，而讓心身很珍貴的能量慢慢流失、原本很美好的情況漸漸崩陷，而不自覺。其實，只要懂得守護心身，面對外在世界的得失成敗，我們盡力就好，盡力之後，一切順其自然。生命可以就這麼簡單。

說到這，各位大概可以知道什麼是莊子筆下最理想的「用心」了。我以前在臺大開《莊子》課，有一個單元專門講感情，內容比我們現在談的再學術一些。我曾經問班上的學生，上完感情的章節後，你跟「他」的感情有變得更好嗎？這個「他」可以是任何人，情人、親人，父母、最好的朋友或者曖昧對象。我很訝異的是，連續兩三屆調查的結果都是百分之百的肯定答案。大家都覺得跟對方的感情更好了。所以當外在環境變化的時候讓心盡量不要隨之變化，要把學習這樣的用心當成非常重要的一件事，不斷往這個方向努力。人生路上我們會遇到很多得失成敗，當然不是叫你不要去處理這些事情，相反的，我們更要努力地處理、更積極地面對，因為如果這些事會讓我們傷心，那我們就不要讓它一再發生。可是外在世界往往是比較難以操控的，所以你能努力的、能掌握好的，只有自己的心。

接下來看至人教給我們的〈心的使用指南〉。

至人之用心若鏡，不將不迎，應而不藏，故能勝物而不傷。（《莊子．應帝王》）

莊子用「至人」這個詞，顯然是相對於儒家的「聖人」，甚至再超過聖人一級。「至」就是極致，「至人」就是達到人能抵達的最高境界的人。這段文字是〈應帝王〉篇裏，描述一個達到生命最高境界的人是怎麼「用心」的？講到「心靈的使用」，我們剛剛已經知道，即使是面對生離死別、面對天崩地裂，心都要能夠不為所動。而這邊要透過至人的用心更具體地講：怎麼做到不為所動。

達到最高境界的人怎麼使用自己的心？莊子說「用心若鏡」，就好像胸中懷著一面鏡子，沒有偏私、執著。「不將」，「將」就是送，對將要離開鏡前的事物不會依依不捨地送別。大家有沒有這樣的經驗：這個人要離開，你好捨不得、你好痛苦、不願放手。可是鏡子不會這樣，它絕不會因為照鏡子的人要走而捨不得，而伸出手把他抓住。如果真有面鏡子伸出手來抓你，我想你一輩子再也不敢照這面鏡子。「不迎」，鏡子也不主動迎接即將入鏡的事物。你有時候會期待發生一些好事，可是心若像鏡子便不會，如果哪面鏡子只照出它喜愛的人事物，你不嚇死才怪，這是什麼鬼鏡子啊！所以，能不能讓自己的心變成一面鏡子呢？不主動去迎接，也不會依依不捨地不讓對方走，沒有偏私、沒有你想要收藏的東西，也沒有你覺得非執著不可、你捨不得他走或硬要他來的存在。

我們來看一下鏡子的本質，鏡子能夠照見人。但一面鏡子如果被抹上油漆、塗成了五顏六色就照不見人、沒辦法當鏡子了。鏡子之所以能夠照見、清明地照見，是因為「虛」，因虛而得見，鏡子因為空虛才能如實照見外物。什麼叫如實照見？來到鏡子前的人有胖有瘦、有美有醜、有老有少，但鏡子不會挑它喜歡的人去照映，所有的人走到鏡前，鏡子都如實照見；或者天候有雨天跟晴天，鏡子照見的仍舊是雨天跟晴天，不會只選擇喜歡的氣候來照見。可是想想我們的心，有時候你會比較體貼什麼樣的人、比較不能包容什麼樣的人，或是只喜歡晴天而厭惡雨天，那就不是如實照見了。更重要的是，當鏡子前面的這些陰晴、美醜、男女老少離開之後，對於鏡子來說，都是一過即忘，沒有留下任何殘影在心裏。一般我們跟人發生衝突或不愉快的時候，其實你的注意力都在對方身上，覺得這個人怎麼這樣呢？怎麼那麼固執呢？為什麼不尊重別人呢？你說的話為什麼他都不照做或者不認真聽呢？當你這樣惱火的時候，你的注意力是在對方身上的。可是如果你回過頭來，把注意力放回自己的心，你就會覺得：「我怎麼那麼蠢，為什麼要讓別人的錯誤來懲罰自己，來增加自己的負面情緒呢？」所以你能夠一過即忘，不讓那些負面情緒攪擾你的心。而如果有一天對方改變了，你反而會覺得是意外的驚喜。

「應而不藏」，你的心像一面鏡子，只是「應」，只是如實地照見當前的景物，你的心面對所有當下認識的真相，也只是如實地感知當下你遇到的事物，就像鏡子照見當前的風景，而不將已經過去的影像收藏心中、牽縈不去，你偏私、喜愛的東西不一定要得到、不會牽縈心裏。唯有如此，你的心才能「勝物而不傷」，戰勝一切外物的攪擾，就像一面鏡子，無論跟再多人事物交接，你也不會受傷。

我真覺得讀過《莊子》是不一樣的。我在臺大第一屆教到的一個學生，一直到現在我們仍常往來，二十年了。她第一次的失戀我陪她走過。有天學生們打我的電話打不通，居然打給我媽媽硬要把她女兒蔡璧名找來。打電話來的那位學生說：「老師妳趕快到學校來！我早上八點來就看到學姊趴在桌上放聲大哭，四小時了，到現在還沒停止。老師，四小時會不會哭瞎啊？她不喝水、也不說話，就趴在桌上一直哭。」我說：「啊，那不是很正常嗎？初戀嘛。你們各忙各的吧，我來處理。」我就讓那個學生來聽電話，她一聽到我叫她的名字，喊了聲：「老師！」然後就繼續哭起來說：「某某某不要我了！」我安慰她：「沒關係嘛，老師有那麼多學生、最不缺的就是學生。」她說：「可那些學弟年紀都比我小。」「我有已經畢業的學生啊，他不要妳，將來老師給妳介紹更好的。」「我不要，他就是這世界上最好的。」這女生傷心得不得了，哭得驚天地泣鬼神，過了好久才慢慢恢復。她只要情場得意，好像世界就非常美好，也就對我非常好，我的日子就很好過。可她只要情場失意，身邊的我們大家都跟著倒楣。就這樣一年一年過去，我也看著她在情場裏跌跌撞撞。前些時候眼看好不容易就要修成正果了，忽然間她男朋友又提出分手。我原本以為她會跟以前一樣難過，結果她只淡淡地說：「還好。」就在這時候，因緣際會我的團隊加入一個新人，沒想到他倆還挺聊得來，就在這時候女生跟我說：「老師，我現在好感謝某某跟我分手，我真喜歡現在這個人，遠超過之前的男朋友。」

從她的例子，我就感覺到莊子講的「用心若鏡」真的是非常有道理的。每次看到在情場上哭得死去活來，覺得非要誰不可的人，我都會問：「你認為你看得到未來嗎？你知道誰是你的真命天子、天女嗎？」通常對方會回答：「不知道。」既然不知道，為什麼分手時要這麼難過呢？空出你身邊的位子才可能讓對的人入座，這不是很美好的事嗎？

當你慢慢能把心神當成最重要的存在，就會養成專注於把心神顧好的習慣。每天認真做好你正在做的事情的同時，仍然注意著自己的心。機會來了就好好努力，遇到挫折就順其自然，慢慢地你做任何事情都不至於太執著，不會覺得：「我非要這樣、非要得到這個不可！」你會覺得冥冥之中，天地自有安排。如果你不是全知的上帝，如果你無法操控世界上每個人、每件事情的因緣際會，那你又何苦因為一個人離開，而感到悲傷呢？當你覺得自己的心是最重要的，時時刻刻愛護它，其他的就順其自然，往往最好的一切就會來臨。當你學習了莊子的用心，你就可以用這樣的原則、心態來面對人世間的順逆無常、聚散離合。

聖人為政，想給百姓一個什麼樣的環境？

前面在「心的使用指南」這個單元，講到應該怎樣使用我們的心。那麼依據這樣的價值標準，理想的執政者究竟該給老百姓怎麼樣的環境？不同的價值觀，會影響我們生活的方式、我們的作息、我們的姿勢、我們的意識，也會影響我們非常多的選擇。每個人心目中理想的外在世界都不同，而道家思想看重的是每個人的心靈是否靜定、每個人的氣血是否充盈、每個人的生命是否過得安適，這時候會希望一個什麼樣的為政者出現呢？

不尚賢，使民不爭。不貴難得之貨，使民不為盜。不見可欲，使民心不亂。是以聖人之治，虛其心，實其腹，弱其志，強其骨；**常使民無知、無欲**，使夫智者不敢為也。為無為，則無不治。（《老子・三章》）

「不尚賢」、「不貴難得之貨」，我們說上行下效、風行草偃，執政者在乎什麼，那件事就很有可能變成一件大家趨之若鶩的事。為什麼我們看到別人打高爾夫球，就有一種上流社會的感覺？可能是因為政壇、商界的領導者，他們都打高爾夫球。可我們知道那是種破壞水土保持，而且高消費的體育活動。如果執政者希望帶給百姓更好的生活環境，就會選擇從事即使收入微薄的人民也負擔得起，且不會破壞大自然的活動，來帶動整個社會的運動風氣。

「不尚賢」，每個人有能力做什麼，就讓他做擅長的工作，適才適任，這樣不就夠了嗎？為什麼要分階級、分位階呢？從前我還是夜貓子的時候，常在臺大工作到天亮。有天清晨走出研究室繞過小徑到對面的洗手間，遇見一位打掃阿姨，我跟她聊了起來，聊完以後心裏不免有些感觸。打掃阿姨一個月才拿臺幣兩萬塊上下，可是每天這麼早就來打掃廁所，打掃得那麼乾淨，讓我們每個人課間去使用洗手間的時候都覺得很安適。她對臺大師生做出的貢獻是這麼地顯而易見。而站在講臺上授課的我，帶給學生當下或未來的職業生涯、生活乃至生命的貢獻，如果還不如一位打掃廁所的人，卻領她三、四倍以上的薪水能不感到汗顏嗎？

活在天地之間，你很清楚地知道，我們需要各行各業的人。就像一家公司不可能只有董事長跟總經理，還需要各個層級、不同專才的員工。「不尚賢」的思想能普及，才能造就一個人人只要去念他喜歡的科系、從事他喜歡的工作的風氣，這是一種有別於「萬般皆下品，唯有讀書高」的價值。就像莊子講的「君乎，牧乎，固哉！」（《莊子．齊物論》）許多人覺得當君王很尊貴，牧養牛馬很卑賤，可是莊子認為這是淺陋的見識。如果一個執政者能提供百姓「不尚賢」、職業無貴賤的大環境，便能「使民不爭」，大家就不會爭奪功名。

「不貴難得之貨，使民不為盜」，如果領導者不讓人民覺得什麼東西特別稀罕，就不會有人想偷盜了。比如說上位者住在哪裏、一國的總統夫人穿著誰設計的衣服，這都是領導風尚的事。各位想像一下，如果一個城市的市長住在一般市民的住宅小區，而不覺得住在豪宅是一件光榮的事，這樣的價值觀就會變成一種標竿。我有時候在美容院看到雜誌上介紹的天價皮包、手錶，一個幾十萬、上百萬的包；一只要價上千萬、上億的陀飛輪錶，除了少數政商名流，誰有閒錢買這種奢侈品呢？當那些政商名流交際、跑趴時競相炫耀這些稀罕昂貴的物件，於是背這種包、戴這種錶就蔚為風潮；可是一旦價值觀改變了，比方當你跟我一樣開始練太極拳，就會覺得這些東西太沉重，配戴在身上對追求放鬆非常不利，如果更多人都跟我一樣醉心於太極拳，那這些皮製的沉甸甸的包、昂貴的且頗具重量的錶，就沒人要了。所以「不貴難得之貨」是很理想的國家政策，如果當權者不從事花費甚鉅的侈奢活動或者買什麼珍貴的珠寶名品，而甘於澹泊，喜歡過每個市井小民都能過的生活，便能讓人明白，最珍貴的東西並非是用權力跟金錢堆砌起來的。到了那時候，人人看待鑽石就會跟我一樣：我怎麼看都不知道為什麼鑽石值那些錢，每一顆形狀都削得差不多，樣子也沒有我小時候玩的彈珠好看。還不如有一回我跟學生去山裏看星星，滿天的熠熠生輝、閃閃發亮！比Tiffany的鑽石美太多了。所以如果沒有人哄抬鑽石的價格，就不會有血鑽石，更不會有人想要爭奪，這就是「使民不為盜」。

「不見可欲，使民心不亂」，不要把具誘惑性的東西擺在眼前，人民的心思就不會被迷惑混亂。各位讀過飲食心理學嗎？我以前有一位重訓教練，他也是位心理學家，他教我很多變瘦的方法，比方說：你忍不住會一直想吃的食物，絕對不要擺在眼前方便拿取的地方，因為你很難不去吃它，所以要存放在距離你最遠、不是伸手可得的櫃子裏，取用較麻煩就能降低吃它的欲望。我用各位很容易理解的飲食的例子來說明，如果你知道自己是一個自制力不夠強大、容易把持不住欲望的人，那就不要讓自己處在充滿誘惑的環境，因為有些欲望是必須節制的。這不是道德的問題，而是攸關身體健康的問題。我從事醫家經典的研究，會一點望診，一個人我只要看臉色和動作，就大概知道他五臟六腑的健康狀況。我曾經看一個年輕的學生走路，覺得奇怪：為什麼二、三十歲的年輕人走起路來像五十幾歲的人？後來無意間知道，原來他是坊間一本淫書的作者，裏面記錄著他遊歷各國惡搞的荒唐事，才知道他為什麼走路的姿勢會變成這樣。還有我大學社團認識的一個朋友，我們都知道他過著比較荒誕的生活，結果大學還沒畢業，頭髮都快掉光了。放縱欲望、荒唐度日一定會影響身體，這是騙不了人的。所以有時候我們會批評哪個國家或地區「好不自由喔！」如果是沒有看色情網站、看裸體寫真集的自由，其實從保健身體的角度去看，什麼色情網站都能自由觀看並不一定是好事。執政者不同的價值觀，會制定不同的政策、帶動不同的作法。如果能懂得「不見可欲」的道理，讓人民離這些欲望遠一點，不必去考驗一個人的操守跟自制力，便能「使民心不亂」，這樣民心就比較不會昏亂。

接著《老子》說：「是以聖人之治」，一個《老》《莊》定義下理想的聖人，如果成為一個地域的領導者、執政者，會怎樣治國、怎樣治身呢？「虛其心」，讓老百姓的心靈能夠「虛」。這個「虛」，不是存有論的、虛無主義的「虛」，不是一切空無的「虛」，而是你能虛掉、清空不該有的、不需要有的東西，是具有工夫意涵的「虛」。首先，要空掉你過多的欲望。什麼叫「過多」？其實我們都懂：飲食上的欲望，有營養師會告訴你什麼叫過多；情色上的欲望，一樣有身體指標會告訴你什麼叫過多；思緒上，如果你容易耽溺在某種不好的情緒，一樣有心理醫師或心理諮商師來告訴你什麼叫過多，要把這些過多的情緒和思慮通通拿掉。所以「虛其心」就是讓人民重視心神，不要有過多的嗜欲跟煩亂。而實行的方法不是去限制他的行為，而是給他新的生活目標。比方說：讓他早睡早起、順隨太陽週期作息，讓他去從事一件過去只是沒機會嘗試，但從事以後可能會覺得非常有趣的活動項目。像我母親，以前我叫她練「穴道導引」，她總覺得：「那什麼東西啊？」不是很想練，後來女兒出書了，她發現她的朋友也在練，而且都說效果顯著，這才開始練。我母親今年已經八十好幾了，有天我接到她的訊息：「璧名，謝謝妳。我今天早上起來心臟覺得無力，但我作完一套穴道導引，現在已經好多了，所以我要謝謝妳。」其實不管是心理或生理的疾病，都可以透過好的想法、好的運動、好的生活作息、甚至好的藝術活動來改善。問題在於：要怎麼樣引導人民從事呢？如果體育活動都得上需花很多錢的健身房，那一般人就無法負擔。執政者是不是可以開發更多這樣的空間和機會讓普羅大眾都可以就近運動，擁抱健康呢？

「實其腹」，最簡單的解釋就是讓每個人都能吃飽。吃飽在這時代或許並不難，但要吃得健康又吃得營養卻不容易。有一次一位學生很悲涼地跟我說：「老師，要吃得營養健康是要有條件的。我們家給我的生活費，加上我打工賺的錢，我每一餐不能花超過四十五塊。」我聽了以後覺得，要讓社會金字塔底層的人民，用很少的花費就能吃得營養健康，這也是好的政府應該努力去做的。

當然，「實其腹」還有其他解釋。所謂「腹」，可以是肚臍為中心的這個「腹」；也可以指肚臍以下四指幅，丹田那個位置的「小腹」。如果今天指的是小腹，「實其腹」就有鍊氣、讓你的丹田能夠蓄積真陽之氣的意思。也就是說，一位好的執政者能把這樣的價值、這樣的人生目標、這樣的修鍊普及於全民。

「弱其志」並不是要讓人意志不堅、沒有志向抱負，而是希望你對投注在外在世界的目標不要過度堅持，不要非怎樣不可。因為你已經樹立一個內化的理想，你要求自己：今天的負面情緒絕對要比昨天少；今天多餘的思慮必須要比昨天少；今天的想法一定要比昨天還樂觀積極。正因為有了這種內化的目標，你對於外在的志向就不再那麼堅持了，水到渠成、順其自然就好。將建立在心身以外的目標弱化一些，並不會讓你表現得比較差，反而因為你把心身都調理好了，從事各行各業都會更遊刃有餘。如果一塊土地上每個人都想追求權位或者拯救世界，空有這麼多遠大的理想，為什麼沒有辦法在自己身上看到成果？我走在臺大，看到不健康的學生真的一年比一年多。現在一個班級裏，要找到身體不錯，整堂課能夠「緣督以為經」、豎起脊梁地坐著不覺得累的學生，真的太少了！如果西方大學成立的宗旨是「追求心身富足」，那我們的心身到底富足到哪裏去了？還是為了衝刺課業成績、研究表現，憔悴到哪裏去了呢？

「強其骨」，講簡單一點，就是增強骨質密度。我們現在常常聽到六、七十歲的老先生、老太太，跌個跤就粉碎性骨折，就是因為骨質密度不夠。可能因為沒有鍛鍊，或者腎臟出了問題，再加上其他原因像是容易生氣或悲傷，造成津液不夠，都可能讓骨質密度下降。其實骨髓密度是被我們的先天之氣、也就是被我們的真陽之氣所決定。單就心靈工夫來講，想「強其骨」要做的其實很簡單——依然是「虛其心」。我覺得《老》、《莊》真是難讀通的書，但卻又是好容易實踐的學問。只要你把脊椎打直，不要有負面情緒，多餘的思慮也少一些，這樣你的骨髓就可以變得飽滿，實踐起來非常容易！

但要特別注意的是，「強其骨」與僵硬緊繃的身體是完全不同的鍛鍊方向。各位看練西方重訓的人，展現的是紮實的肌肉。而修鍊東方功夫的人，身體則是「棉花裹鋼」，骨骼雖強健充實，像鋼鐵一樣堅硬，但外面的肉摸起來卻像棉花一樣鬆柔，因為東方修鍊追求筋絡的鬆，那個鬆不是鬆弛，而是不緊張、僵硬。各位知道什麼叫緊張、僵硬嗎？我認識一位非常有名的推拿師，從事這種職業的人通常也是有在練功的，十年前他聽我家人說我得癌症的時候，特別要我去一趟他的診所。我一去他就跟我說，他遇到很多癌症病人，身體左右兩邊是不對稱的，如果病位在右邊，右邊的肌肉就是僵硬的，甚至於有局部筋絡翻轉或者骨頭跑位的狀況。他要我先摸摸我的身體左右兩邊。我本來不自覺，在他提點之下一摸，真的有一邊是僵硬的、另一邊是比較鬆軟的。他幫我把翻轉的筋絡、跑位的骨頭調回來以後我再摸，兩邊就一樣鬆軟了。他對我說：「妳接下來治療會很順利。」果然如此。現代西方醫學面對癌症患者時關注的焦點都在惡性腫瘤本身，鮮少從氣血循環的狀況去思考腫瘤的形成，但在東方或傳統醫學的脈絡下，腫瘤多半是由於氣血不通，才會蓄積成瘤。

如果你能整天注意姿勢、多偷點閒來活動，或者打太極拳，或是作穴道導引，你全身的筋絡就容易是放鬆的。但要僵硬也很簡單，只要你一連好幾小時坐在電腦前面動也不動、坐成一顆脖子愈來愈短、背愈來愈駝的馬鈴薯，身體沒多久就愈來愈僵硬了。因為我沒有練過少林拳，就直接進入太極，所以當年我還沒有辦法隨時「緣督以為經」、把脊椎打直時，就需要靠重訓或者皮拉提斯，讓肌肉變得有力度。直到現在我每個禮拜至少會去上一次皮拉提斯器材課，其實我是用皮拉提斯在提醒自己留意生活，教練雖然根本不知道我那週過什麼樣的日子，可是只要我那個禮拜一直在備課、寫書，運動時間微乎其微，他就會說：「蔡老師，妳脊椎側彎的這塊區域變硬了。妳下禮拜要注意，至少一天要練一個小時的太極拳。」我接下來幾天就會特別努力，下禮拜再去上課，教練就會跟我說：「妳這禮拜的腰變得非常柔軟。」我聽了就微笑，想起我的太老師鄭曼青先生的《鄭子太極拳自修新法》裏面寫到：「柔腰百折若無骨」，當筋絡鬆的時候，你就不太感覺得到骨頭的存在，此時骨頭與骨頭之間，絕對不會有間距太近的問題。

當你還很執著於外在世界，很在意外面的感情、財富、薪資、地位，你怎麼有時間、心力反身回來做虛心、實腹、弱志、強骨這樣的工夫？當你沒有辦法反身回來做這樣的工夫，你的心身，你的心神跟氣血，就慢慢在外在目標的爭逐中漸漸耗損。其實這就是世俗價值的日常生活，在古代如是，在現代社會亦如是。這也是道家思想會出現的原因。——如果有一位執政者把全民的心身健康當成非常重要的事，當然就會有不同政策的制定或者實施了。

「常使民無知、無欲」，這句話讓很多人誤解老子，好像老子提倡的是一種愚民政策。但絕對不是這樣。如果各位讀《老》、《莊》，會知道所謂「無知」不是什麼都不知道，而是非常高的境界。這裏的「知」指的是思慮、智慮，在《莊子》書裏也常常提到，比如〈養生主〉描述庖丁解牛時說「官知止而神欲行」。庖丁殺牛的時候，停止用感官去接收，也停止用大腦來思考，當一切技巧內化為精神的本能反應，無須思慮便能自然而然地施展。老子說：「使民無知、無欲」，便是讓人民都能夠停止紛擾的思慮，而沒有過多的欲求。透過感官停止外逐、耳目轉為內通、內返，或者透過冥想，讓你的思慮、負面情緒減少，甚至徹底地清除；使思慮不要紛飛，即便在跟別人溝通當中，你還是保有一點注意力在自身——這便是心神最靜定的狀態，也是對氣血最有利的狀態。能做到這樣，你才能非常地清明，才能有非常多的靈感。《老子．四十七章》說：「不出戶，知天下；不闚牖，見天道。其出彌遠，其知彌少。」可見這樣的「無知」之「知」反而能讓你知道得更多、更深刻，因為天地間許多的道理都是互通的，一旦掌握關鍵，就全盤皆通了。所以老、莊所謂的「無知」絕對不是愚民，只是讓人們不要有那種巧詐虛偽的心智，不要有那種想要跟別人爭鬥的欲念。

我生病後的鍊功過程中，讀過清代黃元吉寫的《樂育堂語錄》，這本書是父親推薦我讀的。其中有一段：

諸子當此世道紛紛、人心昏瞶，**在凡人以為時處其艱，而在有道高人則又以為大幸**，何也？若使境遇平常，不經磨折，不歷坎坷，還是平平度去，又孰肯回心向道，著意求玄？**惟此千磨萬難，事不遂意，人不我與，方知塵世境況，都是勞人草草，無有一件好處。於是淡於明**（壁名案：當作**名**）**利，而潛心為我；厭於人世，而矢志清修。**

意思是如果你的人生過得很順遂、身體很健康，固然很幸福，卻也是一種不幸，因為你安於外界的情愛、家庭、功名利祿，就忘了回頭看自己，不會思考要如何保養自己、提升自己。可是如果你情感受挫、事業失敗，或者受傷生病了，反而往往是讓人回頭的重要契機，這時你才會開始往內探求，才甘願每天從事這樣的修鍊。整部《樂育堂語錄》的修鍊重點，就是要守住「玄關」一竅，這也近似、或說就是《莊子》講的「神凝」、《老子》講的「虛其心」。《樂育堂語錄》裏面又提到「黑漆棺中，財產難容些子」，錢這個東西，棺材裏到底能放多少呢？不管你活得多長，不管你是在床上躺了七年以後走，還是很健康但忽然間走了，其實最後用得上的就是一具棺木或一個骨灰罈。下一句話「黃泉路上，妻孥又屬誰人？」孥是小孩，當你走上黃泉路，你人間的妻子兒女現在是誰的啊？妻子改嫁了嗎？兒女喊別人爸爸了嗎？如果你是一個專注在身心靈追求的人，讀這段會特別有感。對人生路上的情愛也好、財富也好、事業也好，所有的起起落落，你並不特意追求，只是順其自然，因為更重要的是「自事其心」，要如何對待、侍奉自己的心靈。

「使夫智者不敢為也」，如此一來，那些自作聰明的人就不敢妄為。當大家都追求「自事其心」的時候，那些有心機的人就很難透過物質誘惑或一些手段騙到錢；或者風行草偃，當上位者、大環境都著重「自事其心」的重要，他們自然也就不想行騙了；又或者當權者制定的政策能讓那些精於算計的人不敢算計取巧。前幾年臺灣出現了毒油事件，那年大家真的把現實看得太清楚了。市井小民犯了一點點錯，馬上就鋃鐺入獄；而賣毒油的富豪關兩天就被放出來了。臺灣社會似乎只要你有關係，做什麼都沒關係；你要是沒關係，那才真的有關係。我們不是沒有法律，只是法律好像變成是拿來懲治政敵、修理不聽話的人用的。沒事的時候，大家都不用守法。

以前我讓學生做過一個報告，讓他們去看臺大所有的校規有多少人確實遵守。像是地下停車場的斜坡入口貼著一張告示，告訴大家腳踏車不能直接騎下去，得用牽的下去。一位學生架了一臺錄影機在斜坡旁邊拍攝記錄，結果一名又一名的學生無一不是直接騎下去，片尾居然是一名拍攝學生相熟的臺大教授也騎著腳踏車下去，而且還回頭熱情跟那拍攝學生打招呼。這不正明擺著：校規就是一個掛在那裏、讓你微笑參考、無須遵守的東西而已嗎？熟悉這樣的臺灣，使我到德國旅行時非常不習慣，因為德國人守法到讓人震驚。搭機時對於隨身行李的內容物規定細到甚至連尺寸都有明確的限制，你已經打開來給他看，裏面就只是彩色鉛筆一盒，沒有危險性，但還是不給放行，只因為超過了規定尺寸，德國人會說：「因為這就是我們的規定。」他們很重視所訂定的法條、規矩，認定必須遵守且慣於遵守。臺灣旅人見了可能覺得他們食古不化，可這其實有其必要，因為法令一旦公告於世，大家就應當確實遵守才是。所以《老子》這邊講：「使民無知、無欲，使夫智者不敢為也」，你為公眾的福祉、為公眾的利益制定法條，而且徹底執行，那些自作聰明的人就不敢妄為。

「為無為，則無不治」，什麼叫「為無為」？「無為」就是不妄為，什麼叫「妄為」？不以心靈的安適跟身體的康健為前提的追求，例如奔馳在名利場，你不斷想要往前衝，甚至為達目的不擇手段，就是「妄為」。如果沒有這些妄為，你的一切追求都以心靈的安適跟身體的康健為核心，那就叫「無為」。當你以心靈的安適跟身體的康健為最重要考量的時候，你的生涯規劃、職業選擇，甚至於配偶選擇，都將環繞著這個核心價值。其實生命哲學說穿了就是四個字：「本末先後」，我們都在取捨生命中的本末先後。跟一個人聊久了，你便聽得出他生命的本末先後，聽得出什麼是他覺得非要不可的事。其實讀了《老》、《莊》之後，你的生活會變得簡單。你知道怎麼樣的心情是不好的，因此非常重視心的狀況。當然，要保有這樣的心情，也要養成這樣的身體。比方鍊太極拳的人，講求的是身輕體重，重心是比較下沉、身體是輕靈放鬆的。像我每天都在注意，就會明顯地發現，一旦沒睡飽，或是心情緊張、動怒，重心就會往上移，而好不容易鍊了很久的氣，好像也就消耗掉了。這時才真的深刻體會到《孟子》講的：「以直養而無害」（〈公孫丑上〉），你每天不間斷地鍛鍊陶養當然重要，但同時也要避免損害才行。所以當你有著明確的心身目標，其他心外之事、身外之事就不那麼重要了，一切順其自然就是了。如果是學生，該交作業就交作業、該考試就考試；如果是上班族，就在分位裏做你該做的事。把心身顧好，把該做的事做好，其他一切順其自然——考好、考壞，升遷、加薪，乃至於能投注多少時間去完成一件你覺得有意義的事情，多少時間去完成一件你想做的事情，都順其自然。先保住你的心身跟作息再說。河上公注解「無為」的時候說是「不造作，動因循」，「不造作」就是順其自然。所謂的自然，有天地自然的自然，也有人文社會的自然。如果剛好在這時候叫你交作業，剛好在這個時候有一個工作機會，那你就順著這個自然去做，就是「動因循」了。「則無不治」，一旦你能把心靈當成最核心、最重要的治理對象，其他一切就安時處順、安之若命、安於推排，也自然會是更加容易順利的。如果君王或主政者能照顧到每個人生命這個核心的價值，那百姓的生活也會更容易安定的。

價值觀會決定執政者想給百姓什麼樣的生活、什麼樣的環境。一個實踐道家思想的政府，一位抱持《老子》的價值觀的執政者，施政的方針都會以使人民有非常健康的身體和安定的心靈作為依歸。

治病必先治神！

這個單元要從醫經來瞭解心靈的重要性。看完後大家就會知道，在傳統醫學的觀念中，要治理身體，首要之務在於心情。因為醫家治病的時候，最優先的是「治神」，強調要先讓一個人的心神安定下來。

帝曰：人生有形，不離陰陽，天地合氣，別為九野，分為四時，月有小大，日有短長，萬物並至，不可勝量，虛實呿吟，敢問其方。岐伯曰：木得金而伐，火得水而滅，土得木而達，金得火而缺，水得土而絕，萬物盡然，不可勝竭。故鍼有懸布天下者五，黔首共餘食，莫知之也。一曰治神，二曰知養身，三曰知毒藥為真，四曰制砭石小大，五曰知府藏血氣之診。五法俱立，各有所先。今末世之刺也，虛者實之，滿者泄之，此皆眾工所共知也。若夫法天則地，隨應而動，和之者若響，隨之者若影，道無鬼神，獨來獨往。（《黃帝內經素問．寶命全形論》）

「帝曰：人生有形，不離陰陽」，我們生下來就有形體，這個形體是開放在天地之間的，與週遭環境、四季晝夜陰陽互相交流、影響。傳統醫學說人會生病有三個原因：一個來自內在情緒的攪擾，怒、喜、憂、思、悲、恐、驚；一個是因為飲食勞倦；一個是外來的風、暑、濕、燥、寒。人生在天地陰陽晝夜四季之間，體內的氣受到外在環境影響，天熱，暑氣會進來；天冷，寒氣會進來。「天地合氣」，天地之氣會互相交流往來，就像人體經絡有陰有陽，會互相溝通、影響。「別為九野，分為四時，月有小大，日有短長」，不同的風土地域、不同的氣候，甚至晝夜的長短，以及月亮的週期變化，都會影響人體。比如住在潮濕的地方，身體也容易出現濕的症狀。除此之外，「萬物並至，不可勝量」，周邊的萬物也時刻影響著我們。讀傳統本草學時常會發現一些有趣的規律，在大雪紛飛的地方還能存活的植物，大多陽氣比較盛，屬於陽性，因此可以補陽。長在水邊，需要好多水才能存活的植物，可能就具有利水或是排水的藥性。不同的物候成就了不同的藥性，而這些動、植物做為食材或藥進入人體，當然又會影響人。

天地萬物有這麼多變化，黃帝就問了：「虛實呿吟，敢問其方」，有的人身體是虛的、有的人是實的；有的人會張口哈欠、有的人在呻吟，我們到底應該用什麼方法來判斷他的疾病？用什麼方法來治療？岐伯先解釋了各個臟腑與五行配應，彼此之間相生相剋的道理。重點是接下來這一段，「鍼有懸布天下者五」，當我們用針灸來治療病人的疾病，有五個很重要的關鍵一定要掌握。什麼關鍵呢？「一曰治神」，各位發現沒有？治療心神竟被視為針灸治病時的首要重點。很多人可能會有點訝異？在我們過去熟悉的儒學傳統中，看不出治理心神竟是那麼重要的工夫。像各位或許是在這個課程中接觸到中國第一本醫學專著《黃帝內經》，才知道治病最重要的一條，原來是要治理自己的心神。

「二曰知養身」，治病最重要的是治神，然後是知道怎麼樣保養身體。養身第一要務是隨時把脊椎骨打直，保持「頂頭懸」，也就是《莊子．養生主》講的「緣督以為經」，以督脈為人體的子午線，清醒時刻隨時保持這條線的筆直，不駝背、不彎腰、不側傾地生活著，這樣便能保全一己的身體。鍊太極拳如果做不到頂頭懸，拳經說「雖練三十年不得成功」（《鄭子太極拳自修新法》）。小時候我父親常跟我說要「生活太極化」，否則每天就鍊個早晚，怎麼可能鍊成？我當時覺得好難，怎麼可能生活中時時刻刻都遵守太極拳的頂頭懸、含胸、收尾閭、不雙重等這麼多規範呢？可我現在懂了，因為老天爺送我個病叫脊椎側彎。像我這麼嚴重的脊椎側彎，如果不是鍊功，早就重病纏身了。當然，除了脊椎打直以外，另一個重點是把注意力放在眉心、心窩或丹田，不要有多餘的思慮。去除思慮能讓真陽之氣匯聚，這也是我們在「治神」中提到過，莊子「其神凝」的工夫。

中醫的理論是簡單的，道家的學問也是簡單的，問題是你甘不甘願去做、去遵守。當你想著要追某個人，要做某件事，於是把所有注意力都放在那個外在目標上，緊緊盯著他，「其神凝」、「緣督以為經」就被拋在腦後了。我想跟大家分享我自己學書法的經驗。小時候父親教我們寫書法一定要懸腕，剛開始懸腕寫出來的字，真有種不願意與它相認的感覺，練字時手腕總會想偷偷靠一下，可是這樣沒辦法進步，尤其是練草書。所以只好忍住那個醜，然後慢慢習慣懸腕的運筆方法，衝破那段瓶頸。我生病以後想繼續練字，就請了我同事丁亮，臺大中文系現在教書法非常有名的老師，來教我跟我的學生。我就發現練字的時候，要是想著字要好看，身體就會不斷地靠近你的字，執著在字的美醜上！有了得失心，你就忘記要「緣督以為經」，忘記手腕應該要放鬆。可是如果你把注意力放在自己，照丁亮老師說的：「誠誠懇懇地寫，字就是好看的。」身心放鬆了，筆下的字也不一樣了。我的另一位書法老師總是比較欣賞我以練習心情寫出來的字，那些我很認真為了要交一張漂亮作業而寫的，老師就說看起來太緊張了。我很小就發現練字有兩個目標，一個是練習寫字，另一個則是在練自己的心。所以我學書法，除了習字，也在努力培養這種寫字的心態，不去管字好不好看。把注意力放在自己，而不是外在世界。道理講起來很簡單，就看你願不願意下定決心去遵守了。

「三曰知毒藥為真」，再其次才是認清楚各種藥的藥性。這很有意思，《黃帝內經》裏面只要稱呼藥，就叫「毒藥」。有人說這是因為「藥都有毒」，這句話也對、也不對，一個有毒的藥如果剛好能對付你的病，毒藥就變良藥，可是如果吃錯了就是毒藥。天地之間被視為藥而完全沒有毒性的只有一種，就是東方人拿來當主食的五穀雜糧。「知毒藥為真」，很多注家說是知道藥的真假，可是我認為是你對於藥要有正確的知識。傳統文化中很多學問強調「真」，太極拳經裏面的〈打手歌〉說：「掤履擠按須認真」，我的老師，也就是我父親解釋，這「認真」不是認真讀書的認真，而是要認得真傳的認真。「知毒藥為真」，對每一味藥的藥性你都能精準地掌握。各位不要覺得藥性跟你沒有關係，在我的觀念中，傳統醫學的基本教育是所有華人都該學的。比方說你煮了一鍋湯打算一個人一天喝完，那薑不能加超過三片。因為《傷寒論》中張仲景開方，一般的方子生薑就是三錢，大約就是三片薑。如果加到四錢或五錢的方子，那一定是處理比較特別、比較嚴重的病。所以知道藥性以後，你就不會誤以為薑可以無限量吃，加越多越好。

「四曰制砭石小大」，在還沒有鑄鐵的技術以前，針灸是使用磨得很細的石頭當成針，治病時要知道什麼時候該用什麼樣粗細的石針，就像我們現在看針灸書，就知道什麼情況該用幾寸針、入針幾分是一樣的道理。「五曰知府藏血氣之診」，然後才是要能診斷臟腑和血氣的狀態，知道臟腑詳細的狀況、知道如何辨證。「五法俱立，各有所先」，上面說的五種方法都很重要——可是「重中之重」、排在首位的是「治神」。

「今末世之刺也」，這裏講的「末世」是指《黃帝內經》的時代，大約在春秋戰國到漢朝這段期間。各位不覺得很有趣嗎？現代人感嘆「人心不古」，結果那麼早的古人也在慨嘆「末世」。「今末世之刺也」，在那個時代，扎針的辦法是「虛者實之，滿者泄之，此皆眾工所共知也」，患者是虛症，醫生一般用補法來治；患者是滿症，醫生就用泄法把身體裏多餘的東西泄掉。「此皆眾工所共知也」，這是每個醫者都知道的。可是更上乘的是「法天則地，隨應而動」，如果能教會病人怎麼樣順應自然，按照天地陰陽來保養，隨著四季不同來應變。那麼治療的效果就可以「和之者若響，隨之者若影」，好像有聲音就有回響、有人就有影子一樣反應神速，一下針就非常有效。傳統醫學所謂「得氣」的情況，就是在說針一扎下去，醫生從自己的手感跟穴道的變化，就知道是不是發揮了療效，病人也會馬上有感覺。

「道無鬼神，獨來獨往」，只要掌握這些道理，傳統醫學之道，就沒什麼神祕的了。各位，中國古代醫家講出「道無鬼神」這樣的話是很了不起的，因為那個時代是一個從「巫醫」過渡到「醫」的時代。不再認為生病是因為中邪，或是有鬼魅作祟，而是有一定的道理、脈絡可循。也有注家把「獨來獨往」解釋成氣的運行，你所要掌握的，是自己體內之氣的運行，還有跟外在世界、自然週期的配合。像是所謂「春夏養陽，秋冬養陰」，春夏養陽就是養真陽之氣。我們鍊功的人在這種季節是開心地不得了，因為太陽非常暖、陽氣正旺，鍊半小時獲得的效果，可能就比在很冷的冬天打一個半小時還要好。所以如何配合外在天地來調養自己身體，是非常重要的。

接下來看《黃帝內經素問》的〈湯液醪醴論〉。

帝曰：形弊血盡而功不立者何？岐伯曰：神不使也。帝曰：何謂神不使？岐伯曰：鍼石，道也。精神不進，志意不治，故病不可愈。今精壞神去，榮衛不可復收。何者？嗜欲無窮，而憂患不止，精氣弛壞，榮泣衛除，故神去之而病不愈也。（《黃帝內經素問・湯液醪醴論》）

黃帝問岐伯：「形弊血盡而功不立者何？」，「弊」是敗壞，當一個人形體敗壞、氣血枯竭的時候，為什麼再怎麼透過藥物或鍼石治療，他的病都無法改善呢？岐伯回答，這是因為「神不使」。各位如果讀過《孟子》就知道，「志，氣之帥也」（《孟子・公孫丑上》），心神在正常狀態下，具有行使氣血的能力，你的心志、心情會引領、影響體內的氣。當你深刻地認識這一點，就會知道「神不使」的意思是，這個人的心神已經非常地耗弱，渙散到沒有辦法發揮使其氣、使其形的作用，也就是沒有辦法主宰、影響身體的氣了。黃帝追問：「什麼叫『神不使』？」。岐伯回答：「鍼石，道也」，不管扎針或是用砭石，都只是一個治療的方式，可是如果缺了這個最重要的「藥引」，一切治療都難以發揮功效，那就是精神。

「精神不進，志意不治」，心之所之叫志，「志」是你想要做的、比較長遠的目標；什麼是「意」？你當下的想法、意下如何，那是「意」。如果治療的時候沒有辦法讓病人的精神狀況、他的志意好起來，那麼「病不可愈」，這個病就很難治癒了。為什麼呢？如果今天他的病根源是由於太深的嗜欲、太深的執著導致，你希望他改變，但是他說：「沒法改，我就甘願這樣。」當這個病因仍舊存在，要怎麼讓他身體好起來呢？也就是說，病人的精神、志意扮演著非常重要的角色。

「今精壞神去」，這個「神」指的是相對於形體的心神，也就是「靈魂」。中國傳統醫學統稱人整體的靈魂為「神」，而各個臟腑部位也都有對應的專屬的名稱。我們稱在心窩這個部位的靈魂叫「神」；在肝臟這個部位的叫「魂」；在肺臟這個部位的稱為「魄」；在脾臟這個部位的稱為「意」；在腎臟這個部位的稱為「志」。神、魂、意、魄、志彼此間並不是獨立、分離的關係，而是一個完整靈魂不同部分的指稱。就像完整的身體有頭、軀幹、四肢等不同部位的名稱一樣。靈魂的狀態，會隨著我們的心情、情緒而擾動。為什麼我們常說要把注意力集中在一點？因為心神狀態會影響全身的氣，心越亂，氣就越亂。而氣的亂是有方向性、有規則可循的，比如生氣會影響到肝、害怕會影響到腎，有明顯的對應。

「精壞神去」的「精」是什麼？「精」是比較偏向液體的「津液」，精被氣所帶領，而能在體內流動、行走。氣是最有能動性的，然而一旦心神——這個氣的主宰出問題，氣就亂了。而精又要靠氣來帶動，因此當心神無法發揮主宰功用，那麼體內的精氣就都失常、失調了。以上關於心神與氣的認識，在我的博士論文《身體與自然》中說明得很清楚，有興趣了解更多的朋友可以參考。

「精壞神去」以後，病就沒辦法好。「榮衛不可復收」，原本榮氣滋養五臟六腑，衛氣保護體表。人起床之後，隨著太陽週期，衛氣就應該到體表來了。可是一旦我們心神狀況很糟，榮氣、衛氣就不和諧，什麼時候要保衛體表、什麼時候要回到臟腑，全都亂了套。

「何者？」病人的心神為什麼會變成這樣呢？「嗜欲無窮」，因為欲望太多了，一直在想外面的事情，因此不斷地消耗。「而憂患不止」，外在世界的一切並非操控在己，得失難料，導致患得患失、常常心情不好，不斷影響氣血跟臟腑。「精氣弛壞，榮泣衛除」，一身精氣都敗壞了，滋養內在臟腑的榮氣乾涸、枯竭了；保護體表的衛氣也變得非常單薄，甚至沒有什麼防衛人體的能力。「故神去之而病不愈也」，所以說當心神出問題，病就很難好。到此各位就明白，在治病的過程中，心神扮演多重要的角色，它不但決定了疾病康復的速度，甚至是能不能康復的關鍵。

因為研究《莊子》，我非常注意自己的心。住在癌症病房做化療的時候，手指甲會不斷裂開，黏膜會破、會出血。我當時很明顯地察覺到，當我的心完全不擾動，精神處於內斂的狀態，那些傷口是最容易癒合的。只要一生氣，所有的症狀馬上以非常快的速度惡化。由此可見，所有疾病的治療，心神是最重要的。包括我跟大家說「緣督以為經」的操作，要得到效果，也得各位聽進去，願意立定這樣的志向，才有可能。這也是心神的一部分，不是嗎？

「精神不進，病不可愈」，讀到這裏，我們回想起《老》、《莊》等道家的經典裏面，告訴我們「彼其所保與眾異」（《莊子．人間世》），聖人所愛養的跟一般人不同，聖人認為人生第一要務就是「自事其心」（《莊子．人間世》）。聖人、至人不斷地提醒我們應該怎麼樣用心，這絕對不只是一些人制定了這樣的道德標竿，告訴大家這是理想的。而是當我們以血肉之軀來印證這個理論的時候，每個人都可以從自己身上體會到，心神和我們的健康與疾病狀況，是如此休戚相關！醫家經典跟道家經典對話的意義就在這裏，它明白地告訴我們怎麼做對人體有什麼樣的影響，每一個人都可以做自己的選擇。

心安住，病不來！

「心安住，病不來」，這個單元的態度更積極了！與其等到生病了再來治病，完全不要生病不是更好嗎？《黃帝內經》這一段告訴我們，如果你願意在心神下工夫，疾病就不會找上你。

夫上古聖人之教下也，皆謂之虛邪賊風，避之有時，恬惔虛无，真氣從之，精神內守，病安從來。是以志閑而少欲，心安而不懼，形勞而不倦，氣從以順，各從其欲，皆得所願。故美其食，任其服，樂其俗，高下不相慕，其民故曰朴。是以嗜欲不能勞其目，淫邪不能惑其心，愚智賢不肖不懼於物，故合於道。所以能年皆度百歲，而動作不衰者，以其德全不危也。（《黃帝內經素問．上古天真論》）

「夫上古聖人之教下也，皆謂之虛邪賊風，避之有時」，上古聖人教導人們要及時迴避外界的「虛邪賊風」。傳統醫學看待疾病的成因有三種，其中之一來自於外因，就是外來的風、暑、濕、燥、寒。生活中難免會有與虛邪賊風相遇的時候，奇怪的是，處在同樣的環境中，有的人會生病，有的人卻安然無恙，這是為什麼呢？關鍵就在於一個人體內的正氣。正氣分成兩種，一種是後天之氣，一種是先天之氣。後天之氣透過飲食補充，好的食物能夠滋養身體，不造成身體的負擔，讓後天之氣充沛。所以你吃進去的食物得要足夠健康營養，能轉換成能量，而不是像反式脂肪這類很難排出去的廢物。

先天之氣則是真陽之氣，是每個人從出生那天起，身體裏就有的。真陽之氣會匯聚在丹田，透過鍊氣讓先天之氣變多以後，你就能在肚臍下四指幅，也就是丹田的地方感覺到它。如果你持續修鍊讓它從有變多、從多變成更多，就能打通小周天、大周天，最後充滿全身。

身體的正氣，一部分包覆體表，保衛人體不受外邪入侵，稱為衛氣，一部分則在體內榮養五臟，稱為營氣。一個人只要活著，就有營氣、衛氣。為什麼風暑濕燥寒這些外因入侵人體的時候，有的人沒事，有的人馬上生病？除了要看這個人身體裏面是否有足夠的士兵——充沛的護衛體表的衛氣，還要看主帥鎮不鎮得住，是不是有能力指揮、統御這支軍隊，讓它發揮守衛人體的作用，而這個主帥就是你的心靈。從這裏各位就知道，為什麼「虛邪賊風，避之有時」的下一句要說「恬惔虛无，真氣從之」。

「恬惔」就是恬靜、淡泊。「恬」是會心、安適，「惔」就是沒有非要怎樣不可，不是那麼濃烈地覺得我要定了，就像儒家講的「毋意、毋必、毋固、毋我」（《論語・子罕》），不固執己見。「虛无」是沒什麼負面情緒，心裏是空的、安靜的。這裏說「心裏空空的」不是指無所謂地放空，讓心神在外遊走，而是沒有多餘的念慮，同時有個定力放在精氣往來的要道上。前幾講跟各位提過的眉心、膻中、丹田，這三個點都是精氣往來的要道，將注意力放在這幾個地方，真陽之氣就會慢慢長養。如果我們的志能夠淡，心能夠定、能夠虛無，擁有良好的心神狀況；加上飲食營養健康，讓後天之氣充沛；我們的真陽之氣就能匯聚、積累，就像孟子所說「我善養吾浩然之氣」（《孟子·公孫丑上》），外來的風、暑、濕、燥、寒能夠侵入身體、影響健康的機會就少很多，當然就不容易生病啦！

「是以志閑而少欲」，「志閑」不是說不要有志向、關在家裏、一事無成。因為心不是避世隱居就能磨鍊的。所以你依然要在分位裏，做自己該做的事、做分內的工作，同時盡量讓自己的心不要有負面情緒、不要有多餘的念慮。所以這個「閑」指的是，把該做的做好，可是對於結果、對於外在的成就功名不要強求。如果今天有人要我幾個月寫出一本書，我會跟他說：「抱歉，我想順其自然地寫作。」何必讓自己因此熬夜，變得非常緊張呢？對於心跟身以外的任何事，沒有非要怎麼樣不可，這就叫「志閑」。而「少欲」，欲望這個東西，是向外索求的。如果今天只是希望自己的心靈負面情緒少一點，應該沒有人會覺得這是一種欲望吧？所謂「彼其所保與眾異」（《莊子·人間世》）只要把握住這個向內的價值追求，其他外在世界的所有就都順其自然，沒什麼非要不可的。

「心安而不懼」，當你知道自己每天在耕耘的那塊土地只要有一分耕耘，就有一分收穫，你就沒有什麼好害怕的，不用擔心得不到什麼，因為你已經擁有最重要的東西了。有些人賺一輩子的錢、爭一輩子的名、追一輩子的情，不就想得到一個叫「幸福」的東西嗎？這樣的幸福感，其實只要你治理好自己的心靈，就能擁有。你能夠明白每一個意料之外，每一個過去認為不幸的事，都是可以接受、可以同情了解的，更進一步，可以「安之若命」（《莊子．人間世》），把它當作是命中註定般地，安然接受它。你就不會有失去什麼的恐懼。

「形勞而不倦」，我們已經多次提到，道家是非常有行動力、非常勤勞的。可是勤勞不是受苦，當工作量很大的時候，就要注意不要讓自己疲倦。其實我很少覺得累，可能因為一直都在做自己很想做、認為很有意義的事情，所以雖然有時工作時間長了點、付出多了點，可是心情很愉悅，「形勞」，但沒有疲倦之感。

「氣從以順」，如果守護好自己的心、好好吃飯、好好運動順隨太陽週期，你的氣就會是順的，該上升、該下沉的氣都能順暢地上下周流，在該在的地方。什麼叫氣逆？比如本該下沉的氣往上跑了，像咳嗽、打嗝、手腳冰冷都是氣逆。

「各從其欲，皆得所願」，對於每一件事都順隨本心，外在世界怎麼樣都覺得好、覺得無妨，因為沒有有待於外、依賴於外在世界才能達成的想望，就讓一切順其自然。我剛開始遇到挫折時不是這樣，會覺得：「那個人為什麼要扯我後腿？為什麼要不公平地對待我？」不過研究道家思想久了以後，我慢慢開始懂得享受那些困頓、那些意外。像是這幾年我出版了幾本書，看起來好像很順遂，其實過程中也是幾經周折。然而如果不是因為這些阻礙、延宕，我可能不會認識能幫助我推廣這些書的人，可能也沒有機會遇到最適合的合作對象。「皆得所願」，所以任何遭遇都可以覺得很好。有時候團隊裏幫我工作的學生突然要離開，我當下會很捨不得。因為情感上我是個易合難分的人，所以會盡力挽留。但如果最後他還是決定要走，我也能微笑、釋懷以對。因為這就是緣分，總有深淺，我們不知道這個人到底跟你有多深的緣分，所以順其自然是最好的。

「故美其食」，吃到什麼都覺得是好的。就算吃到拉肚子的東西也很美好，吃壞一次肚子學一次乖，再說該排出體外的終於排掉了。「任其服」，穿衣服只要不過緊、不影響氣血，能讓身心安適就好。「樂其俗」，安適於一個地方的風俗習慣。像是在臺灣，網路上好多人都惡狠狠地謾罵人，而且罵人的姿態彷彿自己就是上帝、真理的化身。如果你瞭解這樣的風氣，發現很多人什麼壞事都沒做也被罵得很慘，那麼有一天就算別人誣賴你、罵你，你也比較容易釋懷，會覺得這是人生很正常的一部分，沒什麼好不平的。

「高下不相慕」，聽說誰大紅大紫、誰賺了很多錢，你也不會羨慕。因為知道最重要、最值得珍惜的是心的靜定，這個追求在世俗價值的高下之外，無法、也無需去跟別人比較。「其民故曰朴」，這樣老百姓就會很樸實，大家不會去盲目追求、堆砌所謂的世俗價值，也不會羨慕那些住在豪宅或是在聚光燈下呼風喚雨的人。

「是以嗜欲不能勞其目」，不去追逐令人眼花撩亂的「嗜欲」，人們就不會因為這些嗜好欲望而雙眼疲憊。例如手機這東西，電磁波（射頻電磁輻射）是2B級致癌物，不僅傷害雙眼，我更認為它是一個讓人變笨的存在，有一次我在備課時選擇關掉手機，發現工作效率提升了非常多。只可惜現代人的生活不太容易跟它絕緣，所以更要節制，要提醒自己：不要讓通訊軟體或是電玩這些外物控制你、勞役你。

「淫邪不能惑其心」，很多事要適可而止。我們都知道地球的資源是有限的，要環保、要省電、省水、不要一直砍樹，可是你節省、珍惜過自己生命的能量嗎？不需要有念頭的時候，你讓自己的思慮停止了嗎？那像烈火一樣、會燒掉體內津液的憤怒情緒，你注意過不要讓它隨便燃燒嗎？「淫邪不能惑其心」，古人說君子「十日而一游於房」（《春秋繁露．循天之道》），房中要有節制、不要過度消耗。如果你知道自己有過度需索的傾向，可以想辦法把能量、把力氣用在其它地方，比方說運動、練穴道導引、鍊拳等等。雖說「飲食男女，人之大欲存焉」（《禮記．禮運》），但是欲望的滿足是有極限的，再會吃的人也不可能無限吃。色欲也一樣。現代心理學家說注意力轉移，為了自己心身的安適，你應該把注意力用在無害心身、更有意義的事情上，培養其他興趣，慢慢地，你曾經很執著的事物，會變得好像不那麼執著、甚至一點也不執著了。

「愚智賢不肖不攫於物」，這個「攫」，是手提旁的攫取的「攫」，你不會覺得有什麼東西是非得到不可的。「故合於道」，簡單來說，你一定要的不過就是：你的心、你的脊椎，還有你的真陽之氣，能邁向更理想的狀態。因為你如此注意這些事情，所以能夠「年皆度百歲，而動作不衰」，即使活到一百歲，動作依然沒有衰老的跡象。「以其德全不危也」，「德全」的意思是，身為一個萬物之靈，初生時所有美好德性你都還擁有、還沒有虧損。很多人讀《莊子．德充符》，覺得「全德」這兩個字好稀罕，但中醫也講「德全」。什麼叫德全？當儒家在德性當中特別區分出仁、義、禮、智、信的時候，表示出現了不仁、不義、不禮、不智、不信，才需要去強調這些德性條目。就像一個地方設立廉政署，表示出現了貪污的行為，所以才要強調清廉。在出現儒學、在仁、義、禮、智、信特別被強調之前，德性是完整、是毋須提倡的，是每個人生下來就擁有的所有美好潛質、能力。「以其德全不危也」，當這樣的德性充足完整，就不致有疾病的危害。

看似「無」的大用

三十輻，共一轂，當其無，有車之用。埏埴以為器，當其無，有器之用。鑿戶牖以為室，當其無，有室之用。故有之以為利，無之以為用。（《老子．十一章》）

「三十輻，共一轂」。戰國時代的車輪，有三十根條輻由輪圈往圓心匯聚，正中心有一個空洞。為什麼需要這個空洞？沒有這個空洞就沒辦法放車軸，車輪就沒辦法運轉。「當其無，有車之用」，就是因為有這個空空的「轂」，讓車軸貫穿，整輛車才能運行。如果沒有這個空洞、這個「無」，車子就無法往前走。

講完「轂」這個空洞的車輪軸心和車子的關係，接下來要講器皿、食器。「埏埴以為器」，「埴」就是土，「埏」就是用水和泥土，「以為器」，用和好的土做成器皿。器皿為什麼要中空呢？如果一個碗沒有中空的位置可以盛裝東西，那這個碗能幹嘛呢？也許可以放生魚片，但肯定沒有辦法裝湯、盛飯，也不能稱作碗了。「當其無，有器之用」，碗就是因為有這個中空、這個「無」，它才能成為容器，盛裝食物。

「鑿戶牖以為室」，當年我裝潢自己住的房子，室內空間裏面我最重視的就是窗戶，我喜歡窗戶越多越好。為什麼呢？有很多窗戶的空間裏空氣對流好、陽光充足，整個房子很通透，氣場感覺非常地舒適。除此之外，因為小時候我家用的是木框窗戶，長大後我也希望自己的房子是木窗。在這家家戶戶都用鋁門窗的時代，要找到木工好、能防水，安全性佳的木窗實在很不容易，但是，有好的窗戶，每天早上起來開窗，這簡單的動作就讓人覺得生活非常美好。「當其無」，因為有空空洞洞的窗戶，「有室之用」，一個空間才能成為適合居住的房子。

「故有之以為利，無之以為用」，這些東西有它空無的部分，也有它實有的部分。實有的部分形成物品，帶給我們方便。可是不管是車輪的軸心，或是器皿的中空，或者房子的窗戶，就是因為存在「空無」的部分，整個車子、整個容器、整個房子才能夠使用，所以這部分實在太重要了！老子告訴我們：要有「用」，便需有「無」。他透過前面三個例子，讓我們發現：在任何一個有用的東西之中，這個無形的、空洞的、虛空的存在非常重要。如果把「人」套用到老子講的這三個例子裏，我想那個虛無、看不到，但卻非常重要的部分，一定就是《老子》書裏提過許多次的「心」，或者「心魂」了吧。

可是我們的心神、心靈是空的嗎？在《老子》書裏，特別講到「滌除」，要洗淨、去除一切不該存在的、遮蔽的屏障，「滌除玄覽」（《老子．十章》），這是老子的語言。到了莊子，〈人間世〉講「虛」，「虛者，心齋也」，心靈的齋戒要做到「虛」。還有《黃帝內經》講「虛无」，「恬惔虛无」（《黃帝內經．上古天真論》），這些都是描寫正面的心靈。相對的，負面的心靈呢？《老子》裏提到多欲、貪得的心靈。更具象的，《莊子》提到「有蓬之心」（《莊子．逍遙遊》），怎麼心裏面塞滿了蓬草呢？或者《孟子》講的「茅塞子之心」（《孟子．盡心下》），本來應該空蕩蕩的心靈怎麼讓茅草給塞住了呢？從這些敘述，我們可以更深入理解老子講的「無」。更進一步來說，我們一旦能提升自我心神，去除那些蓬草，回復原本那清明、空蕩蕩的樣子，它就可以發揮非常大的用途。

「无用之用」這一講要讓大家知道，我們學習這些經典，它可以對生命發生什麼樣的影響。也許現在你還太幸福，無法深刻體會，但是未來當你遇到人生的災難、挫折時，想起曾經學過的東西，你會有深切的感受。

從小到大，在求學、工作的過程中，總是會有各種不公平的事情發生。當你為了那沒有得到的分數、擦身而過的榮譽、升遷而憤憤不平的時候，莊子提醒我們：「名者，實之賓也，吾將為賓乎？」（《莊子．逍遙遊》）難道你是為了分數或別人眼中的名位而活嗎？我曾經去師長家拜訪，看到他們把「臺大優良教師」的獎章放在家中客廳最顯眼的地方。這種獎座我也有一些，你知道我放在哪裏嗎？在臥室衣櫃裏面的角落，和其它東西堆在一起。其中一座是琉璃材質，上面有個人頭，有一天我的貓無意中踢到它，一腳把頭踹掉滾了出來。我也沒有去黏，就這樣輕輕地放回去。然後每隔不久，我的貓就會跑進去把那個頭再踹出來。我不是自命清高，只是覺得，那其實不那麼重要，重要的是自己在教育崗位教給學生什麼，學生是否真有收穫？自己是否盡了心力？這些獎座，當有一天我不在人世了，打掃的阿姨會留下它嗎？既不是黃金、也不能賣錢，可能後來者用垃圾袋打包就統統丟了。其實人生不就是這樣嗎？連今天撐起身體的骨頭明天都可能化成灰了，還有什麼是能留住的？所以學《老》、《莊》或醫家的人，會更重視生命中真正有價值的存在。後面會談心靈，談那些在《老》《莊》的生命觀下相較於有限的形軀，可能更真實、更長久的存在。從這些經典，各位也可以重新去思考，在你有限的生命中，到底什麼是所謂的「有用」，什麼是真正的「大用」。

你說沒用、我說有用的大葫蘆

選擇讀一個科系、聽一堂課，學一門學問，通常都有一個動機、目的，我們會思考學這個有沒有用？有什麼用？就拿語言來說吧，臺灣可能有很多學生覺得學中文沒什麼用，應該多花點時間學英文才對，但臺大外文系一位知名的教授曾多次強調：「如果你的中文不好，英文也很難學得好。」一般人認為英文有用，可能是覺得對找工作有幫助，或是可以與外國人溝通。有一年我和學生們想增強英文能力，就找了一個朋友來教我們。我這朋友七歲就從臺灣搬到美國去生活、受教育，是哥倫比亞大學的比較文學碩士，等於有英文母語人士的程度。當時他在美國，透過線上教學，一開口就問：「你們為什麼要學英文啊？」我們聽了很訝異，學英文不是很理所當然的事嗎？他接著又說：「你們將來的工作非要用英文不可嗎？還是打算要移民？」一連串的問題把我們都問傻了。我開始很認真地思考學好英文對我來說，是不是必要的？因為一天只有二十四個小時，日常學術研究、教學，加上太極拳，已經占用我生活中大部分的時間。想學的東西這麼多，怎麼可能樣樣都學到精通呢？而那些我覺得很重要的學問，花一輩子的時間都不一定能真正搞清楚，自然必須有所取捨。當然學語言在我看來，不只是為了工作，像我讀日文詩，一邊讀著松尾芭蕉的原文，再來看看翻譯，兩邊都能讀，才覺滋味雋永，所以語言的效用，對我來說不只有為了工作或成績的目的而已。今天藉由語言的例子，先跟大家聊聊什麼是「有用」。因為接下來要講的這一段，莊子和他的好朋友惠子要討論的主題是：你說沒用、我說有用的大葫蘆。

惠子謂莊子曰：「魏王貽我以大瓠之種，我樹之成，而實五石，以盛水漿，其堅不能自舉也。剖之以為瓢，則瓠落无所容。非不呺然大也，吾為其无用而掊之。」莊子曰：「夫子固拙於用大矣。宋人有善為不龜手之藥者，世世以洴澼絖為事。客聞之，請買其方百金。聚族而謀曰：『我世世為洴澼絖，不過數金；今一朝而鬻技百金，請與之。』客得之，以說吳王。越有難，吳王使之將，冬與越人水戰，大敗越人，裂地而封之。能不龜手，一也。或以封；或不免於洴澼絖，則所用之異也！今子有五石之瓠，何不慮以為大樽而浮乎江湖？而憂其瓠落无所容？則夫子猶有蓬之心也夫！」（《莊子．逍遙遊》）

在《莊子》文本中，惠子幾次用譬喻的方式想表達：莊子你的學問實在沒什麼用。我們來看看惠子是怎麼說的呢？「惠子謂莊子曰」，惠子對莊子說，「魏王貽我以大瓠之種，我樹之成，而實五石」，魏王送我一種大葫蘆的種籽，我把它種在地裏，澆灌它直到開花結瓜，沒想到長出個好大的葫蘆，有多大？足足能裝得下五石的容量。五石是多少呢？成語「才高八斗」源自古人謝靈運對曹植的讚美：「天下的才華如果有一石，曹子建獨得八斗」，一石等於十斗，曹植一個人獨占八斗，這是盛讚曹子建的才氣。傳統醫書裏也有清楚的容量記載，像是《傷寒論》講煎煮中藥要從幾升煮成幾升，幾碗水煮成幾碗。所以我們可以推知一石是十斗，一斗等於十升，一升大約是現代容器的一碗，這麼算起來一石就有一百碗的量。惠子說這個大葫蘆可以裝五石，那就是五百碗水啊！「以盛水漿，其堅不能自舉也。」惠子說，這麼大的葫蘆我拿來裝水，好重、重得我提不起來。「剖之以為瓢」，算了不要當水壺了，切一半拿來當水瓢好了，或者當杯子，像韓國有一種小小的葫蘆，結婚的時候喝交杯酒用。可是把它剖開做水瓢，「則瓠落无所容」，這麼大的水瓢，要放在什麼容器裏呢？如果今天有人請你吃飯，湯匙、勺子卻比飯碗大，那不折騰你嗎？要怎麼用比碗還大的勺子舀起碗裏的東西呀？多大的碗配多大的勺、多大的鍋配多大的瓢，這葫蘆這麼大，拿來當瓢，哪個容器裝得下它啊？「非不呺然大也」，所以這葫蘆大歸大，「吾為其无用而掊之」，真的沒用嘛，太占地方，不如就打破丟了吧！

莊子聽完就說：「夫子固拙於用大矣」，惠子你真是不會使用大東西啊。莊子也講了個故事：「宋人有善為不龜手之藥者」，宋國有人會做一種藥，塗了就能防止雙手龜裂。手會裂的人，有時候裂到有血痕，冬天一碰到水，那真痛得不得了，一般俗稱「富貴手」。「世世以洴澼絖為事」，「洴」跟「澼」都是水字旁，用水沖洗的意思，「絖」就是棉絮。這個家族世世代代都以漂洗棉絮為業，因為有這個藥、這個祕方，即使手天天都泡在水裏，就算在寒冷的冬天，也不會龜裂。「客聞之」，有個外地人聽說了這個祕方，「請買其方百金」，就出價一百金想要買下這個方子。這家族的人想：「哇！一百金耶！」於是「聚族」，聚集全族一起來商量到底要不要賣。他們討論了什麼？「我世世為洴澼絖」，我們世世代代都做著漂洗棉絮的活兒，「不過數金」，不過就賺那麼少少幾個錢，現在只要把這個藥方、這個製藥技術賣掉，「而鬻技百金」，「鬻」就是賣，輕輕鬆鬆就可以得到一百金呢。「請與之」，賣給他吧，太划算了。「客得之」，外地人得到藥方後，「以說吳王」，拿去遊說吳王，希望為吳王所用。在那個時代，每個君王都會養一些食客，國家有難時就可以幫忙獻策解危。後來「越有難」，「有」就是為，越國製造了一場災難，也就是越國發動戰爭來攻打吳國。「吳王使之將」，吳王就派這個人領兵迎戰。「冬與越人水戰」，一般人在冬天皮膚會比較乾，因為毛孔是關起來的，所以皮膚容易發癢、龜裂的人，常在冬天發作。而這人率領的吳國軍隊在冬天跟越人水戰，因為有保護雙手不凍傷龜裂的藥，所以就「大敗越人」，輕易地打敗了越國人。吳王當然很高興，都是因為有這人知道這個方子，才能打勝仗。「裂地而封之」，就封賞了一塊領地給他。

從這個故事我們發現，一樣都會做讓手不龜裂的藥，擁有完全相同的技術，「或以封」，有的人因此得到封賞，「或不免於洴澼絖」，有的人世世代代辛苦地把手整天泡在水裏，靠著漂洗棉絮來過活。「則所用之異也！」這差別完全是看你怎麼使用一個東西啊！懂得把這藥拿來用在戰爭上，對國家做出重大貢獻的人，他所獲得的財富，哪裏是世世代代漂洗棉絮以求溫飽的家族能夠比得上的呢？

最後莊子講出了他的結論，「今子有五石之瓠」，今天你有這個能裝五百碗水的大葫蘆，「何不慮以為大樽而浮乎江湖？」「大樽」是腰舟的意思，為什麼不考慮把它綁在腰上，當作腰舟，古人沒有游泳圈、沒有塑膠製品，所以綁一個很輕會浮起來的東西，就可以浮在水上，「而浮乎江湖」，如此就可以悠遊於江湖。為什麼不這樣做呢？「而憂其瓠落无所容？」偏偏還在擔憂這個東西沒用，沒有容器能裝得下這葫蘆做成的大瓢？「則夫子猶有蓬之心也夫！」，「蓬」這種植物，「秋枯根拔，風捲而飛」，到了秋天蓬草就會乾枯、連根拔起，然後吹呀吹的，在風中翻飛。看來惠子你的心裏，就像被蓬草塞住了一樣不通達啊！

在傳統東方中國、印度，對理想心靈的形容都是一個空空的空間，最好就是維持這樣一個空空的狀態，不要有負面情緒、不要有多餘念慮。什麼叫「多餘念慮」？想東想西、不由自主，那叫多餘的念慮。有時候你閉上眼睛，思緒一下子不知飄到哪去了？那樣的念慮，都應把它空掉。如果不是這樣虛空明淨的狀態，就是莊子說的「有蓬之心」，你心裏塞了蓬草了，失去了本來擁有的清明。

這個故事就在這裏結束了。所以大葫蘆到底有沒有用？莊子認為最有用的、這個心神的學問到底有沒有用？有多有用？這隨著每個人的人生經驗，有不同的體會、不同的答案。小時候我看這些書，覺得：「哇！他們好重視心噢。」可能那時還沒什麼煩惱吧，總覺得要這麼努力才能做到嗎？可是人生的路往前走，越來越覺得在這個世界活著並不容易。很多時候你不明白為什麼自己會遇到倒楣的事情，甚至根本沒做什麼就飛來橫禍，這樣的事情其實非常多。於是你會發現，讓自己的心具備一種能力，一旦不舒服可以很快地回復，真的太重要了。有時候也不只是發生在自己身上的事會影響我們，在與人相處的過程中，難免會遇到心情很不好的人、難免有需要傾聽他說話的時候，不知道你們有沒有這樣的經驗？當你聽別人講很多負面情緒的內容，你的情緒好像也跟著沉重了起來。在這種情況下，你就非常需要能夠在最短時間內讓自己的心回復正常的能力。什麼叫「正常」？就是覺得：「唉呀，這沒什麼，就放下吧！」，把心裏的蓬草給拔掉，不要讓自己的情緒受影響。所以莊子這個「你說沒用、我說有用」的大葫蘆，或者說是這門學問，到底有沒有用？我覺得非常有用，但端看你會不會用，或者你願不願意用。如果你覺得：「我就是要這樣生氣，怎樣？我為什麼要照莊子講的去做？」那當然沒辦法感受到它的用處。所以我們最後會體會到，為什麼莊子在〈齊物論〉講「咸其自取」？當顏成子游問南郭子綦：「老師呀，你是怎麼辦到的？你的身體怎麼能那麼輕靈，心裏怎麼都沒有負面情緒呀？」答案就是這四個字「咸其自取」，是你自己選擇的。

我上課的內容，有一些也出版成書了，可是「看到」跟「照做」之間，還有非常遙遠的距離。我有個朋友很有意思，講了一句教我困惑的話。他說：「璧名，妳別看我這麼愛讀書，我有個本事，就是我讀任何書都不會被影響。」這是可喜還是可悲呢？如果他讀的是不好的書，那麼不被影響當然很好；可是如果讀的是聖賢書呢？

一門學問本身有沒有用？跟你是否願意閱讀它，進而接受它、讓它在你生命中發生影響有巨大的關連。至少到今天為止，我一旦感覺到自己的情緒失去平靜，比如：為什麼這個電話接完心情好像失去原先的靜好？那種不太好的感覺讓你坐著、陷在那兒不想站起來，不想做任何事。我覺得不對，必需馬上扭轉這個局面，就趕快操作莊子教的本事，真的非常有效。去做就對了，不要再想那件事，不要沉耽在裏面。這裏有一個非常重要的關鍵，就是「你決定要這麼做。」可惜很多人往往要經歷過一些人生的歷練或教訓之後，才有可能感受到這學問的用處，且下定決心這樣去做。

我前陣子很需要個幫手，正好一個以前教過的學生跟我聯絡，主動提起想幫我工作，而且剛好是我覺得很適合的人選。這個學生已經在臺大拿到生物科技領域的博士學位，也嫁為人妻。她的指導教授是一位呼風喚雨的人物，政學兩棲，常幫畢業的學生安排工作。這個學生在我生病之後曾經來找我，她聽到老師活著回來非常高興，捧著一個親手做的小盆栽來，說：「老師，我聽到妳活著回來好高興，送妳一個禮物。」就在這短短幾句話中，我覺察到：這孩子胃火好強，一定過著天天熬夜，很緊張的生活。可是這次看到她，皮膚吹彈可破，氣色超好。我笑說：「妳也吃太飽、睡太足了吧！」她一直笑，解釋說：「因為畢業後沒有在工作，每天都早睡早起。」後來我才知道，原來她很不喜歡原本實驗室的工作，覺得很不健康也很不開心，加上對於指導教授的研究並不認同，覺得很失望，掙扎了很久決定要走另一條路。我在想，在我的團隊，也許目前薪水很普通，可將來也許也能發展得不錯。至少在這個工作上，我的學生想一直維持的這種好氣色、健康的樣態，是比較容易能做到的。因為我一直相信、也希望幫我工作的所有人，不管負責什麼，都要真正進入、感受到這個價值，這樣才有辦法做出它的靈魂。

所以到底什麼是有用？一個可以拿到很高薪水的工作就是有用嗎？還是做這件事的過

程當中你覺得很滿足？或者在做這件事的你，心身都變得更好？工作之外，愛情不也是一樣嗎？如果一個對象讓你顏色憔悴、形容枯槁，或者不告而別讓你一等七、八年，滾滾紅塵中有三十五億的男人跟三十五億的女人，為什麼非要等這一枝花或這一枝草不行？人常會在一個習慣裏不敢移動自己，可是學《莊子》會讓你保持靈敏與彈性，隨時注意自己的心身要往更好的方向走，這是一個很重要的價值。

世人眼中不循規矩、不合世用的大樹

世人怎麼看一棵不循規矩、不合世用的大樹呢？就好像人們經常一聽說誰的職業是「藝術家」，腦中馬上出現月收入是個大問號的印象。

> 匠石之齊，至於曲轅，見櫟社樹，其大蔽數千牛，絜之百圍。其高，臨山十仞而後有枝。其可以為舟者旁十數。觀者如市，匠伯不顧。遂行不輟。弟子厭觀之，走及匠石曰：「自吾執斧斤以隨夫子，未嘗見材如此其美也。先生不肯視，行不輟，何邪？」曰：「已矣，勿言之矣，散木也！**以為舟則沉**，以為棺槨則速腐，以為器則速毀，以為門戶則液樠，以

為柱則蠹。是不材之木也，无所可用，故能若是之壽。」匠石歸，櫟社見夢曰：「女將惡乎比予哉？若將比予於文木邪？夫柤、梨、橘、柚、果蓏之屬，實熟則剝，剝則辱。大枝折，小枝泄，此以其能苦其生者也。故不終其天年而中道夭，自掊擊於世俗者也。物莫不若是。且予求无所可用久矣，幾死，乃今得之，為予大用。使予也而有用，且得有此大也邪？且也若與予也皆物也，奈何哉其相物也！而幾死之散人，又惡知散木！」匠石覺而診其夢。弟子曰：「趣取无用，則為社何邪？」曰：「密！若无言。彼亦直寄焉，以為不知己者詬厲也。不為社者，且幾有翦乎！且也彼其所保與眾異，而以義譽之，不亦遠乎！」

（《莊子．人間世》）

「匠石之齊，至於曲轅」，有一位名叫石的木匠，來到齊國曲轅這個地方。「見櫟社樹」，「社」就是古代舉行社祭的地方、祭祀的場所。匠石在祭祀土地神的廟社旁看見一棵巨大的櫟樹。有多大呢？還蠻驚人的，「其大蔽千牛」，它的樹蔭大到可以遮蔽上千頭牛。樹幹有多粗呢？「絜之百圍」，「絜」是丈量、約束，需要一百個人圍繞著樹幹，張開雙臂手牽手，才能把它圍抱住。那麼這樹有多高呢？「臨山十仞而後有枝」，一仞等於七尺，十仞就是七十尺，戰國時的一尺相當於現在的〇．二三公尺，算一下這棵樹光是主幹就有十六．一公尺高，比五層樓還高，「而後有枝」，再往上才是它繁茂的枝條。

「其可以為舟者旁十數」，這個旁邊的「旁」念「方」，在古書裏面是而且的「且」的意思。這棵櫟樹大到以它的木材可以造出十幾艘船。「觀者如市」，前來觀看這棵大櫟樹的人潮多得跟喧鬧的市集一樣。可「匠伯不顧」，這位木匠經過時卻連看都不看一眼？「遂行不輟」，逕自走過而沒有停留。「弟子厭觀之」，他的徒弟欣賞了好久，直到大飽了眼福。這個討厭的「厭」是個假借字，假借為「猒」，就是討厭的「厭」字去掉上方一橫一撇的「厂」部，這個字的小篆字形中，有一個甘美的「甘」，用舌頭上面的一點，來形容甘味。「甘」下面有一個肉部，加上右邊一個犬部，就是狗肉。或許在小篆的時代，認為狗肉很甘美吧。所以「猒」這個字就是吃飽狗肉、飽足的意思，吃了以後覺得很飽足、很好吃。「弟子厭觀之」，匠石的弟子終於、不是吃飽了而是看飽了。「走及匠石」，好不容易追上腳步都不停留、早已走遠的師傅，好奇地問道：「自吾執斧斤以隨夫子」，自從我拿起斧頭跟隨您學藝到現在，「未嘗見材如此其美也」，從來沒見過這麼漂亮碩大的木材。「先生不肯視，行不輟，何邪？」，可老師卻連看也不看、停也不停，這是為什麼呢？「曰：『已矣，勿言之矣，散木也！』」

「散」就是閒散，匠石回答：罷了，別提了，那不過是棵閒散、沒什麼用的樹啊！什麼叫閒散沒用？所謂「能者多勞」，當我們說一個人是散人，聽起來就很閒、沒什麼用。那匠石為什麼說這棵樹是散木呢？「以為舟則沉」，拿它來造船，那船浮不起來而會沉沒。「以為棺槨則速腐」，拿來做棺材，放進土裏很快就會腐壞。我們知道越是富貴人家，越希望棺木可以千秋萬世，怎麼可能用一下子就爛掉的木頭呢？「以為器則速毀」，拿來做成器具，用沒多久就壞了。「以為門戶則液樠」，用來做門片、窗框，木頭的汁液會一直滲出來。我以前看這一段不太理解，木頭怎麼會一直流出汁液呢？幾年前我去拜訪無垢劇團的林麗珍老師，那天林老師的先生，也是藝術家陳念舟老師剛好取得一塊木頭，自己做了一張漂亮的小椅子，正拿著砂紙打磨。那塊木頭是青色的，非常美。可是我聽他講了一句話：「這木頭這麼美，只可惜會滲出汁液來。」原來莊子寫的就是這樣會滲出汁液來的木頭！「以為門戶則液樠」，想像今天有一張椅子，竟然會滲出汁液，那還合適拿來坐嗎？不只如此，「以為柱則蠹」，拿來做成柱子，卻因為沒有蛀蟲害怕的味道，容易被蠹蟲蛀蝕。「是不材之木也」，總之，是一棵無法拿來做為材料的木頭。下一句話很有意思，「无所可用」，根本沒有用處，「故能若是之壽」，因此才能長得那麼高大，活得那麼長壽。

有時候人世間真的是這樣。我在臺大教書，有兩個跟我非常熟的學生，現在一位是醫生，一位是律師，薪水是一般人的好多倍。可是，他們的工作都很辛苦、很忙，忙到沒有時間運動，忙到年紀輕輕就有了白髮。當然他們在工作之餘還要扮演好爸爸、好媽媽，好丈夫、好太太的角色。為了讓病人、客戶滿意，太太、先生、小孩，大家都滿意，每天忙到不可開交，就是因為太有用了！這時候我就會想起匠石眼中毫無用處的櫟社樹，「无所可用，故能若是之壽」。

如果把人想成一棵樹，到底我們要成為什麼樣的樹？這個問題是值得深思的。尤其當你要選擇職業、選擇人生伴侶的時候。我教書這些年聽過很多故事，有的同學覺得伴侶只要相互照顧就可以；有的覺得最好還能侍奉自己的父母；有的覺得婚後就該男主外女主內。每個人對另一半的期待或要求都不一樣。伴侶以及職業的選擇，會影響你的生活型態，甚至會決定你的人生花費在符合他人期待的時間，以及能用在自我心身的時間。

匠石回去以後，「櫟社見夢曰」，當晚櫟社樹竟然來到他的夢中，並且開口說話了：「女將惡乎比予哉？」「惡」是「何」的意思，你是拿什麼來和我相比呢？「若將比予於文木邪？」你是拿我跟所謂有用的樹木相比嗎？什麼是有用的樹呢？「柤、梨、橘、柚」，像是山楂、梨子、柑橘、柚子這些「果蓏之屬」，木本的果實叫「果」、草本的果實叫

「蓏」。這些能夠結出果實供人食用的果樹或是瓜藤，「實熟則剝」，果實成熟了就會被敲擊剝落。「剝則辱」，遭受到枝幹被扭折、果實被採摘的侵害折辱。「大枝折」，粗大的枝條被硬生生地折斷。「小枝泄」，細小的枝條也遭到拉扯。「泄」這個字可以當作手提旁的「抴」，「抴」俗作「拖拽」的「拽」，唸ㄓㄨㄞˋ，或是唸ㄧㄝˋ，不管是假借做「抴」還是「拽」，都是拖拉、牽引的意思。

為什麼說枝幹被扭折、果實被採摘是羞辱？各位想像一下，如果妳因為長得亭亭玉立、漂漂亮亮，耳朵就被捏掉了、手就被拔下一隻烤來吃，不覺得非常可怕嗎？可這不就是一棵果樹的一生？不就是一棵木材的一生嗎？你說：好險我的手、腳、耳朵都還在。可真的還完好如初嗎？我在臺大當老師，常聽到學生跟我說學術界的黑幕。有些教授指導研究生寫論文，實驗是學生做的、論文是學生寫的，老師也沒什麼指導，最後掛個名就是第一作者。有的教授會收非常多學生，讓學生工作非常久，一整天要站著做實驗八、九個小時，一年站下來就罹患足底筋膜炎，所以工作資歷最深的學長不是腰痠背痛，要不就是禿頭，這不是很可怕嗎？茫茫人海，工作、生活如此不容易，一不小心，就犧牲了你的腳、你的腰、你茂密的頭髮，甚至爆肝、過勞，再難回復原有的健康。所以當一棵大家覺得很有用的樹，真的幸福嗎？

「此以其能苦其生者也」，就是因為它們有才能、有結出果實的能力，反而害苦了自己的一生。「故不終其天年而中道夭」，因此無法活到可以有的歲數，中途便夭折了。正是因為具備符合世俗價值的用途，「自掊擊於世俗者也」，自己給自己招來了被剖開擊破的下場。這個剖開的動作讓人想起〈逍遙遊〉裏惠子的大葫蘆，如果它可以當瓢，有這樣的用處，就被剖成兩半了。《莊子》書中很多意象是相呼應的。我生病以後開始過比較早睡早起的生活，投入工作的時間也沒有以前那麼多。這對我的助理來講也是一種佳音，他們可以跟著過比較早睡早起的生活，順隨太陽週期作息、運動、工作。因為病後的我明白，不管怎麼樣付出、怎麼樣努力，都要讓自己身心放鬆、健康。去年有個孩子進入我的團隊，第一次工作就讓我眼睛一亮，我請他整理東西，他整理得井井有條。後來他跟我說：「我剛開始幫老師工作的時候好緊張啊，一心想著要有完美的表現。」也因為這樣變得睡不好。我跟他說：「你有心要把工作做好是很好的，在這個年齡也屬難得。可是你還要有一個心，要更重視讓自己睡好、不要緊張。」只是因為自己對一份工作的重視以及對自我表現的要求，就已經是「以其能苦其生」了。更不要講要是你遇到惡老闆，只在乎你能提供的工具意義，以及可以生產的價值，不斷壓榨你，結果工作沒幾年整個身體壞掉，也沒時間去經營自己的家庭、愛情，那不更是害苦了自己的一生嗎？我之前提過一個在科學園區工作，年收入數百萬的例子。我就跟這個同學講：「這麼高的薪水，很容易交到女朋友吧！」他說：「別傻了！整個科學園區只有男人。老師妳不知道嗎？科學園區又稱為『回收區』，科學園區的男人稱為回收商。」我聽不懂，他跟我解釋：「那些很愛玩感情遊戲的女生，一輩子不知道換過多少男朋友，最後風韻不再，需要嫁個人定下來的時候，就會去回收區找回收商，這些女生來科學園區尋找的絕對不是愛情。」我聽完忽然覺得很悲涼，這個工作唯一的好處只有收入高嗎？我絕對不是希望各位聽過這門課程之後，覺得年薪百萬、千萬不值錢，而是希望各位可以更重視自我心身安適的價值。可以看重一個人的心靈、氣度、乃至愛的能力，更甚於物質上的財富。

各位學過《老》、《莊》以後，當你選擇自己的人生，要思考怎麼樣能讓你的心身不要消耗得那麼快、不要被負面情緒綑綁。如果你的生活是可以選擇的，你應該會選擇可以有多一些空閒時間照顧自我心身的人生吧？當你隨時去注意這件事，面對那些永遠追不上的進度、做不完的工作或者外在目標，你取捨的標準、優先序位就會很清楚，不值得花費時間的事情就馬上捨棄，因為你的時間就只有這麼多，你的一生就只有這麼長。

櫟社樹的下一句話更加讓人心驚，「物莫不若是」，這世間沒有什麼東西不是這樣的啊。只要是一個「物」，就逃不開這樣的命運。所以你每天都要提醒自己，不要讓自己變成一個物品。「且予求无所可用久矣」，我求自己無所可用於世間已經很久了。如果各位現在的生活很悠閒、整天好像閒閒沒事，不覺得需要去追求「无所可用」，那你要不是境界特別高，就是特別低。學習《莊子》是「見山是山，見山不是山，見山又是山」的過程，從執迷到不執迷，從超越執迷，再超越「超越執迷」，一山又一山。莊子並非教我們要天生閒散，並非對於積極人生不感興趣。如果覺得不把自己當成東西，就是整天都在睡覺、無所事事，那真就誤解莊子的意思了。所以我常說可以先讀過儒家經典再回頭讀《莊子》，比較能夠體會道家的行動力與積極性所在，不會走入另一個極端。

「幾死，乃今得之」，櫟社樹直到生命餘時無多的現在，好不容易做到「无所可用」。「為予大用」，這才是我追求、致力的大用處啊。我以前看這段一直不太懂，為什麼努力這麼久才能不會被「大枝折，小枝泄」，而能夠長養心靈？後來我發現這真的是一輩子的功課。我記得抗癌成功剛從醫院出來的時候，好友跟我聊天後跟朋友說：「蔡璧名搖身一變成了一個哲學家。」因為醫生告知五年內死亡率高達百分之七十五，因為長時間面對死亡，我在隨身的小冊子上寫了一句話：「只看死的時候需要的東西來活。」意思是要自己把死的時候不需要的東西，都看淡了，把目光都放在為了靈魂存在的意義而存在的追求上。但這樣的生活真的需要時時刻刻注意，當我慢慢走向健康，睡覺的時間不知不覺就開始往後移，工作的時間、坐在板凳上的時間越來越長，鍛鍊、修鍊，不管是「其神凝」或「形如槁木」的時間越來越短，直到回診時醫生再次對我提出警告，要我注意，我才又乖乖回到優先照護一己心身的軌道上。所以在滾滾紅塵中，真必須這樣不斷地提醒自己、督促自己把心身擺在第一位，朝這個方向去努力，那麼或許有朝一日可以同櫟社樹所言，「幾死，乃今得之」，在有生之年真徹底做到將生命的本真：心靈，置於最優先珍惜、愛養的位置。

「使予也而有用，且得有此大也邪？」櫟社樹接著說：「假使我也有一般人覺得有用的地方，還有辦法成為現在這樣的大樹嗎？」我生病後，可能因為免疫能力變差，不太能到人群聚集、空氣不流通的地方，也不太能久坐，所以就沒法去系上開會了。連跟家人朋友同桌用餐、一起活動的次數也少了。一般認為癌症治療後的五年是關鍵期，就在完成療程的那一年起，我便把接下來的五年當生命中的最後五年來過。那時醫生告訴我，我這型癌症治療後五年內復發、死亡的機率是百分之七十五。所以當時我就想：立即開始做晚年想做的事吧。我年輕的時候就打算等教《莊子》教到晚年，要出一本普及版的《莊子》，就像《正是時候讀莊子》這樣的漫畫讀本。我也想教中醫經典教到晚年，就來寫部中醫現代章回小說，讓所有對藥材陌生的人讀過這部小說，就大抵掌握桂枝的個性、認識麻黃的個性、知道厚朴的個性，這樣一來大眾要讀古醫書、讀懂中醫師為自己所開的處方就容易了。既然打定主意，我就這麼開始過生命中的最後五年，要來完成我的遺作，能做多少就算多少。

五年過去了，我還活著，某天我忽然間體悟：人在這世界上最重要的遺作其實不是這些身外之作，而是自己。活著的你、此刻的你，就是個人生命活在天地間最重要的遺作——你還活著的那天，你就是自己的遺作。你呈現怎麼樣的心靈境界、怎麼樣的身體，是比這些見諸文字的作品還更重要的事。我忽然間滿懷感謝，雖然病後的後遺症多，相較於病前，一天能投入工作的時間少太多了；但也因為身體不好，不能去人多擁擠的地方，甚至於不能常與家人、師友相聚，於是一個人打拳、一個人練穴道導引、一個人讀書寫作，獨處的時間變多了。身為一個病人，需要休息的時間很多，不舒服的時候很多，為了健康而自己做三餐或從事心身修鍊也要花上不少時間。可是因為幾乎沒有什麼應酬，所以可以運用的時間也還不算太少。當我在不算容易的日子裏慢慢地把本來生命中最後五年要做的事情一點一點地做完了，這種在艱難中綻放的生活，打拳、筆耕之樂仍較形骸之苦為多，甚至會覺得這就是我最想過的日子。這是一個非常值得省思的經驗——或許當你有些功能沒用了，沒辦法做以前可以做的「有用」的事了，你才能停下來重新思考、去做一件也許更有意義的事。

接下來這段很有意思，櫟社樹對匠石說：「且也若與予也皆物也」，再說吧，其實你這人也好、我這樹也好，我們都被世俗之人當作「物」來對待。我認識一位身處香港金融界高層的朋友，工作壓力非常大，她對於資本主義社會有很多感慨。比如她很討厭「人力資源」這四個字。認為這四個字意味著老闆在算計你一個月有多少產出、能為公司賺多少錢、給你多少薪水比較划算。她覺得這並不是一個生命應有的尊重跟對待。若人只是資源，有朝一日就要回收、就會報廢。在資本主義社會，人被當成器具，彼此用各種分數、等第、標籤去評量對方的價值。也許你交到把你當器物看待的朋友，你的力氣大，所以每次要搬東西時，他就來找你幫忙搬，搬完了他又消失得無影無蹤。那你不就是朋友眼中的一臺起重機嗎？政客把你當投票部隊，主管把你當掙錢機器，朋友把你當有用的工具，別人把你當器物已經夠可憐了，「奈何哉其相物也！」你怎麼還忍心把自己還有你最愛的人也當成器物來對待，一味地追求世俗所謂的用處呢？你為什麼要這樣作踐自己、又為什麼要這樣作踐所愛的人呢？最後兩句話帶著嘲諷的意味，「而幾死之散人，又惡知散木！」而你這個被世間用到快死的無用之人，又怎麼能了解我這棵不為世所用的無用之木呢？

到底什麼是一個人的價值？年輕時只知道考上大學就對了，考上大學以後就想畢業後找到好公司，以及找到不錯的結婚對象就對了。可是人生越往前走，有一天當你結束這個工作，要退休了；有一天你為這個家庭忙了一輩子，兒女也結婚、有自己的家庭了，你忽然間不知道這輩子到底在追求什麼？《莊子》的學問為我們樹立了一種價值，這個價值建立在他的生命觀上——覺得人的形軀會有死去、消失的一天，但心神是永恆的，就像薪柴會燃盡，但心神靈魂就像薪柴上的火，可以永恆傳遞不熄。這也是醫、道兩家普遍的生命觀。因為有這樣一個永恆不滅的存在，所以最值得用一輩子來愛養的，就是自己的心神、自己的心身。身體是心神的載體，我們的氣血、肌肉和經絡，都非常明顯地受到心神的影響，而身體放鬆了，心情也比較容易放鬆，所以我們要一起愛養。

「匠石覺而診其夢」，匠石醒來了，「診」有兩個解釋，一個是占夢，一個是告訴，可是匠石的談話對象是他的弟子，學生應該沒有能力幫老師占夢吧？所以「告訴」這個解釋比較合於情理。匠石醒來，把夢境中的對話告訴弟子們。學生就問了：「趣取无用，則為社何邪？」「取」是選擇，櫟社樹的意趣、志向既然不求符合世俗標準的用途，那它為什麼還要當一棵生長在祭祀土神場所旁供人乘涼的樹呢？同學當然也可能會問：「老師，您讀《莊子》，怎麼還在臺灣大學工作啊？您在工作的一天就有用於這個社會，就不是一棵無用之樹了啊？」」莊子不希望讀者有這樣的誤解，所以他延伸出這段對話。匠石聽學生這麼說，連忙回答：「密！」這個「密」就像現在說的「噓！」「若无言」，你快別亂說。「彼亦直寄焉」，它只是把自己寄託在社樹這個身分、這個職業而已。為什麼說是寄託呢？因其生命有著更重要的事，就是陶養自己的心身，在一天接著一天、一個月又一個月、一年復一年的歲月裏，讓心靈越來越寬闊、身體越來越輕鬆。心身的修鍊和進步，都要在滾滾紅塵當中才能完成。在家庭、職場、社會上與各種人事物互動往來，透過練習，你可以感覺到以前難以忍受的事，慢慢地越來越能包容、釋懷；以前別人很容易就會踏到你的底線、踩到你的地雷，慢慢地那些底線、地雷不知何時已然消失。你一定要有這樣的自覺，以前很容易生氣、容易緊張、容易焦慮，經過持續地努力，現在這些負面情緒變少了，也因此越來越能感受生的歡喜。

櫟社樹不過是將保養心身的自己寄託在「社樹」這個身分職業而已，「以為不知己者詬厲也」，而這些不懂得它的人因為不了解，所以就「詬厲」，「詬」是「辱」，「厲」就是「病」，於是就詬病、批評它，覺得它這樣子不行、不對。「不為社者，且幾有翦乎」，匠石告訴他的學生，今天它就算不當一棵社樹，難道就會被砍伐傷害嗎？就像今天如果我不當老師，還可以去開餐館、去種菜，可以做任何一個感興趣的行業，不管在哪個職業的分位裏、不管在哪個處境中都可以重視自己的心靈與身體，都會致力保全心身。「且也彼其所保與眾異」，況且櫟社樹致力保全的跟一般眾人的追求不一樣。「而以義譽之，不亦遠乎！」如果還以外在的形貌、身分，用外在的世俗價值去談論、衡量它，這不是和它所追求的生命真實相差太遠了嗎？

在這個世界上的任何行業裏，都要把不斷精進自己心身當作最重要的追求，但是除非已經把這樣的價值視為信仰，或是他對哲學的酷愛、對思想的著迷，已經到了很接近信仰的地步。不然很難把這樣的修鍊，看得比滾滾紅塵當中的愛情、家庭、財富還要重要。可這確實是一個很根本，卻很容易被忽略的課題，尤其是在越忙碌、越文明的社會。各位在工作單位可能會碰到許多不合理的人、不合理的事。像我的一個學生，她覺得如果不每天寫小說罵老闆，簡直活不下去。可是這可能就是這個世界常有的樣子！在任何一個國家、任何一個角落，從古到今都是如此。所以我們真的要具備陶養心靈的知識跟學問，讓自己容易看淡、容易釋懷一些，才能讓短暫的人生開闊一些。

神人眼中不循規矩、不合世用的大樹

上個單元我們介紹了一般人如何看待不合規矩、不合世用的大樹，而這個單元我們要來看這樣的大樹在神人眼中有什麼樣的價值呢？你會發現，從不同的眼光，竟然有完全不同的價值判斷。

南伯子綦遊乎商之丘，見大木焉，有異。結駟千乘，隱將芘其所藾。子綦曰：「此何木也哉？此必有異材夫！」仰而視其細枝，則拳曲而不可以為棟梁；俯而視其大根，則軸解而不可以為棺槨；咶其葉，則口爛而為傷；嗅之，則使人狂酲三日而不已。子綦曰：「此果不材之木也，以至於此其大也。嗟乎，神人以此不材！宋有荊氏者，宜楸、柏、桑。其拱把而上者，求狙猴之杙者斬之；三圍四圍，求高名之麗者斬之；七圍八圍，貴人富商之家求禪傍者斬之。故未終其天年，而中道夭於斧斤，此材之患也。」故解之以牛之白顙者，與豚之亢鼻者，與人有痔病者，不可以適河。此皆巫祝以知之矣，所以為不祥也。此乃神人之所以為大祥也！（《莊子．人間世》）

南伯子綦是《莊子》書中的一位體道者，有一次他到商丘這個地方遊玩。「見大木焉，有異」，看見一棵大樹，與其他樹木截然不同，「結駟千乘，隱將芘其所藾」，這棵樹特別巨大，上千輛馬車，都能隱蔽在它廣大的樹蔭之下。子綦心生好奇：「此何木也哉？此必有異材夫！」，這是什麼樣的樹啊？它的木材一定與眾不同吧！然而當他抬起頭察看樹上的小樹枝，即便小樹枝粗大到可以當梁柱，卻「拳曲而不可以為棟梁」，但偏偏每一根都長得彎曲不直、歪七扭八，沒辦法拿來做房屋的棟梁；樹幹呢？雖然粗大，但「軸解而不可以為棺槨」，樹身從中心往外裂開來，根本沒法拿來做棺材。那麼，至少樹葉是可以用的吧？結果「咶其葉，則口爛而為傷」，「咶」這個字，左邊一個「口」、右邊一個舌頭的「舌」，是舔一舔的意思，用舌頭舔一下樹葉，嘴巴竟出現潰爛的傷口。「嗅之，則使人狂酲三日而不已」，聞一聞它的氣味，那氣味使人三天三夜都像酒醉般無法清醒過來，真是太可怕了。

可是看到這棵樹的人是體道者南伯子綦，他就有所感觸了，「此果不材之木也」，這果然是一棵無法拿來當木材的樹，「以至於此其大也」，難怪能長得如此高大，「嗟乎，神人以此不材！」啊，境界高超的神人正是要用這樣的不材、不合世用，來保全、修養心身的吧！

我的「不材」是從生病以後開始的。做完化療、電療之後，身體留下很多後遺症，免疫力比生病以前差很多。不管我多努力練功，只要跟別人近距離談話，時而會感染發燒。生病當然很不得已，但我也因此開始過一種很少跟人群相處的生活：以前一定會去的聚會，無法去了；很多會議，不能開了。當然我因此失去一些需要見面才能維持友誼的朋友，一旦無法常見面維繫交情，朋友好像也就不是那麼多了。

我深知生病讓我失去了什麼，可是也因為生病得到了什麼。我不再像從前那樣可以熬夜，因此睡得比較充足；很多應酬無法出席，自己能掌握的時間就變多了，於是可以做我真正想做的事情。再加上不鍊功、不鍊拳身體就會快速衰敗、趨向死亡，所以我必須好好鍛鍊。在這樣的生活中慢慢嚐到另一種付出所得的滋味，慢慢覺得那樣的快樂，是其他的快樂無法比擬的。

接下來南伯子綦說的這段故事也很有意思：「宋有荊氏者，宜楸、柏、桑」，宋國有個地方叫做荊氏，那裏很適合楸樹、柏樹以及桑樹這三種樹木生長。「其拱把而上者」，當這些樹長到差不多一隻手可以握住或是兩手可以合握這麼粗的時候，「求狙猴之杙者斬之」，「杙」是小木樁，養猴兒的人得有個小木樁，才能用鏈子拴住猴兒，因此想找繫猴子的木樁的人，就會把它砍下。「三圍四圍」，如果長到三、四個人張開手臂才能環抱那麼粗大，「求高名之麗者斬之」，「高名」是屋梁、梁柱，想找高大屋梁的人便會來將它砍下。「七圍八圍」，若是它能生長到七、八個人才能環抱那麼壯碩，「貴人富商之家求禪傍者斬之」，想製作氣派棺木的富貴人家或有錢商人就會去砍伐它們。「故未終其天年，而中道夭於斧斤，此材之患也」，所以這些樹木往往還沒活到本來可以有的歲數，就在生命中途遭受到砍伐而夭折，這就是因為具備合於世用的材質，才給自己招來的災難和禍患啊。

看到這裏，你知道自己是哪一種樹了嗎？要把一棵樹種到差不多一隻手可以握住，跟三、四個人才能抱住，所要花費的時間、精力是很不一樣的。就像有的人小學畢業、職校畢業，就找工作去了，這樣的孩子，爹娘需要付出的教育基金比較少。可是有的人想考大學，需要聘請家教、上補習班，家長需要籌備的教育基金就變多了。若是還要念研究所、還想出國念世界名校，父母要付出的就更多了。有不少教授把自己的孩子送到國外去念知名高中，確保將來能進入知名大學，把所有當教授任教賺的錢都用在孩子身上。那麼「七圍八圍」指的是什麼樣的人呢？像我那些優秀的學生，畢業後當醫生、當建築師、當工程師、當律師，可他們是否能「終其天年」呢？上次跟各位提過，有個統計數字說，在臺大當醫生的人，罹癌率是一般人的四倍。臺灣的罹癌率是三．五個人中會有一人罹癌，那四倍的意思，不就是百分之百嗎？實在驚人。

各位會覺得當小木椿的人沒念大學很遺憾嗎？有一次我去臺東玩，看到一隻好可愛的猴子，拴在一根小木椿上，跳來跳去，有時候就坐在那根小木椿上。各位想想那小木椿的心情，它雖然不是一棵超級大樹，可是每天有猴兒陪著它，還可以曬曬太陽。可是「七圍八圍」的大樹被買去刨成棺木，卻只能跟有錢人一同埋到土裏，終年不見天日。當你投注越多，去栽培自己具備合於世用的材質，長得越大、越「有用」，你的生活真的更幸福了嗎？還是給自己招來了更多的災難和禍患呢？

我曾經問一個女學生：「妳人生的理想是什麼？」她回答：「從小我媽教育我，一個女人最大的夢想就是嫁給一個好男人。」什麼叫好男人呢？一般世俗價值定義下的好男人，不外乎高學歷、高收入，有車、有房、有錢、有名吧？這樣的男人需要的可能是一個可以相夫教子、照顧公婆，不要有太多的主見，可以完全把丈夫的需要放在第一位的女人。所以這女學生的目標就是去成為這樣的女人。聽完我只覺得這種家庭教育，真是太限制兒女生命的可能性了。怎麼會告訴兒女最理想的人生，就是把自己變成一個配合夫家的器材呢？教一個受過大學教育，接受文明洗禮的女人，去變成某個有權勢家族需要的東西，這種教育對一個知識分子來說，真是太不尊重生命的潛能了。可是無意之間，我們都生活在世俗價值裏，為了成為那個能被富貴人家買走的木材而不斷、不斷地付出。

最後南伯子綦說：「故解之以牛之白顙者」，「解」是解祭、解祀，一種要解除災厄的祭典。在這樣的祭典上，有幾種動物是不夠資格當供品、不入流的，一種是「牛之白顙者」，白色額頭的牛；一種是「豚之亢鼻者」，朝天鼻的豬。還有「人有痔病者，不可以適河」，「適河」是丟進河裏，在祭祀河神的時候，長了痔瘡的人不可以拿來拋進河中祭祀河神。「此皆巫祝以知之矣，所以為不祥也」，這是所有主持祭典的巫師們都知道的禁忌，認為這些是不吉利的。

「此乃神人之所以為大祥也！」可是對《莊子》書裏致力保全修養心身的神人來說，擁有能避免禍難的殘缺卻是非常吉祥的啊！各位想像一下，如果你是一頭牛，巫師在選擇祭品的時候，你會不會希望自己的額頭馬上變白？如果你是一頭豬，你是不是希望自己天生朝天鼻？如果現在要選祭祀河神的人，而我有一劑藥可以讓你馬上得痔瘡，你是不是會趕快喝下？因為可以保命啊！

可是，在滾滾紅塵中，一旦在感情上、在工作上遇到挫折，或身體健康亮起紅燈，我們就覺得好悲傷，卻不知道這可能是一種幸運、一種提醒。讀了《莊子》，會讓你看到所有好像很倒楣的遭遇，其實可能是大吉大利！當然，《莊子》也提醒我們，在你覺得非常順遂的時候，同時可能充滿了危機。就像我的好朋友提醒我：「蔡老師，如果妳連續十本書都暢銷，但因此身體吃不消、狀況變得不好，那真是太不值了！」不管面對的是看起來很光榮、很順遂的事，還是很不幸、很艱難的時刻，莊子不斷提醒我們：什麼是最重要的事。

在第四講〈「无用之用」：職場、情場、家庭，什麼本事最好用？〉我們說老莊的「道」是最重要的知識，這個「道」就是「愛養自己的心」，所以我們也簡單地認識了道家〈心的使用指南〉。從醫學的角度來看，治病要先治「神」，心一旦能夠安穩妥當，身體就不容易生病。我們於是知道，看起來沒有用的精神教育，或說心神的修養方式，其實是很有用的。我們也透過《莊子》的寓言看到，生命中很多東西或有的學問，像是一個大葫蘆，你可以覺得很有用，也可以覺得很沒用；一棵不合世用的大樹，一般人認為沒有用，卻是神人眼中值得致力追求的「大用」。

承續〈人間世〉裏「神人眼中不循規矩、不合世用的大樹」，我們接下來要讀〈逍遙遊〉的這段文本，作為「無用之用」這一講的結尾。

惠子謂莊子曰：「吾有大樹，人謂之樗。其大本擁腫而不中繩墨，其小枝卷曲而不中規矩。立之塗，匠者不顧。今子之言，大而无用，眾所同去也。」莊子曰：「子獨不見狸狌乎？卑身而伏，以候敖者。東西跳梁，不避高下，中於機辟，死於罔罟。今夫斄牛，其大若垂天之雲。此能為大矣，而不能執鼠。今子有大樹，患其无用，何不樹之於无何有之鄉，廣莫之野，彷徨乎无為其側，逍遙乎寢臥其下，不夭斤斧，物无害者，无所可用，安所困苦哉！」

在〈逍遙遊〉這個故事裏，莊子用一棵大樹來譬喻他最核心的學問跟思想。這是怎麼樣一棵大樹呢？惠子又要嘲笑莊子了，他說，我種了一棵好大的樗樹，「樗」就是大椿樹，歷代許多《莊子》的注家都提到，這種樹氣味挺不好聞，是臭椿樹。除了臭之外，「其大本擁腫而不中繩墨」，「擁腫」，形容人跟樹都是一樣的情況，人的臃腫就是你一捏，捏到一堆多餘的、不該有的贅肉；那樹呢？就是長了樹瘤，一坨一坨的。「而不中繩墨」，雖然很粗大，可是這棵大樗樹的樹幹上樹瘤盤結扭曲，所以完全沒有辦法用繩墨來標記直線。「其小枝卷曲而不中規矩」，而它的小枝條彎彎曲曲，也沒有辦法用圓規或方尺畫出想要的形狀來取材利用，所以它的大樹幹跟小樹枝都沒用。雖然「立之塗」，生長在路邊最容易砍伐的地方，但是「匠者不顧」，就算是最喜歡砍木材的匠人經過，也不會多看一眼，覺得是個沒用的東西。「今子之言，大而无用，眾所同去也」。惠子講完這棵沒用的樹之後，話鋒一轉對莊子說：「今天莊子你的理論『大而无用』，就跟這棵大樗樹一樣，長得很高大，但『不中繩墨』、『不中規矩』，所以『眾所同去』，沒有一個匠人要看你這高大卻沒用的樹一眼、沒有人會聽你這大而無用的學問。」

問題是這樣的學問真的沒用嗎？莊子的回答妙極了。在惠子嫌大樹沒用、大葫蘆沒用之後，莊子舉了一個看似很有用的例子，他說：「你沒看到狸狌嗎？」狸狌就是黃鼠狼。他描述黃鼠狼捕捉獵物時機靈的樣子，「卑身而伏，以候敖者」，壓低身子趴在地上，等待著獵捕飛翔而落的禽鳥。這得有多機靈的身手啊？牠的注意力一直放在要追捕的那隻鳥，「東西跳梁，不避高下」，為了追捕獵物，東跑西跳，不管高低，也不曾留心什麼陷阱，可就是因為這樣「中於機辟，死於罔罟」，踏中獵人所設的機關，死在捕獸的羅網中。

當人非常專注地追求外在世界的目標時，其實很容易忽略有些更重要的東西正在流失。莊子透過狸狌，也就是黃鼠狼的故事，來提醒我們這一點。我永遠記得生病之前，在臺大曾經一個學期開四門課，其中一門是三百人選修的通識課，需要許多教學助理協助小組體驗學習，所以每週我都需要先幫助理做課前培訓，當時我跟整個教學團隊，每天都想把所有事情做到最好，為了這門課付出非常多的時間、心力在製作教具、準備教案。那時候我們團隊在臺大很有名，非常有效率。沒想到今天我居然用我親愛的團隊來形容「中於機辟，死於罔罟」，因為就在那一年，我病倒了。

一個人活到今天，如果聽到莊子的思想，不管是養心的或治身的，覺得：「喔，這我不太需要。」那表示時候未到。往往要等到生命當中遭遇了一些困境，比方說，你很幸運地生病了；或者，你很幸運地有了情傷。而且要幸運到這個病、這情傷的程度影響到你的日常生活，讓你非常想要擺脫這個局面，那麼你的機會來了。你會因為需要而認真地學習莊子這門學問，你會覺得：真的必須去學一門學問，讓我們像狸狌、黃鼠狼一樣在追逐人生的「飛禽」的時候，不只能夠追到、捕獲這飛禽，同時不會陷入機辟跟羅網當中。那個時候，你會認知到學習這樣的技術是多麼重要的事。

「今夫斄牛」，在黃鼠狼之後，莊子舉了另一種動物，那是在中國西南方一種叫「斄牛」的長毛牛。牠的身形巨大，「其大若垂天之雲」，大得像從天邊垂掛而下的雲幕。「此能為大矣，而不能執鼠」，這真的是很大了吧，可是卻連抓老鼠這點小事都不會。你一方面可以覺得牠很無能，一方面又覺得抓老鼠這等小事用得著長毛牛嗎？這個段落不斷讓我們思考：到底什麼才是真正的「大」？什麼用途才是「大用」？比方說，我們都覺得英文很重要，可是為什麼要跟外國人溝通就要學英文呢？我想起我的太老師鄭曼青先生，有個老外想跟他學太極拳，太老師一句話：「去學我聽得懂的話再來。」所以每個人都需要學英文嗎？犛牛需要會抓老鼠嗎？你開始懷疑了。有時候我會聽到朋友講：「欸，某某在大學四年，一直來聽《莊子》課，一直注意著『緣督以為經』，把自己鍛鍊得健健康康的，原來的痼疾都消失了。可是好像沒有積極去規劃畢業之後怎麼樣有一技之長，怎麼樣去滿足就業市場的需要。」於是大家就很懷疑他這樣可以嗎？我們都很容易去注意世俗價值在意的一切，可是不太容易去注意《老》《莊》思想裏所主張的生命中更重要的事。就像犛牛的例子，牠可以長到今天這麼龐大，是不是有更重要、更值得追求的事情呢？那麼牠不會抓老鼠，又怎麼樣呢？

「今子有大樹，患其无用，何不樹之於无何有之鄉」，如今惠子你有一棵這麼大的樹，與其煩惱它沒有用，為什麼不把它種在什麼都沒有的地方？這句話非常有象徵意義。什麼是「什麼都沒有的地方」？我在研究所時代，修了我最崇拜的一位老師，張亨老師的課，而一整年的「先秦諸子論心」課程中，老師只論了一個人的心，就是莊子的心。張亨老師給了一個很好的方向，也造就我後來研究《莊子》很重要的基礎。如果你熟悉整個《莊子》思想，知道莊子的學問主要就是心學。那麼「心」究竟是什麼？如果你扎根在心，除非是一個很重視心性的人，不然一般人通常看不出成績。什麼是看得出的成績？像是研究所考試，托福、GRE等等。如果是企業要雇用員工，可能會在意一個人會不會使用Excel、PowerPoint、Photoshop。當然不同的學門會有不一樣的專業知識，比如工程領域在意的可能是一個人在工程數學、儀器操作的能力。我們學中文的人也有一些基礎的學問，比方說中文研究所考試一定要具備的就是文言文的書寫跟閱讀能力。這些是我們很容易看出一個人能力的地方。

可是如果要看出一個人心性修養如何，需要實際跟他相處相當一段時間，而且萬一他個性寡言內斂、不習慣所思所感讓旁人知曉，你也看不出來。所以「无何有之鄉」，就是在說你種樹、下功夫的地方，不是那種具體、外顯的所在。「廣莫之野」，那是一個遼闊無邊的荒野。為什麼這樣講？因為在心性的修持上，你可以進步的空間是很寬廣、很遼闊的。我們拿印度瑜伽來說吧，它希望你的心靈能夠包容那些你本來不能包容的人，接著能涵化你居住的周遭，再推擴到你居住的城市、國家、一個大洲、一整個地球，所以心靈的昇進是沒有止期、沒有邊界的。「彷徨乎无為其側」，王叔岷先生注解「彷徨」，絕非彷徨不定、猶豫不決的意思，而是可以自在徜徉在這棵種於「无何有之鄉」的大樹旁，這樣致力於心靈修持有什麼好處？當你什麼都不做的時候，一個人也可以處得很自得。「逍遙乎寢臥其下」，即便明天有很重要的事，今天晚上也不會失眠；即便遇到教人很煩惱的事，也知道怎麼讓它變得不煩惱。所以你永遠睡得很好，不會有文明世界的文明病。「不夭斤斧，物无害者」，行走在人間世，誰能完全不受傷？有時候颱風天忽然招牌砸下來，或是鄰居屋頂的落磚砸下來，大家都說家是最安全的避風港，但即使待在家裏也會有人罹病、受傷，更不要講職場、情場、不要講在布滿是非利害的滾滾紅塵。可是你學會莊子這套本事，就可以讓你的心不要受傷、更加開闊、強壯。

「无所可用，安所困苦哉！」，有時候想想，人一生的追求到底是什麼？我相信這是有共通答案的。你說：「老師，我覺得沒有，每個人要的都不一樣。」那我寫下兩個字，叫做「幸福」。各位，有人不希望自己未來的人生幸福嗎？如果我今天寫一張卡片給你，祝你新的一年很不幸，有人看了會高興嗎？沒有吧，可見幸福是你我共同的追求。我再說一個吧！你是否希望自己的心情很安適、身體很健康？如果今天我送給各位的祝福是新的一年方寸大亂，身體亂七八糟、心身兩傷，你會高興嗎？想是不會吧！所以我們確實是有共同的價值的！一個人一生當中不斷追求的，不管是希望有好成績、好的感情對象、好的工作、好的人際關係，還是全家人感情都很好，這一切的一切，你希望換來的就是一個東西，叫做「幸福感」。如果你每天都注意著自己的心身狀況，覺得自己很篤定、很健康，充滿歡喜，那就算別人覺得你沒什麼用處，不適合去大公司上班，沒有什麼教人炫目的才藝，那又怎樣呢？「无所可用，安所困苦哉！」如果人一輩子追求所有外在的財貨、名譽、薪資，都是為了換得幸福、擁有幸福的話，你還沒有向外追求就已經擁有了，還怕人生遇到什麼困苦嗎？

《莊子》、《老子》、《黃帝內經》的學問，就是希望你即便處在最惡劣的環境，一樣擁有這樣的幸福感。一般人只有在萬事如意的時候，心才能太平，而你卻有一種能力：就算在事事不如意的時候，你仍會覺得這是很好的考驗、很好的磨鍊。我有天上皮拉提斯一對一器材課，有一個我很熟悉的動作，做著做著忽然覺得這次怎麼難度這麼高。我立刻問教練：「你增加強度了嗎？」教練說：「是的，我增加強度了。」他可能覺得我做得有點吃力，就又恢復原本的強度，我在那一剎那有點失落，也許我應該勉強自己一點來提昇能力。這就是磨鍊的意義。如果你今天把心靈的安適當作人生最重要的追求，厄運來的時候、不如意的時候，你是否覺得那是一種讓心更強大的機緣？如果你戰勝了，昨天不如意的事，到了今天你覺得那不算什麼，也無風雨也無晴。對你來說：順利的事情，當然是一團和氣、一種溫暖；不順利的事情，就是一個機緣、一種歷練，可以讓你的心身更強健。這樣的你，可以日漸邁向莊子所說的，「乘天地之正，御六氣之辯」，不管什麼境遇，你都會覺得是幸福的。

職場、情場、家庭，什麼本事最好用？我們最後回歸的，就是一個讓自己在順境和逆境當中都能心地太平的學問。因為心地太平，你的人際關係也不會太差。想像你今天下課、下班累了，會想找一棵大樹，好好地休息一下，感受生的歡喜、忘記負面情緒，我們都想跟這樣像是大樹、像是避風港的人接近，所以你在感情裏、在職場上，都會因為有這樣輕盈而太平的心靈而順遂。再說讀書、家庭生活又何嘗不是如此呢？如果我們能夠透過一種學問、透過努力，擁有這樣安適的心境，就好像你給自己一個課程目標，你一旦完成，那又何須要等到出太陽、等到事事如意，才能夠風平浪靜呢？

兩年前我出書的時候，有一天報紙上報導了《敗犬女王》女主角、臺灣知名女星楊謹華的購物清單，其中一項是《正是時候讀莊子》。楊謹華最近接受訪問，別人問她最想跟誰喝下午茶？她說是「莊子」。採訪中也提到，她之前演出《一把青》的師娘一角，本來以為可以拿到金鐘獎的影后，可是結果最佳女主角並不是她。頒獎那一天她臉上是笑的，回家喝了一杯紅酒後，開始嚎啕大哭。她非常地不平，後來讀了拙作《正是時候讀莊子》，忽然間覺得為什麼要去在意這個「名」？「名者，實之賓也，吾將為賓乎？」為什麼要為了這個附屬的虛名而悲傷？於是徹底改變了想法。所以如果你真的在生活中運用這門學問，它是好用的，它可以讓你在遇到逆境時仍然有平靜心情的。我想這對每個人而言，都是很需要的吧！如果人生都難免會有風雨，都可能會有傷痛，那我們就要把自己練強一點，要能夠在風雨中看到太陽，並在心中懷抱著太陽。

第四講「无用之用」的最後，我要強調兩個重點。第一個重點是，我們常常覺得人要積極上進、要往前走，人生中你追求的可能是工作、學經歷、地位、財富，或是愛情。但各位想過，你為什麼要去追求這些嗎？西方大學成立的宗旨是為了讓心身更加富足，但我們的心身真的因為上學而更加富足了嗎？前面我們說過，世界上知名度越高的城市，排名越前面的學校，居民或學生當中罹患憂鬱症、躁鬱症的人口比率越高。我有好多念一流科系的學生，像資工系，眼睛都盯著電腦螢幕，本來沒駝背的，後來個個都駝了，變得不健康了。讀了《莊子》，你就可以當資工系的標竿，第一件事就去買一個超大的螢幕，並且在打電腦的過程中頭頂銅板，「緣督以為經」，讓傷害減到最小。然後在自家窗臺種些綠色植物，讓眼睛固定時間休息，比別人更加愛惜身體。還有愛情，怎麼會談戀愛談到後來整張臉都皺在一起了？各位忘了自己的愛情能源：你的關懷、你的愛、你的想念，以及願意完全空出來讓他住著的你的心，都是很珍貴的嗎？當你今天執著守望一個人的時候，可能就錯過另一個人了。所以真的要記得，如果我們今天所有的追求都是為了得到安樂、無所困苦，那麼當你投入越深卻反而越困苦的時候，就要喊停，好好地想想你的追求到底給自己帶來了什麼？什麼樣的追求才是真正重要、有價值的？

第二個重點就是：《莊子》開篇叫〈逍遙遊〉，可是這「逍遙」形容的居然是一個動作，叫「寢臥」。莊子讓一個人在大白天睡覺，描寫生命的最高境界——放鬆。對比儒家的宰予晝寢，一個人因為在白天睡覺，就被批評成「朽木」、「糞土之牆」（《論語‧公冶長》），各位應該發現兩者是不同的價值觀。所以我們在《莊子》中，學到了另一種上進。但《莊子》不是教你賴在那兒什麼都不做，跟著我一起研究《莊子》、喜歡返本全真之學的學生，我看著他們一個一個氣色越來越好，不管男生女生本來身形單薄的，現在幾乎每個都很壯；本來脖子和腰的存在不太明顯的，現在都有了修長的脖子跟明顯的腰線。所以人真的要把一些注意力收回到生命最核心的地方，這些看起來沒有用的心身之學，當你真的去實踐，就能體會到它太重要了。

國家圖書館出版品預行編目資料

醫道同源：當老莊遇見黃帝內經 / 蔡璧名著.
-- 初版. -- 臺北市：平安文化, 2019.3 面; 公分.
--(平安叢書；第 625 種)(致知；02)
ISBN 978-957-9314-23-7 (平裝)

1.內經 2.中醫典籍 3.老莊哲學

413.11 108001615

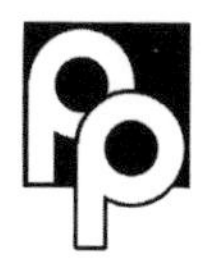

平安叢書第 0625 種
致知 02

醫道同源

當老莊遇見黃帝內經

作　　者—蔡璧名
發 行 人—平　雲
出版發行—平安文化有限公司
台北市敦化北路120巷50號
電話◎02-27168888
郵撥帳號◎18420815號
皇冠出版社(香港)有限公司
香港銅鑼灣道180號百樂商業中心
19字樓1903室
電話◎2529-1778　傳真◎2527-0904
總 編 輯—許婷婷
責任編輯—蔡維鋼
美術設計—楊啟巽工作室
著作完成日期—2018年10月
初版一刷日期—2019年3月
初版八刷日期—2023年10月
法律顧問—王惠光律師

讀者服務傳真專線◎02-27150507
電腦編號◎570002
ISBN◎978-957-9314-23-7
Printed in Taiwan
本書定價◎新台幣480元/港幣160元